高等学校"十四五"医学规划新形态教材
（护理学类系列）

供本科护理学、助产及其他医学相关专业使用

康复护理学

主　　编：岳寿伟　张红石

副 主 编：王　欣　林　萍　赵丽晶

编　　者：（按姓氏汉语拼音排序）

杜春萍（四川大学华西医院）　　　　　　郭声敏（西南医科大学附属医院）

侯　莹（南京医科大学附属苏州医院）　　李桂玲（齐齐哈尔医学院）

李　娟（复旦大学附属华山医院）　　　　林　萍（佳木斯大学）

孙　静（北京大学）　　　　　　　　　　王灵晓（南方医科大学珠江医院）

王　欣（北京大学第三医院）　　　　　　魏　慧（山东大学）

徐德梅（广西中医药大学第一附属医院）　杨世梅（贵州中医药大学第一附属医院）

袁丽秀（广西医科大学第一附属医院）　　岳寿伟（山东大学）

张红石（长春中医药大学）　　　　　　　赵丽晶（吉林大学）

编写秘书：张艳艳（山东大学齐鲁医院）

中国教育出版传媒集团
高等教育出版社·北京

内容简介

　　本教材编写旨在促进康复护理学科发展，加强康复护理学科建设，同时满足康复护理学科专业人才培养需求。全书共 6 章，分别为康复医学与康复护理、康复护理相关理论、康复护理评估、康复治疗技术、康复护理技术、临床常见疾病的康复护理。

　　本教材图文并茂、内容精练，以创新的思路，将信息技术与教材建设、课程建设融合。以数字资源的形式，展现"操作视频""流程图""教学 PPT""自测题"等内容，体现出"新形态"的特色。

　　本教材主要供护理学及其他医学相关专业学生用，也可供康复护理教学教师、康复护理培训带教老师、康复专科护士及其他专业护理人员使用，还可供相关疾病患者参考。

图书在版编目（CIP）数据

康复护理学 / 岳寿伟，张红石主编 . -- 北京：高等教育出版社，2025. 7. -- ISBN 978-7-04-064024-3

Ⅰ. R47

中国国家版本馆 CIP 数据核字第 2025YC3155 号

Kangfu Hulixue

项目策划　吴雪梅　张映桥

策划编辑　李远骋　　　责任编辑　李远骋　　　封面设计　李小璐　　　责任印制　耿　轩

出版发行	高等教育出版社	网　址	http://www.hep.edu.cn
社　址	北京市西城区德外大街4号		http://www.hep.com.cn
邮政编码	100120	网上订购	http://www.hepmall.com.cn
印　刷	山东韵杰文化科技有限公司		http://www.hepmall.com
开　本	850mm×1168mm　1/16		http://www.hepmall.cn
印　张	16.25		
字　数	423 千字	版　次	2025年7月第1版
购书热线	010-58581118	印　次	2025年7月第1次印刷
咨询电话	400-810-0598	定　价	49.80元

新形态教材网
Abooks

数字课程（基础版）

康复护理学

主编　岳寿伟　张艳艳

abooks.hep.com.cn/64024

使用方法：

1. 电脑或移动设备访问课程网站。

2. 注册并登录后，进入"个人中心"。

3. 刮开图书封底防伪码涂层，通过扫描二维码或
   手动输入 20 位密码，完成防伪码绑定。

4. 绑定成功后，即可开始本数字课程的学习。

如有使用问题，请点击页面下方的"疑问"按钮。

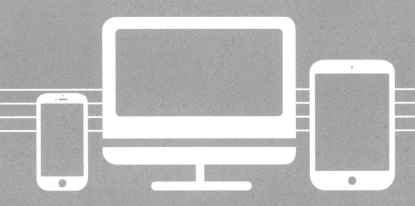

"康复护理学"数字课程编委会

主　编：岳寿伟　张艳艳

副主编：张红石　王　欣　林　萍　赵丽晶

编　者：（按姓氏汉语拼音排序）

杜春萍（四川大学华西医院）

高　静（山东省济南市第四人民医院）

郭声敏（西南医科大学附属医院）

侯　莹（南京医科大学附属苏州医院）

李桂玲（齐齐哈尔医学院）

李　娟（复旦大学附属华山医院）

李　敏（滨州医学院附属医院）

林　萍（佳木斯大学）

刘　捷（山东省济南市第四人民医院）

牟晓滨（山东省济南市教育电视台）

孙菁妮（山东省济南市第四人民医院）

孙　静（北京大学）

王灵晓（南方医科大学珠江医院）

王　欣（北京大学第三医院）

王雪艳（山东大学齐鲁医院）

魏　慧（山东大学）

徐德梅（广西中医药大学第一附属医院）

徐雪雪（滨州医学院附属医院）

杨世梅（贵州中医药大学第一附属医院）

袁丽秀（广西医科大学第一附属医院）

岳寿伟（山东大学）

张红石（长春中医药大学）

张艳艳（山东大学齐鲁医院）

赵丽晶（吉林大学）

前　言

　　为认真贯彻落实党的二十大报告对教材建设与管理做出的新部署、新要求，全面推进习近平新时代中国特色社会主义思想和党的二十大精神进教材，打造一批将信息技术与教育教学深度融合的护理学类专业本科新形态教材，实现医学院校优质护理教学资源的共建共享，充分发挥教材在人才培养中的基础性作用，更好地适应新时期医学教育改革发展的要求，培养能够满足人民健康需求的高素质护理人才，2023年，在教育部高等学校护理学类专业教学指导委员会指导下，高等教育出版社启动了高等学校"十四五"医学规划新形态教材（护理学类系列）建设工作。系列教材含30余种新形态教材、数字课程。

　　近年来，社会发展对康复医疗及康复护理的需求不断提升，全生命周期的康复护理服务受到国家各部门的高度重视。2019年国家卫生健康委员会印发《关于加强老年护理服务工作的通知》，强调要加强康复医院、康复医疗中心等提供的护理服务；2022年国家提出《"十四五"国民健康规划》，强调促进康复护理的普及，规范社会办医发展；同年，国家卫生健康委员会发布《全国护理事业发展规划（2021—2025年）》，对未来一个时期增加康复护理服务供给，提升基层康复护理服务能力等方面做出全面部署。随着人们健康观念的转变和医学模式的发展，患者对专业化康复护理和健康指导的需求日益增加，社会对康复护理专业化人才的需求也与日俱增。

　　受高等教育出版社委托，我们联合国内长期从事康复护理教育教学工作的专家、学者，编写了这本《康复护理学》新形态教材，以满足康复护理学科专业人才培养需求，加强康复护理学科建设，促进康复护理学科发展。

　　本教材的编写得到了各参编单位及高等教育出版社的大力支持，在此表示衷心的感谢！由于编者水平有限，在教材编写过程中难免存在不足，衷心希望广大读者批评指正。

岳寿伟　张红石

2025年3月

目 录

第 一 章

康复医学与康复护理

流程图

第一节 康 复 医 学

一、康复的定义与内涵

康复（rehabilitation）是指通过综合、协调地应用各种措施，消除或减轻病、伤、残者身心和社会功能障碍，达到和保持生理、感官、智力精神和（或）社会功能上的最佳水平，增强其自理能力，提高生活质量，重返社会。2019 年世界卫生组织（WHO）将康复的定义修改为：康复是针对衰老、慢性疾病、损伤或创伤造成的日常功能受限所采取的一系列干预措施。这一定义首次把衰老和慢性疾病作为康复服务的主要对象，把日常功能受限作为康复的首要任务，明确了康复的重点是对患者日常功能受限进行评估和治疗。

康复措施包括医疗康复、职业康复、教育康复和社会康复。康复对象包括老龄化、慢性疾病、创伤和损伤、传染性疾病和遗传病等人群。康复过程是通过预防、治疗等干预手段，降低患者住院率，使患者获得更高的独立性，减轻医疗负担，促进患者回归家庭、工作及积极参与社区和社会活动，拥有更好的生活质量和美好生活。康复医疗服务体系建设是积极响应国家战略需求的重要工作内容。

WHO 自 21 世纪初开始提出并强调促进全民健康覆盖，即所有人都可以随时随地获得从健康促进到预防、治疗、康复和姑息治疗的全方位优质基本卫生服务，但不会因此承担高额的经济压力。康复治疗致力于在人们生命过程中各个阶段恢复和代偿损失的功能，预防或减轻功能的退化，促进个体在与环境相互作用过程中获得及维持最佳功能。

我国于 2016 年印发《"健康中国 2030"规划纲要》，把"共建共享、全民健康"作为建设健康中国的战略主题。强调以改革创新为动力，落实预防为主，推行健康生活方式，减少疾病发生。强调早诊断、早治疗、早康复。要惠及全人群，不断完善健康制度、扩展服务、提高质量，使全体人民享有所需要的、有质量的、可负担的预防、治疗、康复、健康促进等健康服务，提高人民健康水平。

二、康复医学的定义与内涵

康复医学（rehabilitation medicine）是具有独立理论基础、评估方法和治疗技术，以功能障碍的恢复为目标，以团队合作为基本工作模式的医学学科，是临床医学的重要组成部分，其

NOTE

内涵是以研究各年龄组病伤残者功能障碍为主要任务，以改善功能障碍、预防和处理并发症、提高生活自理能力和生活质量为主要目的。

三、康复医疗机构

康复医疗机构包括综合医院康复医学科、康复医院、社区康养机构等。

（一）综合医院康复医学科

《综合医院康复医学科建设与管理指南》强调综合医院康复医学科是在康复医学理论指导下，应用功能评估及评定、物理治疗、作业治疗、言语治疗、心理康复、传统康复治疗、康复工程等康复医学诊断和治疗技术，为患者提供全面、系统的康复医学专业诊疗服务的临床科室。

综合医院应当具备与其功能和任务相适应的诊疗场所、专业人员、设备设施及相应的工作制度，以保障康复医疗工作的有效开展。2021年国家卫生健康委员会等部委联合印发的《关于加快推进康复医疗工作发展的意见》支持三级综合医院康复医学科重点为急危重症和疑难复杂疾病患者提供康复医疗服务，加强康复早期介入、多学科合作，预防残疾发生，改善患者预后，提高患者生活质量，为患者转入专业康复机构做好准备；支持二级综合医院康复医学科为诊断明确、病情稳定或者需要长期康复的患者提供康复医疗服务。

（二）康复医院

《康复医院基本标准》要求康复医院需设有骨与关节康复科、神经康复科等6个临床科室，物理治疗室、作业治疗室、言语治疗室等治疗科室，心肺功能评定室、运动平衡功能评定室、认知功能评定室、言语功能评定室等评定科室，影像科、检验科等医技科室，医疗质量管理部门、护理部等职能科室（部门），配备相应且充足的医师、护士、治疗师，配备有康复专科和其他基本设备。康复医院为疾病稳定期患者提供专业、综合的康复治疗，并具备相关疾病的一般诊疗、处置能力和急诊急救能力。加强与区域内老年病院、慢性病院和护理院等延续性医疗机构的分工合作。国家大力推进康复医院建设，2021年《关于加快推进康复医疗工作发展的意见》建议推动医疗资源丰富地区的部分一级、二级医院转型为康复医院，健康中国行动推进委员会《健康中国行动（2019—2030年）》也建议积极发展康复医院。

（三）社区康养机构

根据2021年《关于印发加快推进康复医疗工作发展意见的通知》，积极发展社区和居家康复医疗，鼓励有条件的医疗机构将机构内康复医疗服务延伸至社区和家庭。支持基层医疗机构优先为失能或高龄老年人、慢性疾病患者、重度残疾人等有迫切康复医疗服务需求的人群提供居家康复医疗、日间康复训练、康复指导等服务。

四、康复医学的工作内容

康复医学的工作内容包括康复预防、康复评估和康复治疗。

（一）康复预防

功能障碍人群会面临致病因素导致的继发疾病的风险，或罹患其他疾病的风险。这就需要康复医学工作者为其提供综合预防措施。

1. 一级预防　旨在对致病因素进行干预以防止疾病发生和控制消灭疾病。这些干预措施主要针对整个人群（例如改变日常行为、营养状况）和他们的生活环境（环境卫生、无障碍出行设施）。

2. 二级预防　是对疾病的早期发现、早期诊断和早期治疗，目的是治愈疾病或减轻其影响，防止并发症的发生。

3. 三级预防　旨在限制或改变现有损害的影响，包括预防活动受限及促进独立性的康复措施，目的是促进功能恢复，提高生活质量。

（二）康复评估

1. 定义　康复评估（rehabilitation evaluation）是在临床检查的基础上，对病、伤、残患者的功能状况进行客观、定性和／或定量的描述，并对结果做出合理解释的过程。康复评定及康复评估两个概念的内涵不同。美国物理治疗学会定义：评定（assessment）是对变量的衡量或量化，或给某一事物赋值；而评估（evaluation）是根据综合检查所得数据做出临床决策的动态过程。临床上需要对康复对象进行三阶段的评估：为了解评估对象的康复诉求及功能障碍的性质、范围、程度等，在制订康复计划的准备阶段应进行初期评估；为了解评估对象功能改善程度、治疗效果及是否需调整计划，可以每1～2周（病程早期或恢复较好者）或3～4周（病程较长或恢复较慢者）进行一次中期评估；为了解康复计划效果是否与目标结果相符，在康复治疗结束之际应进行末期评估。

2. 内容　包括运动、心肺、感觉、言语、吞咽、心理、认知、活动及参与社会等功能的评估。

（1）运动功能：关节活动范围、肌张力、肌力、步态、平衡和协调、步行等。

（2）心肺功能：心功能、肺功能。

（3）感觉功能：疼痛、触觉、温度觉、本体感觉等。

（4）言语、吞咽功能：口语、书写、识读、理解，吞咽功能等。

（5）心理、认知功能：注意力、记忆力、计算力、定向力、智力、人格、心境等。

（6）活动及参与社会功能：日常生活活动能力、生活质量、人际交往等。

（三）康复治疗

1. 物理治疗　包括运动治疗、物理因子治疗、手法治疗等，主要改善躯体运动功能、减轻疼痛等异常感觉、改善活动受限等。

2. 作业治疗　通过作业活动来治疗躯体和精神疾病，使患者最大程度恢复躯体及心理功能，增加日常生活活动能力。

3. 言语和吞咽治疗　通过针对性治疗，使患者言语及吞咽功能改善，增强患者交流及进食能力。

4. 心理与认知治疗　运用心理学相关知识和技能改善注意力、记忆力、计算力、定向力的治疗，改善心理问题及认知障碍。

5. 中国传统疗法　诸如针灸、功法等。

五、康复团队

康复医学工作模式通常以康复团队的形式来运行，其组成人员有康复医师、康复治疗师、康复护士等。康复医师主要负责采集病史、体格检查、功能评估、诊断、制订治疗计划等，另外还需担任指导及协调康复治疗工作的职责。康复治疗师可细分为物理治疗师、作业治疗师、言语治疗师、假肢支具治疗师等，在接诊患者后依据评估结果细化康复方案并予以实施，还应根据在治疗期间对患者的观察，给予相应的指导。

康复护士应给予患者一般基础护理和康复专科护理，进行康复护理评估并制订康复护理计划。工作内容包括：护理高风险评估及管理；皮肤管理，预防失禁性皮炎及压力性损伤；体位的设置管理及体位转移；进食指导及训练；坠积性肺炎的预防管理；神经源性膀胱、神经源性肠道的护理管理；心理支持及心理康复；指导鼓励语言功能障碍的患者进行言语与非言语有效沟通；辅助器具（轮椅、助行器、矫形器等）的使用指导；康复治疗辅助管理，如专业康复辅助设备（床旁踏车、理疗、气压治疗等）的应用；医护治三组人员及相关科室部门的联络沟通；对患者及其家属进行健康教育、出院计划制订及实施、延续护理。

六、国际功能、残疾和健康分类

《国际功能、残疾和健康分类》（*international classification of functioning，disability and health*，ICF）是用于描述健康和健康相关状况的国际分类系统和框架理论，由 WHO 在 2001 年颁布。与生物 - 心理 - 社会医学模式相契合，ICF 从身体功能与结构（器官水平）、活动（个体水平）和参与（社会水平）3 个方面综合描述人的健康、功能及残疾情况，以功能障碍为导向，整合了环境因素和个人因素，使全世界不同学科和领域在残疾和健康方面建立了标准化通用语言（图 1-1）。健康是躯体、心理、道德和社会适应均良好的体现。残疾包括身体功能障碍与结构异常、活动受限和参与限制。ICF 有以下特点：①关注个体的健康状况、环境因素和个人因素之间的相互作用对功能的决定性作用，每个因素之间相互影响，且处于动态变化中，对其他因素有着正向或负向调控。所以 ICF 提倡在环境因素中更多地建设无障碍设施，以便促进其他因素的正向作用。②更多地使用中性词去替代具有消极性质的词语，如健康状况替代疾病。③对患者的功能受限状况以级别划分，便于在功能变化时进行等级对比。

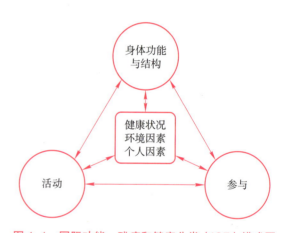

图 1-1　国际功能、残疾和健康分类（ICF）模式图

1. ICF 的临床应用　尽管 ICF 类目十分详尽完备，但由于其分类复杂、含义深奥、所用时间长，限制了在临床上的应用。2014 年 WHO 研发了可在患者不同时期描述功能的类目集合，即功能、残疾和健康国际分类康复组合（international classification of functioning, disability and health-rehabilitation set，ICF-RS）。ICF-RS 虽然只包含 ICF 众多条目中的 30 条，但是经过国际专家测评及大量数据分析，可作为评价工具普遍应用于各级医疗机构，便于康复人员迅速掌握功能障碍人群（老年人群、慢性疾病人群、伤残人群）不同时期的基本功能状况并比较康复训练疗效，为下一步制订康复计划提供指导意见。

我国国家市场监督管理总局、国家标准化管理委员会于 2022 年发布了简单有效、便于操作的《功能、残疾、健康分类的康复组合评定》（GB/T 41843—2022）。

该组合评定根据身体功能、活动、参与状况等，将功能障碍严重程度划分为无功能障碍（0 级）、轻度功能障碍（1 级）、中度功能障碍（2 级）、重度功能障碍（3 级）、完全功能障碍（4 级）。同时，为了将特殊情况考虑在内，保留了 ICF 一级限定值中的 8（未特指）和 9（不适用）（表 1-1）。

2. ICF-RS 的意义　在各级医疗机构中，ICF-RS 正在被逐渐应用，可根据功能障碍人群的不同康复阶段使用，以对患者的功能、活动、参与等做出快速、客观和综合的评价，具有普

表 1-1 ICF 一级限定值通用度量

限定值	功能障碍严重程度	造成影响	出现频率占比
0	没有	无，极少	0%～4%
1	轻度	稍有一点	5%～24%
2	中度	中等程度	25%～49%
3	重度	很高	50%～95%
4	完全	全部	96%～100%
8	未特指	缺少足够信息描述问题的严重程度	
9	不适用	条目不适合被评估者，而无法对功能失能、健康水平进行评估	

遍适用性。而我国的 ICF-RS 国家标准经过临床验证表明，评价方式便于医务人员掌握，且患者愿意配合，具有良好的信度和效度。

有专家建议将 ICF-RS 国家标准拆分为医护治分条合作版本，使其在临床上更加易于操作，三方可将 30 条类目按如下方式分配（表 1-2）。

表 1-2 ICF-RS 医护治合作版本类目的专业分配

医师（6 条类目）	护士（7 条类目）	物理治疗师（9 条类目）	作业治疗师（8 条类目）
b130 体能和主观能动性	b620 排尿	d465 使用设备移动	d230 日常事务
b134 睡眠	d550 进食	d420 移动	d640 做家务
b152 产生并调控情感	d530 如厕	d450 步行	d470 驾乘交通工具
b280 痛觉	d510 洗澡	b710 关节活动	d850 有偿就业
d240 调节心理活动	d520 对自身护理	b730 肌力	d710 人际交往
b640 性功能	d570 保持健康及愉悦	b455 运动耐力	d540 穿着
	d770 亲密关系	d415 保持姿势	d920 休闲娱乐
		d410 改变姿势	d660 帮助别人
		d455 到处移动	

医护治按专业分条合作，将过程极大优化，可在工作时完成，无须占用额外时间，各个评估组对于负责的量表内容完成的积极性显著提高，结果更为准确、可靠、完整。将三方评估的数据综合后，根据结果及时判断患者最主要的功能障碍并对当前的康复训练计划做出调整。由医师、护士、物理治疗师（PT）、作业治疗师（OT）共同完成同一份量表，可使医疗人员对患者的病情变化全面了解，同时，也加强了医护治之间的团结协作能力。

（岳寿伟 魏 慧 张艳艳）

第二节 康复护理

一、康复护理的概念与内涵

（一）概念

康复护理（rehabilitation nursing）是指应用特定的护理技术，以预防或减轻患者残疾、减少患者并发症、改善生活自理能力、提高生活质量为目的而实施的综合护理措施。康复护理是康复医学的重要组成部分，是为了适应康复治疗的需要，从基础护理发展起来的一门专科护理技术。

（二）对象

凡是需要接受康复的人，包括病伤老年人、疾病患者、残疾人及亚健康人群，均为康复护理的服务对象。

（三）目的

康复护理的目的是围绕患者的功能障碍，通过应用各种康复护理技术，预防或减少患者功能障碍的程度，促进患者功能恢复和再建，从而最大限度地恢复患者的生活自理能力，促进健康，提高患者的生活质量，为其回归社会创造条件。

二、康复护理的内容

康复护理是在基础护理的基础上发展起来的，与临床护理紧密结合，以促进患者康复为目的的一门专科护理，主要针对患者功能障碍的恢复进行护理和指导。康复护理的内容除基础护理外，还包括专科康复护理技术。

（一）基础护理

1. **提供舒适的康复环境**　根据患者病情提供安静、舒适、通风和空间充足的病房环境。

2. **执行医嘱**　执行临床医师开出的诊疗医嘱，如药物治疗、样本采集、相应的护理操作等。

3. **进行护理评估**　对患者进行基础护理的一般评估，如体温、呼吸、脉搏、血压、疼痛等。

4. **观察患者病情变化**　观察患者功能障碍对日常生活活动的影响、康复训练的效果及在康复训练期间的反应。为康复治疗人员提供信息，协助康复治疗的顺利实施。

5. **实施健康教育**　为患者提供相应疾病的知识，帮助患者了解疾病的病因、发病机制，指导患者合理饮食、休息和睡眠，给予患者相应的康复功能训练指导，出院后定期随访等。

（二）专科康复护理技术

1. **体位的设置管理**　如脑血管疾病患者抗痉挛体位的设置、脊髓损伤患者功能性体位的设置、骨关节疾病患者功能性或治疗性体位的设置等。

2. **体位转移**　床上体位变化或体位转移，使用矫形器、助行器、假肢、轮椅等康复辅助器械进行生活活动能力的训练指导。

3. **呼吸训练与排痰**　如腹式呼吸、放松呼吸、缩唇呼吸、膈肌训练等呼吸训练方法，有效咳嗽、体位引流、叩击、吸痰等排痰技术。

4. **吞咽训练**　如吞咽姿势、吞咽体位、吞咽功能训练等。

5. **膀胱与肠道康复护理**　如排尿习惯训练、盆底肌训练、清洁间歇性导尿等膀胱康复护理技术，定时排便习惯训练、腹部按摩、腹肌增强运动等肠道康复护理技术。

6. **心理护理**　密切观察并记录患者的情绪变化和心理动态，指导患者正确应用心理防御机制，针对不同患者的心理状态，给予个性化心理指导，以减轻患者的心理负担，促进心理康复。

7. **日常生活活动指导**　对患者进行日常功能训练，包括步行、转移、进食、穿衣训练等；根据患者躯体活动情况，指导患者采用代偿方式，如使用辅具、居住环境改造等促进康复。

三、康复护理的原则

1. 预防功能障碍 康复护理的首要原则是早期进行运动功能训练并贯穿始终，预防残疾的发生和发展，避免继发性功能障碍。康复护理人员应结合康复护理工作的特点，督导、帮助患者进行康复训练，促进患者机体功能早日恢复。

2. 强化自我护理 康复护理的本质是关注患者的能力而不是残疾，自我护理是康复护理的重要内容。康复护理人员应在患者病情允许的情况下，耐心指导、鼓励、协助患者进行康复护理，鼓励家属参与患者的康复，充分调动患者的主观能动性，使患者减少对护理人员的依赖，最大程度回归社会和家庭。

3. 重视心理护理 患者的积极心理是康复护理发挥作用的保障。功能障碍、长时间住院及康复效果不显著等问题，会对患者的心理健康产生有害影响，导致其失去康复动力，产生沮丧、抑郁的情绪。因此康复护理人员应重视患者的心理支持，掌握心理支持和心理康复相关知识，评估患者的情绪状态，了解其心理需求，正确实施康复心理护理程序，从而提升患者康复的积极性，建立康复信心。

4. 注重团队协作 团队协作是康复护理正常运作的基础。在康复治疗过程中，由康复治疗师、医师、护士等共同组成康复治疗团队，康复治疗离不开团队间的协作和配合。因此，康复护理人员应密切联系康复治疗团队的其他成员，促进团队的协调合作，严格执行康复计划，促进患者早日康复。

5. 关注整体护理 患者是一个整体，康复护理人员应从身体、心理、社会等方面对患者进行全面康复护理。

四、康复护士的角色

1. 康复护理技术实施者 康复是动态的，康复护理贯穿患者全生命周期健康状况的全过程。康复护士应熟悉解剖学、生理学和病理生理学的详细知识，以及常见疾病的康复护理评估、护理问题，了解循证治疗模式和预防并发症风险的管理策略，明确康复护理目标，制订康复护理措施。康复护士应通过学习和实践，将文献证据整合到专科康复护理技术和功能训练计划中，为患者提供最佳的康复护理，促进患者的自我管理，预防继发性残疾发生，改善功能障碍，提高患者的生活质量。

2. 康复护理评估者 康复护理评估是实施康复护理措施的前提条件，包括对躯体、心理和社会三个方面的评估。康复护理人员应按照统一评估标准，通过护理查体，对患者的日常生活活动能力、吞咽功能、疼痛、排尿排便、心理进行直接客观的评估。同时，康复护理人员应熟悉言语、认知、感觉、关节等功能评估，基于评估结果，为康复护理目标的确定、康复护理措施的制订及实施提供可靠依据。

3. 康复治疗教育者 康复护理人员应了解成人学习和咨询理论、小组辅导过程等，充分评估患者对疾病相关知识的认知现状及学习需求、学习动机和学习能力，采用康复教育手册或视频等方式为患者、家庭、社区等提供康复教育，包括日常生活、沟通、疾病管理、康复训练方法等。

4. 康复治疗团队的协调者 康复团队由康复医师、康复治疗师和康复护理人员组成。其中，康复护理人员与患者接触时间最长、接触机会最多，所以康复护士应及时观察患者的身心状况、康复训练效果及功能恢复情况。康复护士还应具备多学科团队合作能力和沟通技巧，

NOTE

与患者建立良好的沟通。通过言语和行为鼓励患者使其主动康复，并将患者在康复过程中遇到的问题及时反馈给康复治疗团队的其他成员，从而及时调整康复方案，促进康复治疗的顺利实施。

5. **康复病房管理者** 康复病房是患者进行康复治疗和康复训练的主要场所，康复护理人员在其中承担管理者角色，不仅需要参与病房及周围环境的设施管理，还应协调医患之间、患者之间及患者和其家属之间的关系，为患者创造和谐、安全的康复环境，为康复治疗创造条件。

五、康复护理对护士的能力要求

康复护士应具备如下能力：①掌握解剖学、生理学和病理生理学相关知识；②掌握康复相关法律、伦理和专业知识；③能进行整体健康评估；④掌握心理、社会理论知识，并能在患者群体中应用；⑤能在患者群体中进行循证实践；⑥掌握临床研究的知情要求，并能向患者解释；⑦掌握临床研究方法并能付诸实践；⑧具备高级临床决策和判断能力；⑨具备良好的沟通、管理能力和领导力；⑩具备团队合作能力；⑪能应用康复教育知识对患者进行康复教育。

六、疾病不同阶段康复护理工作

1. **急性期康复护理** 在急性期康复中，重点是支持患者基本的身体功能，如呼吸、心血管、皮肤和神经肌肉功能，包括营养管理（吞咽障碍管理）、早期康复训练指导等，并与医师、物理治疗师、作业治疗师、言语和吞咽治疗师合作完成，需要患者亲属的支持。

2. **恢复期康复护理** 在恢复期康复中，护士在确保患者活动能力和自我护理方面起着关键作用。护士进行具体的干预措施，如膀胱和肠道管理，造口和气管切开的管理，以及辅助和技术器具的使用。此外，患者的认知行为治疗也需要护士的支持。在这一阶段，多专业康复团队之间的密切合作至关重要。

在专科康复护理中，护士需要具备对患者功能进行评估与分析的能力、与其他康复专业人员的协调能力。除此之外，对患者进行心理社会干预和加强患者自我护理也是护理工作的重要内容。

3. **社区康复护理** 社区康复需要护士、全科医师、康复专业人员和非专业人员（如社区康复服务工作者）共同参与。其中，护士是主要参与者，负责提供基本的康复、护理干预，对患者及其家属进行慢性疾病管理指导和培训，以及根据病情变化提出双向转诊的建议。

4. **家庭康复护理** 家庭康复的重要目标是使患者能够独立生活、参与社会及提高患者的尊严。结合上述策略和干预措施，护士应根据患者的个人需求和护理环境，在条件允许的情况下为患者提供康复护理及生活活动能力培训计划。

七、康复护理与基础护理的关系

康复护理是护理的一个重要分支，来源于基础护理，与基础护理的区别表现在以下 3 个方面。

1. **护理对象** 基础护理的对象主要是疾病患者、健康和亚健康人群，而康复护理的对象主要是医院、社区及家庭的功能障碍者和慢性疾病患者。

2. **护理目的** 基础护理的目的是帮助患者减轻病痛，促进患者健康；康复护理的目的是通过康复护理技术预防患者功能障碍或减轻其程度，促进患者功能恢复，最大限度恢复患者的生活自理能力，为患者回归家庭和社会创造条件。

3. 护理内容 基础护理的内容为收集患者的资料，密切观察患者的病情变化，遵医嘱执行各项治疗或护理技术操作等；康复护理除基础护理内容外，还需观察患者康复训练期间的功能变化并做好记录，加强与康复医师或治疗师之间的沟通和协调，对功能障碍者实施康复护理专科技术，训练患者自我护理能力等。

八、康复护理发展前景

康复护理是康复医学的重要组成部分，其发展伴随于康复医学的发展过程。在我国古代就已见康复护理的雏形，例如，通过足浴和安神静志法缓解患者紧张焦虑的情绪，通过局部穴位按摩或悬灸缓解疼痛，通过导引促进肢体功能康复等。

中国近现代康复护理的发展：1987年6月，中国残疾人福利基金会康复协会在北京成立"康复护理研究会"；1990年后，学术期刊中关于康复护理的文献逐渐增多；1997年，中国康复医学会康复护理专业委员会成立，随后中国残疾人协会、中华护理学会和各省护理学会的康复护理专业委员会也相继成立。

2016年发布的《"健康中国2030"规划纲要》强调加强康复、长期护理等接续性医疗机构建设。2021年发布《中华人民共和国国民经济和社会发展第十四个五年规划和2035年远景目标纲要》，强调加强预防、治疗、护理、康复有机衔接。在《"十四五"国家老龄事业发展和养老服务体系规划》支持下，康复护理发展范畴从传统医疗体系向人民的衣食住行扩展，康复护理的老年用品产业不断壮大，惠及每一位老年人。此外，2022年国务院印发的《"十四五"国民健康规划》提出，在医疗资源薄弱区域和康复、护理、精神卫生等短缺领域，国家鼓励社会力量举办非营利性医疗机构，以促进康复护理的普及，促进社会办医规范发展。国家卫生健康委员会印发的《全国护理事业发展规划（2021—2025年）》则从护理资源优化角度出发，指出康复护理应主要由护理中心、基层医疗机构、康复医疗中心等机构提供，并应进一步增加康复护理服务供给，提升基层康复护理服务能力。一系列政策法规的制定，体现了国家对康复护理的重视。

大健康理念纵贯全局，深入人心，人们对健康的需求日渐增加，为顺应时代变化和社会需求，康复护理需要不断发展。如何培养良好的康复护理素质，打造富有创新能力、精于业务、高质高效的康复护理团队，实现从"被动治疗"到"主动健康"，是康复护理面临的重要课题。

（岳寿伟 魏 慧 张艳艳）

第三节 社 区 康 复

一、社区康复的内涵

社区是人们生活及社会参与的基本单位，功能障碍人群（伤残人群、慢性疾病人群、老年人群等）也是社区中数量众多且不可分割的一分子。现代社区除满足健康群众的生活及社会活动所需之外，还需要为功能障碍人群提供极富包容性的生活环境，并为其提供权利保障。2010

年由 WHO 发布的《社区康复指南》为社区中的功能障碍人群提高日常生活质量，增进个人发展及恢复社会参与度提供了极大的支持。该指南将社区康复（community-based rehabilitation，CBR）定位为促进社区残疾人康复、机会均等、解除贫困及融入社会的一项战略。社区康复的内容包括健康、教育、谋生、社会、赋能 5 个领域。社区康复的目的是确保经济水平较差和边缘化群体的利益，使康复计划更具包容性、现实性和可持续性。

二、社区康复方案

为了切实提高功能障碍人群及其家庭的生活质量，满足基本需求，促进其参与及融入社会，需成立社区康复委员会及制订社区康复方案。社区康复委员会通常由功能障碍人群及其家庭成员、志愿参与的社区成员和康复人员组成。

由于每个社区受到不同经济文化等因素的影响，社区康复方案无须包含社区康复的每一个元素，而是因地制宜地选择最符合当地需求的选项。尽管由此发展而来的基于社区的康复方案不尽相同，但它们都有一个大致相同的管理周期，包括 4 个阶段，即现状分析、规划设计、实施质控、评价反思。

作为负责整个方案的制订与实施的康复护理人员需要积极有效地领导、激励和支持各个参与者实现目标并取得有效的成果。基于共同参与模式，功能障碍人群的积极参与是促使社区康复成功进行的重要因素，这还需要护理人员进行充分的社区动员，宣传与鼓舞功能障碍人群加入，确保参与者参与管理周期的所有阶段，以增强社会参与度。

三、社区康复方案实施

（一）现状分析

基于社区的康复方案要以每个社区特有的背景为基础，以确保方案最大程度地贴合实际需要，符合功能障碍人群的切身利益。社区康复护理人员需要在本阶段做的事情包括收集信息、确定功能障碍人群、确定方案的主要问题和目标，以及确定社区内的可用资源。

（二）规划设计

在本阶段，社区康复护理人员应与功能障碍人群一起编制方案计划，计划目标的优先及实现的先后次序，确定每项任务的具体任务、时间、负责人，还要考虑质控和评估步骤，并确定完成方案计划所需的资源。

（三）实施质控

在本阶段，社区康复护理人员与功能障碍人群一起实施计划，确保所有必要的任务如期进行，并定期质控，确保计划步入正轨。工作内容有：提高社区成员中健康人群的认识，宣传关于功能障碍的预防及健康知识，帮助功能障碍人群获得平等机会和权利，为其出行及居住提供便利；招募志愿者，并对社区康复工作者进行培训，旨在提高他们向功能障碍人群提供高质量服务的能力。

社区康复护理人员在整个实施阶段需定期收集和分析信息，帮助团队确定活动进展顺利程度，以便做出必要的调整。

（四）评价反思

在本阶段，社区康复护理人员应明确规划的结果实现与否，并评估方案的总体影响。评估可以在方案进行中、完成后立即进行，或在方案完成后一段时间进行。评价内容包括明确规划完成程度、评价规划完成效果、确定规划推广性、决定规划未来走向，同时还应分析方案执行过程中收集的信息并进行反思与总结。

（岳寿伟　魏　慧　张艳艳）

🌐 **数字资源详见新形态教材网**

✖ 流程图　　🖥 教学 PPT　　📄 自测题

第 二 章
康复护理相关理论

 流程图

第一节　神经康复护理相关理论

神经系统是人体最精细、结构和功能最复杂的系统，系统内含大量的神经细胞和突触位点，主要功能可概括为"对机体内外环境的变化进行感觉和分析，并通过传出信息的变化来调控整个机体予以应对"。神经系统结构、功能、病损和功能障碍涉及许多学科，神经解剖学、神经生物学、神经心理学等分支学科更是成为康复护理领域的重要理论基础。

一、中枢神经发育机制

神经发育的主要过程大致分为神经诱导、神经细胞的分化、神经元的连接、神经细胞的迁移和神经细胞的程序性死亡，神经细胞分为神经元和神经胶质细胞。

（一）神经诱导

神经诱导包括形成神经板的原发诱导和早期脑与脊髓的次发诱导。原发诱导的关键是中胚层向外胚层释放神经趋化因子，使神经组织具有特异性；次发诱导是中胚层向外胚层释放中胚层化因子，此因子在神经外胚层各部的浓度差决定着脑区域分化的差别，中胚层的前部与外胚层相互作用诱导出前脑，中胚层中部与外胚层相互作用诱导出中脑和后脑，中胚层的最后部与外胚层相互作用诱导出脊髓。

（二）神经细胞的分化

由一个前体细胞转变成终末细胞的多步骤过程称为神经细胞的分化。神经细胞的分化与其他过程是重叠的，神经生长因子（nerve growth factor，NGF）对神经系统的分化发育起重要作用。在胚胎发育的早期，NGF有营养神经的作用，促进神经的有丝分裂；对神经元的分化也有很大影响，对交感神经细胞、嗜铬细胞、基底前脑胆碱能神经元等有生化和形态分化效应；对神经纤维的生长方向有引导作用，使神经纤维沿着NGF浓度增高的方向生长。

（三）神经元的连接

同一类神经元发出的纤维聚集成走向相同的神经束，即同类神经元聚集成密集的集团称为中枢神经元的连接。神经元复杂而有条不紊地连接是神经系统整合功能的基础。

（四）神经细胞的迁移

神经细胞的迁移是神经系统发育过程中一个独特的现象，其原因一是神经细胞的发生区与最终的定居区不同，二是神经元的纤维联系均有其特定的靶细胞，为达到靶细胞部位，神经细

NOTE

胞在发育过程中需要不断迁移。

（五）神经细胞的程序性死亡

在神经的发育过程中，细胞生长的同时也伴随着大量细胞的死亡，发育过程中出现的由细胞内特定基因程序表达所介导的细胞死亡称为程序性细胞死亡，它是神经系统调整细胞数量的一种方式。

二、神经反射

反射是神经活动的基本方式。反射的结构基础是反射弧。反射弧的组成是：感受器→传入神经元（感觉神经元）→中间神经元→传出神经元（脊髓前角细胞或脑干运动神经元）→周围神经（运动纤维）→效应器官（肌肉、分泌腺等）。反射活动需依赖完整的反射弧而实现，反射弧中任何一处中断，均可引起反射的减弱和消失。神经反射的特点是反应迅速、作用快和调节精确。根据反射发育的水平，可分为脊髓水平的反射、脑干水平的反射、中脑水平的反射及大脑皮质水平的反射。

（一）脊髓水平的反射

脊髓水平的反射是指脊髓固有的反射，其反射弧并不经过大脑。完成反射的结构为脊髓灰质、固有束和神经根。脊髓反射可分为躯体反射和内脏反射。

1. 躯体反射　是指骨骼肌的反射活动，包括牵张反射、屈肌反射和浅反射等。

（1）牵张反射：是指有完整神经支配的骨骼肌在受外力牵拉伸长时引起的被牵拉的同一肌肉发生收缩的反射。牵张反射包括腱反射和肌紧张两种类型。腱反射和肌紧张减弱或消失提示反射弧损害或中断，而腱反射和肌紧张亢进则提示高位中枢有病变，因为牵张反射受高位中枢的调控。

（2）屈肌反射：当一侧肢体的皮肤受到伤害性刺激时，可反射性引起受刺激侧肢体关节的屈肌收缩而伸肌舒张，使肢体屈曲，这一反射称为屈肌反射。屈肌反射具有躲避伤害的保护意义，但不属于姿势反射。屈肌反射的强度与刺激的强度有关，例如足部的较弱刺激仅引起踝关节屈曲，如刺激强度加强，则膝关节及髋关节也将发生屈曲。如刺激更强，则可在同侧肢体发生屈肌反射的同时，对侧肢体出现伸直的反射活动，称为对侧伸肌反射。对侧伸肌反射属于姿势反射，具有保持身体平衡、维持姿势的意义。

（3）浅反射：是指刺激皮肤或黏膜所引起的相应肌肉收缩的反射。临床常用的有角膜反射、咽反射、腹壁反射、提睾反射、屈趾反射和肛门反射。

（4）病理反射：是指正常情况下（除婴儿外）不出现，仅在中枢神经系统损害时才发生的异常反射。脊髓性和脑性的各种病理反射主要是由锥体束受损后大脑失去了对脑干和脊髓的抑制作用而出现的。1.5 岁以内的婴幼儿由于神经系统发育未完善，也可出现这种反射，不属于病理性。

（5）节间反射：由于脊髓相邻节段的神经元之间存在突触联系，故在与高位中枢失去联系后，脊髓依靠上下节段的协同活动也能完成一定的反射活动，称为节间反射。如牵拉近端关节屈肌可引起同侧肢体的反射性屈曲，当快走、跑步时该反射较明显。脑瘫儿童、脑卒中偏瘫患者特有的联合反应、协同运动也与节间反射有关。

2. 内脏反射　包括内脏 – 内脏反射、内脏 – 躯体反射和躯体 – 内脏反射。机体对内、外环境的自主神经性调节就是通过这些反射完成的。

NOTE

（二）脑干水平的反射

在运动调控系统中，脑干在功能上起"上下沟通"的作用，脑干内存在抑制和加强肌紧张的区域，在肌紧张调节中起重要作用，而肌紧张是维持姿势的基础，脑干通过对肌紧张的调节可完成复杂的姿势反射，如抓握反射、翻正反射等。

（三）中脑水平的反射

中脑水平的反射是获得性运动发育成熟的标志，包括调正反应（颈调正反射、身体调正反射、头部迷路调正反射、视觉调正反射和两栖动物反应）、自动运动反应（拥抱反射、抬躯反射和保护性伸展反应）。

（四）大脑皮质水平的反射

大脑皮质是运动调控的最高级也是最复杂的中枢部位。它接受感觉信息的传入，并根据机体对环境变化的反应和意愿，策划和发动随意运动。无论是静态姿势，还是随意运动时的姿势，都需要抵抗重力进行相关肌群的自动性活动，以保持平衡。大脑水平的反射活动从出生后6~18个月出现，并且终身保持。大脑水平的平衡反应有如下几类。

1. 降落伞反应　人在急剧垂直下落时，四肢外展、足趾展开，呈现与地面扩大接触的准备状态，该反应称为降落伞反应。

2. 防御反应　是在水平方向上急速运动时产生的平衡反应，包括坐位反应、四肢立位反应、膝立位反应等。

3. 倾斜反应　人在支持面上取某种姿势，当改变支持面的倾斜角度时诱发出躯体的姿势反应称为倾斜反应。

三、神经损伤和再生

（一）神经损伤

根据神经损伤程度，可分为神经传导功能障碍、神经轴索中断和神经断裂三种类型。

1. 神经传导功能障碍　表现为暂时的感觉、运动丧失，神经纤维结构无改变，数日或数周内功能便自行恢复，多由轻度牵拉、短时间压迫引起。

2. 神经轴索中断　病理表现为断裂的轴索远端变性或脱髓鞘。神经内膜管完整，轴索可沿施万鞘管长入末梢。神经功能障碍多可自行恢复，由钝性打击或持续压迫引起。

3. 神经断裂　表现为神经结构损害、功能丧失，需经手术修复方能恢复功能。

（二）神经再生

1. 中枢神经再生　大多数成年哺乳动物的中枢神经系统更新、再生和修复贯穿终身。其神经再生过程包括位于侧脑室周围的室下带和齿状回的颗粒下层的内源性神经干细胞（neural stem cell，NSC）或神经前体细胞（neural precursor cell，NPC）的增殖、迁移、分化等，对于神经系统的维持和修复十分重要。正常情况下，室下带的 NSC/NPC 沿固定的侧迁移流迁移并分化成嗅球中的中间神经元，而位于颗粒下层的 NSC/NPC 则产生颗粒神经元，整合到海马的功能回路中。目前，针对内源性神经再生修复，研究重点主要集中在利用这两个区域多潜能的 NSC/NPC 逐渐形成中间神经元参与构建神经连接网络。然而神经退行性疾病对 NSC/NPC 富集区域的影响仍不太清楚，神经再生过程的具体分子机制仍需进一步研究。

2. 周围神经再生

（1）周围神经再生的机制：包括轴突再生通道和再生微环境的建立、轴突支芽的形成与延伸、靶细胞的神经再支配、再生轴突的髓鞘化和成熟。

（2）周围神经再生的影响因素

1）神经元因素：胞体是神经元的营养中心，成功的神经再生首先需要神经元存活且代谢恢复正常。如果神经元在损伤反应中没有死亡，那么其胞体结构可能在损伤后1周开始恢复，胞体结构完全恢复历时较长，一般需要3~6个月。恢复时间取决于轴突重建的情况，再支配成功的轴突会将神经营养因子从靶细胞逆向运输到胞体，对胞体起到营养和保护作用。

2）再生微环境：轴突的再生情况与其所处的微环境密切相关，适宜的再生微环境是神经成功再生的重要条件。神经纤维损伤后，崩解的髓鞘和神经纤维碎片需要及时清除，再生轴突的趋化性生长需要神经营养因子等的诱导，轴突的延伸需要神经内膜管和宾格尔（Büngner）带的存在，再生神经纤维传导功能的恢复需要髓鞘的重新形成，神经膜细胞在其中发挥了关键的作用。

3）其他影响因素：如神经损伤的类型和严重程度、损伤部位与靶器官的距离、靶器官自身的特点，以及个体患者年龄、治疗时机和手段等。

四、中枢神经系统的可塑性

为了主动适应和反映外界环境的各种变化，神经系统能发生结构和功能的改变，并维持一定时间，这种变化就是神经可塑性（neuroplasticity），或称可修饰性。神经可塑性决定了机体对内、外环境刺激发生行为改变的反应能力，这包括后天的差异、损伤、环境及经验对神经系统的影响。神经可塑性可以发生在正常的生理条件下，如学习和记忆过程；也可以发生在病理条件下，如脑卒中神经受损后。

（一）神经可塑性的病理基础

神经可塑性的病理基础非常复杂，神经细胞损伤后，主要通过以下方式影响神经通路的完整和功能：①神经投射中断，包括但不限于神经突起的切断、萎缩或退行性改变；②失神经支配，即神经基本结构可能完整，但由于神经递质改变、突触修饰等原因导致神经功能抑制或改变；③神经元凋亡或坏死，彻底失去功能。

（二）神经可塑性的机制

1. 神经结构的可塑性　是神经功能可塑性的基础，是大脑在自身或外在因素影响下改变其物理结构的能力,涉及相关脑区或核团的网络结构、细胞内结构和突触水平等的改变，其中，突触可塑性是神经可塑性的核心。脑结构的可塑性包括轴突和树突发芽、突触数量增多，这些变化可提高大脑对信息的处理能力。康复训练可使脑梗死灶周围的星形胶质细胞、血管内皮细胞、巨噬细胞增殖，改善侧支循环，促进正常组织的代偿及病灶修复，加快运动功能的恢复。

2. 神经功能的可塑性　是建立在神经结构可塑性的基础上，尤其与突触的可塑性关系密切。神经功能可塑性表现为兴奋性突触功能调控和沉默性突触变性两个方面，并最终改变神经网络的联系。中枢神经病损后康复重点应放在功能重塑。促进中枢神经系统功能重塑的策略应是综合性的。具体包括以下方面：①保护神经元，避免轴突二次损伤；②提高损伤的中枢神经轴突内在的再生能力；③移植入可行的细胞和黏附分子以桥接损伤形成的间隙；④减少胶质瘢痕的形成和硫酸软骨素蛋白聚糖的沉积；⑤克服中枢神经髓鞘相关抑制因子的抑制作用；⑥应用神经营养因子增强突触的导向性生长；⑦干扰蛋白激酶C的活性；⑧促进再生的神经突触支配相应的靶细胞。

（三）康复治疗和神经可塑性

神经可塑性是所有康复治疗的依据，运动、认知、吞咽和言语等康复训练都是建立在神经可塑性基础上的神经修复手段。但在临床实践中，神经修复受到多种因素的影响，病情相似的患者经过相同的康复治疗预后可以不同，不同病情的患者经过康复治疗后预后可能相同，这种因人而异的神经行为复杂性取决于神经的可塑性。

神经损伤的部位、性质、进程和损伤的程度是决定康复结局的重要因素。一般来说，中枢性损伤较周围性损伤、重复性损伤较一次性损伤、神经退行性损伤较急性机械性损伤、多部位损伤较单部位损伤的恢复困难。

研究证明，神经修复属于一个神经系统再学习和再适应的过程，它强调外界刺激信息的传入量，无论是感觉替代，还是网络重组，在治疗的敏感期，外来传入刺激越多，修复程度越大。行为疗法和运动再学习作为促进神经通路重塑的主要方法，训练的强度、方式、频率以及损伤部位和程度，决定了神经可塑性结局的不同。因此，对神经损伤后患者进行康复治疗时应结合神经恢复机制，针对患者脑损伤程度及各时期神经重塑特点，设计外周与中枢结合的个性化康复方案，以便取得更好的效果。

（四）神经修复介入的时机

神经损伤后的神经修复过程属于经验期待型学习，重塑存在一个"时间窗"。损伤早期是大脑可塑期，大脑的结构和功能对外部刺激应答敏感，此时，康复训练、药物治疗等效果最为显著；随着时间的延长，大脑将进入"后遗症期"，此时，大脑对外界的应答和自我修复能力会逐渐减弱，这不仅在于成熟神经系统重塑能力不足，更重要的是微环境中抑制因子的存在。

神经系统疾病的神经损伤特点不同，康复的时间窗也不相同。对于脑卒中来说，在病后的前几周，大多会出现一定程度的自发功能恢复。目前普遍认为，损伤后最大限度的自发恢复发生在发病后的3个月内，3个月以后认知功能的自发恢复多于运动功能的恢复。康复时机大致可以分为"急性期—恢复期—后遗症期"3个阶段。

1. **急性期**　脑卒中后1～7 d，这个时期患者多数在神经科治疗，病情不够稳定，甚至需要监控生命体征，康复治疗多数仅在患者病情稳定的情况下少量介入。该阶段的康复目标主要为预防压力性损伤、呼吸道和泌尿道感染、深静脉血栓形成及肌肉和关节挛缩等并发症，为恢复期功能训练创造条件。

2. **恢复期**　脑卒中后1～6个月，甚至1年，此阶段是康复治疗的黄金时期，神经可塑性达到最高水平，患者转入康复专科病房或康复医院，康复治疗效果显著。不管是药物干预还是行为学干预，必须进行双向评估，因为在有效改善的同时，也可能引起不良的后果。

3. **后遗症期**　脑卒中后1～2年。患者进入神经可塑性平台期，康复干预改善不够显著，此期的康复主要针对各种并发症问题，如肌张力障碍、关节挛缩、肌肉萎缩等，患者多数回归家庭和社区，康复训练以维持或促进日常生活活动能力为主。

（徐德梅）

第二节　肌肉骨骼康复护理相关理论

一、骨骼肌

（一）定义

骨骼肌（skeletal muscle）属于运动系统的动力部分，多数附着于骨骼，主要存在于四肢及躯干，其运动受意识支配，故又称随意肌。骨骼肌有时也可有不自主运动，如反射，无意识的骨骼肌运动是人体的一种保护性机制。骨骼肌纤维脆弱，容易损伤，且损伤后不易再生。但骨骼肌纤维排列成束，并有结缔组织加强，肌强烈收缩时，结缔组织对肌纤维有保护作用，包裹肌的结缔组织聚成肌腱，附着于其驱使运动的骨上。

（二）肌纤维类型

骨骼肌由大量成束的肌纤维组成，每个肌纤维是一个独立的功能结构单位，由神经末梢支配，其主要功能是收缩。骨骼肌的肌纤维分为红肌纤维和白肌纤维 2 类。

1. 红肌纤维 对刺激产生较缓慢的收缩反应，又称慢肌纤维。红肌纤维收缩速度慢、力量小，但不易疲劳。

2. 白肌纤维 对刺激产生快速的收缩反应，又称快肌纤维。白肌纤维能在短时间内爆发巨大的张力，但随后很快陷入疲劳。

（三）功能

骨骼肌有产生运动、维持姿势、保护、产热和血管泵等多种功能。

1. 运动 骨骼肌的主要功能是牵拉骨产生运动。如呼吸运动时，骨骼肌收缩可改变胸廓的容积。所有这些运动都是在骨骼肌的驱动、调节和控制之下完成的。

2. 姿势 骨骼肌帮助人体克服重力，保持直立姿势。抬头、躯干直立、臀部和膝部与双足对齐都涉及骨骼肌收缩。骨骼肌还参与改变姿势，如身体倾斜和由椅子上坐起时的调节反应。

3. 保护 在没有骨的部位，骨骼肌具有保护内部结构的功能。例如，腹部是没有骨骼保护的部位，内部器官容易受损，但强大的腹肌在允许躯干自由活动的同时，能够保护其深部结构。

4. 产热 骨骼肌收缩产生运动时也产生热量，这种热量的产生称为产热。骨骼肌产生的能量约 3/4 是热能。当机体由于寒冷而颤抖时，这种不自主的肌肉收缩可产生热量，用以维持体温。

5. 血管泵 骨骼肌收缩能促进静脉血与淋巴回流，在液体需要克服重力向上流动时，如静脉血从下肢向心回流的过程中，骨骼肌的收缩尤为重要。

（四）结构

人体骨骼肌共有 600 余块，分布广，约占体重的 40%（女性为 35%），不同年龄、性别的人，骨骼肌占人体体重的比例不同。

1. 基本结构 每块肌肉都可分为中部的肌腹和两端的肌腱部分。

（1）肌腹：由肌纤维组成，有收缩功能；位于肌肉中间部。

（2）肌腱：由致密结缔组织组成，无收缩功能；位于肌腹两端，由胶原纤维束构成。

2. 辅助结构 主要包括筋膜、腱鞘和籽骨等。

3. 血管分布 肌肉是活动性很强的器官，新陈代谢极为旺盛，血管分布丰富，以保证肌肉内有充分的血液供应。

4. 神经分布 分布在骨骼肌的神经有感觉神经、运动神经和交感神经。

（五）物理特性

肌肉的主要物理特性为伸展性、弹性和黏滞性。

1. 伸展性与弹性 肌肉在外力作用下，可被拉长的这种特性叫做伸展性。当外力解除后，被拉长的肌肉又可恢复原状，这种特性叫弹性。肌肉的伸展性与弹性同柔韧性密切相关。在运动中，有目的、有计划地发展肌肉的伸展性，对于加大运动幅度、增强关节柔韧性和预防肌肉拉伤有重要的意义。

NOTE

2. 黏滞性　肌肉的黏滞性是肌肉收缩或被拉长时，肌纤维之间、肌肉之间或肌群之间发生摩擦的外在表现。这是原生质的普遍特性，是由其内所有胶体物质造成的。它使肌肉在收缩或被拉长时会产生阻力，并额外消耗一定的能量。肌肉黏滞性的大小与温度有关，温度低时黏滞性大，反之则小。因此在气温低的季节进行训练与比赛，必须首先做好充分的准备活动，以增加体温，从而减小肌肉的黏滞性，提高肌肉收缩和放松的速度，并可避免肌肉拉伤。

二、骨骼

（一）定义

骨（bone）是以骨组织为主体构成的器官，具有一定的形态和功能，坚硬而有韧性，主要由骨细胞、胶原纤维和骨基质构成，外有骨膜包被，内有骨髓。

成人约 206 块骨，可分为颅骨、躯干骨和四肢骨 3 部分。骨的形态各异，功能也不尽相同。根据骨的形态可将骨分为长骨、短骨、扁骨和不规则骨 4 种类型。

（二）构造

骨由骨膜、骨质和骨髓，以及血管、神经等组成。

1. 骨膜　包括骨外膜和骨内膜 2 部分。

（1）骨外膜：由致密结缔组织构成，被覆于除关节面以外的新鲜骨的表面，含有丰富的神经和血管，对骨的营养、再生和感觉有重要作用。

（2）骨内膜：由薄层结缔组织构成，衬在髓腔内面和骨松质间隙内，也含有成骨细胞和破骨细胞，有造骨和破骨的功能。

2. 骨质　是构成骨的主要成分，主要由坚硬的骨组织构成，分为骨密质和骨松质 2 种。

（1）骨密质：活体状态下呈白色，质地致密如象牙，分布于长骨、短骨、扁骨及不规则骨等所有骨质的表面。骨密质具有抗压、抗拉、抗弯及抗扭转等力学特性，进而增强了骨的支持和保护等功能。

（2）骨松质：呈大空隙的蜂窝状结构，由相互交织的针状或片状的骨板（即骨小梁）排列而成，分布于骨的内部。骨松质之间的间隙称网眼，内有红骨髓。骨小梁的排列与骨所承受的压力和张力的方向一致，一部分骨小梁的排列与压力方向一致，组成压力曲线；另一部分骨小梁与骨所受的张力方向一致，组成张力曲线。骨小梁的这种配布，使骨以最少的材料便可达到最大的坚固性。

3. 骨髓　是充填于骨髓腔和骨松质间隙内的软组织，分为红骨髓和黄骨髓 2 种。

（1）红骨髓：具有造血和免疫作用，因含发育阶段不同的红细胞、血小板和某些白细胞，呈红色，称红骨髓。胎儿和幼儿的骨髓均是红骨髓。

（2）黄骨髓：5 岁以后，长骨骨干内的红骨髓逐渐被脂肪组织代替，呈黄色，称黄骨髓，失去造血能力。但在慢性失血过多成重度贫血时，黄骨髓可转化为红骨髓，恢复造血功能。而在椎骨、髂骨、肋骨、胸骨及肱骨和股骨的近侧端等骨松质内，终身都是红骨髓。

4. 骨的血管、淋巴管和神经　骨的血管滋养骨质、骨膜、骨髓和骺软骨。因骨的种类不同，其血管的分布也不尽相同。骨膜的淋巴管很丰富，骨质内是否存在淋巴管尚有争论。骨的神经主要为内脏运动神经和躯体感觉神经 2 种纤维。内脏运动神经伴滋养血管进入骨质内，分布到哈弗斯管的血管壁；躯体感觉神经多分布在骨膜，骨膜对张力或撕扯的刺激较为敏感。所以，骨受到冲击和刺激时可引起剧痛。

（三）化学成分和物理特性

骨是由有机物和无机物组成的。有机物主要是胶原纤维和黏多糖蛋白等，使骨具有一定的弹性和韧度；而无机物主要是钙和磷，使骨具有一定的硬度和脆性。幼儿时期骨的有机物和无机物比例为 1∶1，弹性较大，柔软，易变形；成年人的骨有机物和无机物比例约为 3∶7，具有较大的硬度和一定的弹性；老年人的骨有机物和无机物比例约为 2∶8，脆性增加，钙、磷的吸收和沉积受激素水平下降影响，骨呈现多孔性，表现为骨质疏松，易发生骨折。

（四）可塑性

骨由神经和血管支配。环境、锻炼、营养、内分泌和神经系统作用等因素可通过骨的新陈代谢对骨产生影响，从事体育锻炼和体力劳动的正常成人骨质坚实粗厚，长期卧床的患者骨质较细弱疏松。不正常的坐立姿势，久之会引起骨的变形。骨为可塑性器官，必须注意正常的营养，良好的环境和卫生条件，保持适当的体育锻炼，才能保证骨的正常发育。

（五）功能

1. **支持负重**　骨与骨连结构成骨骼，形成人体的支架，具有支持人体的软组织（如肌肉、脏器等）和承担身体局部及全身重量的功能。

2. **运动杠杆**　骨在骨骼肌收缩时被牵引，绕关节运动轴转动，使人体产生各种运动。在运动过程中，骨起着杠杆的作用。

3. **保护功能**　骨借助骨连结形成腔隙，保护人体重要的器官。例如，颅腔保护脑，椎管保护脊髓，胸腔保护心脏和肺等重要器官。

4. **造血功能**　在长骨的骨髓腔和海绵骨的空隙有骨髓，通过造血作用制造血细胞。

5. **钙磷仓库**　骨是人体内钙磷的储备仓库。在人体的脏器与组织中，钙磷的含量以牙齿和骨组织为最高。

（六）生物力学特性

1. **各向异性**　骨的结构为中间多孔介质的各向异性体，其不同方向的力学性质不同，即各向异性。

2. **弹性和坚固性**　骨的有机成分组成网状结构，使骨具有弹性，并具有抗张力。骨的无机物填充在有机物的网状结构中，使骨具有坚固性和抗压性。

3. **抗压力强、抗张力差**　骨对纵向压缩的抵抗力最强，即在压力情况下不易损坏，但在张力情况下易损坏。

4. **耐冲击力和持续力差**　骨对冲击力的抵抗力比较小。同其他材料相比，其持续性、耐疲劳性较差。

5. **应力强度的方向性**　骨皮质的刚度比骨松质大，变形程度则较之要小。两者的各向异性对应力的反应在不同方向各不相同。

6. **骨的强度和刚度**　骨的强度是指骨在承受载荷时所具有的足够的抵抗破坏的能力，以致不发生破坏。骨的刚度是指骨具有足够的抵抗变形的能力。

7. **机械应力对骨的影响**　骨对生理应力刺激的反应处于动态平衡状态，机械应力越大，骨组织增生和骨密质增厚越明显。

8. **骨是人体理想的结构材料**　骨具有强度大和质量轻的特点。

三、骨连结

（一）定义

骨与骨之间借致密结缔组织、软骨或骨相连，形成骨连接。按照骨与骨之间连结的结构与活动情况的不同，骨连结可以分为直接连结和间接连结2大类。

1. **直接连结**　骨与骨之间借纤维结缔组织、软骨或骨组织直接相连，称为直接连结。因两骨之间无间隙，亦称为无隙骨连结。此类连结比较牢固，活动幅度很小或完全不能活动，多见于颅骨和躯干骨间的连结。直接连结可分为纤维连结、软骨连结和骨性结合3类。

2. **间接连结**　又称关节或滑膜关节，是骨连结的最高分化形式。此类连结的特点是关节的相对骨面相互分离，借助周围的结缔组织膜性囊连结，其间有间隙，并充以滑液，活动性比较大。关节是人体骨连结的主要形式，多见于四肢，以适应肢体灵活多样的活动。

（二）关节的结构

关节的结构分为主要结构和辅助结构2个部分。

1. **主要结构**　关节的主要结构包括关节面、关节囊和关节腔。

（1）关节面：是指参与组成关节的各相关骨的接触面。每个关节至少包括2个关节面，一般为一凸一凹，凹者称为关节窝，凸者称为关节头。所有的关节面上盖有一层软骨，称为关节软骨。关节软骨大多数为透明软骨，少数为纤维软骨。关节软骨具有减轻冲击、吸收震荡、减少摩擦和保护关节面等作用，此外关节软骨还可使各关节面之间更加适应。关节软骨本身既无神经亦无血管，其营养主要由滑液和关节囊滑膜层周围的动脉分支供应。

（2）关节囊：由附着于关节面周缘及其附近骨面上的双层结缔组织构成，外层为纤维结缔组织，内层为滑膜组织。滑膜层富含血管网，可分泌滑液。滑液是透明的蛋白样液体，呈弱碱性，其为关节内所提供的液态环境，不仅可润滑关节面，减少摩擦，增加关节的灵活性，还保证了关节软骨和半月板等软骨组织的新陈代谢。

（3）关节腔：为关节囊滑膜层和关节面共同围成的密闭腔隙。腔内含有少量滑液，关节腔内呈负压，使关节面相贴，对维持关节的稳固有一定的作用。

2. **辅助结构**　关节除了具备上述主要结构外，某些关节为适应其特殊功能而分化出一些特殊结构，以增加关节的灵活性或稳固性，这些结构统称为关节的辅助结构。

（1）韧带：位于关节周围或关节腔内，连于相邻两骨之间，由致密结缔组织构成。大多数韧带位于关节囊外面，称为囊外韧带。囊外韧带有的与囊相贴，为囊的局部纤维增厚，如髋关节的髂股韧带；有的不与囊相贴，分离存在，如膝关节的腓侧副韧带等；还有的是关节周围肌腱的直接延续，如膝关节的髌韧带。也有少数韧带存在于关节囊内，如膝关节的交叉韧带。韧带具有连接加固关节、限制关节运动等作用。

（2）关节盘和半月板：关节内软骨有2种形状，一种是圆盘形，称为关节盘，位于构成关节骨的关节面之间，其周缘附着于关节囊，可将关节腔分成两部分；另一种为月牙形，称半月板，位于膝关节内。关节内软骨均可加深关节窝，使两骨关节面彼此相互适应，减缓外力对关节的冲击和震荡，改变关节的运动形式和扩大关节的运动范围。

（3）关节唇：为附着于关节窝周缘的纤维软骨环，可增大关节面和加深关节窝，从而使关节更加稳固。在盂肱关节和髋关节中均有关节唇。

（4）滑膜襞：有些关节囊的滑膜层面积大于纤维层，以致滑膜折叠，并突向关节腔而形成滑膜襞，其内含脂肪和血管。在关节运动中，当关节腔的形状、容积和压力改变时，滑膜襞可起到填充或调节作用，并可扩大滑膜的面积，有利于滑液的分泌和吸收作用。

（5）滑膜囊：关节囊的滑膜层从纤维层的薄弱或缺如处呈囊状向外膨出称为滑膜囊，可与关节囊相连或不相连。滑膜囊多位于肌腱与骨面之间，可减少运动时与骨面之间的摩擦。

（三）关节的血管、淋巴管和神经

1. 血管 关节的动脉很丰富，主要来自关节周围的动脉分支。

2. 淋巴管 关节囊各层均有淋巴管网，彼此借助小淋巴管相互吻合，并与附近骨膜的淋巴管吻合。关节囊的淋巴液经输出管汇入附近的淋巴结。

3. 神经 关节的神经支配来自运动该关节肌肉的神经分支，称为关节支，分布于关节囊和韧带。承受较大负荷或运动范围较大的关节及韧带等，其神经分布均较丰富。

（四）关节的分类

1. 根据关节的运动情况分类

（1）不动关节：为相邻骨之间由结缔组织或透明软骨相连的关节类型，相连方式为缝和软骨联合 2 种，无关节运动功能。

（2）少动关节：为活动范围较小的关节类型，其连接方式可分为 2 种。一种是两骨的关节面覆盖一层透明软骨，其间靠纤维连接，如椎间关节、耻骨联合；另一种是两骨之间仅有一定间隙，其间借韧带和骨间膜相连，如骶髂关节、下胫腓关节。人体中最主要的少动关节是椎间关节（椎间盘）。

（3）活动关节：是全身大部分关节的类型，具有典型的关节构造，关节可自由活动。

2. 根据关节运动轴数目分类

（1）单轴运动关节：即只能绕 1 个轴运动的关节，包括滑车关节和圆柱关节。如肱尺关节和指间关节，只有 1 个运动轴，只能做屈伸运动。

（2）双轴运动关节：指可绕 2 个运动轴运动的关节，包括椭圆关节和鞍状关节。如桡腕关节和拇指腕掌关节，可以绕 2 个运动轴运动，产生屈伸、内收外展运动。

（3）三轴运动关节：也称多轴关节，这种关节可绕 3 个运动轴运动，可做屈伸、内收外展、环转运动，包括球窝关节和平面关节，如盂肱关节和骶髂关节。

（五）关节的运动及影响因素

1. 关节的运动 人体的运动是由身体各个运动环节在相应关节处所做的运动构成的。根据关节运动轴的方位，关节运动的基本形式有以下几种。

（1）屈曲和伸展：是关节沿冠状轴运动。运动时，关节的两骨之间的角度变小称为屈，反之，角度增大称为伸。

（2）外展和内收：外展是指关节绕矢状轴运动，该部分离开指定线（如身体中线、手或前臂的正中线）向外侧运动；内收是指关节绕矢状轴运动，该部分离开指定线（如身体中线、手或前臂的正中线）向内侧运动。

（3）旋转：关节的一部分绕其轴运动或移动，其中向身体前方旋转为内旋，向身体后方旋转为外旋。在前臂桡骨对尺骨的旋转运动，则是围绕桡骨头中心到尺骨茎突基底部的轴线旋转，将手背转向前方的运动称为旋前，将手掌恢复到向前而手背旋向后方的运动称为旋后。在下肢足向内旋转，足底倾向于面对内侧称为内翻；足向外旋转，足底倾向于面对外侧称为外翻。

（4）环转：运动骨的上端在原位转动，下端则做圆周运动，运动时全骨描绘出一圆锥形的轨迹。能沿 2 轴以上运动的关节均可做环转运动，如肩关节、髋关节和桡腕关节等，环转运动实际上是屈、展、伸、收的依次连续运动。

2. 关节运动的影响因素　影响关节运动幅度的因素包括以下几个。

（1）相对关节的两关节面面积差（弧度差）：2个关节面面积大小差别越大，关节运动幅度就越大，如盂肱关节。反之，关节运动幅度就越小，如髋关节。

（2）关节囊厚薄与松紧度：关节囊薄而松弛，关节运动幅度就大。反之，关节运动幅度就小。

（3）关节周围韧带的多少与强弱：关节韧带多而强则关节稳固性好，但关节运动幅度小。反之，关节运动幅度大。

（4）关节周围的骨结构：关节周围的骨性突起常阻碍关节的运动，影响其灵活性，减小关节运动幅度。

（5）关节周围肌肉的伸展性和弹性：肌肉的伸展性和弹性大，关节运动幅度大；肌肉收缩力强，则关节稳固。

（6）运动形式：不同的运动形式，对关节柔韧性的影响也不相同。

3. 关节稳定性的维持　多数关节稳定性的维持依靠3个因素，即骨骼、韧带和肌肉。

（1）骨骼：相应的关节面相互吻合，周围的关节囊将两骨端包围连成一体。杵臼关节要比其他形式的关节稳定；而在杵臼关节中，相吻合的两关节面的角度值越大，关节越稳定。

（2）韧带：不仅是骨与骨之间的连接带，还参与维持关节在运动状态下的稳定性。有的韧带就是关节囊的增厚部分，称为关节韧带；有的位于关节囊以外，称为关节外韧带；而位于关节囊以内的，则称为关节内韧带。关节在运动时，总是在一定的方向受到一定韧带的制约，以使关节的活动保持在正常范围内。

（3）肌肉：既是运动关节的动力源，又是在运动中维持关节稳定性的重要因素。使运动关节向某一特定方向运动的肌肉称为主动肌，使运动关节向相反方向运动的肌肉称为拮抗肌。当关节顺地心引力运动时，行反向运动的肌肉收缩以拮抗重力、维持关节的稳定性，拮抗肌反而成为主动肌。双关节或多关节肌肉为了有效地运动某关节，需使另一关节稳定在一定的位置或进行反向的运动。完成这一稳定作用或反向运动的肌肉称为协同肌。

四、肌肉骨骼康复护理目的

肌肉骨骼康复护理不仅仅是通过给药、处置、观察、急救等护理手段来实施治疗方案，达到减轻病痛、改善症状的目的，更重要的是通过实施各种康复护理技术，使康复护理对象尽可能恢复正常的关节活动度、肌力和关节稳定性，最终能够尽可能地提高和改善生活自理能力，尽早地回归社会和家庭，提高生活质量。

肌肉骨骼康复护理的目的包括以下5个方面。

1. 促进肿胀消退　肌肉骨骼损伤后的局部肿胀是外伤性炎症反应的表现之一，若能在局部固定的基础上，逐步进行适量的肌肉收缩，将有助于血液循环，促进肿胀的消退。

2. 减轻肌肉萎缩的程度　损伤造成的肢体失用会导致肌肉萎缩，功能锻炼可减轻萎缩程度或者避免萎缩。

3. 防治关节粘连和僵硬　关节发生粘连乃至僵硬的原因是多方面的，但其最重要的原因是肌肉不活动。如果从治疗之初便十分重视功能锻炼（既包括未固定关节充分的自主活动，也包括固定范围内肌肉的等长收缩），关节的粘连和僵硬是可以避免的。

4. 恢复关节的本体感觉　康复锻炼可以促进关节本体感觉的恢复，有利于恢复关节的协调作用。

5. 提高生活自理能力和自我健康管理能力 把日常生活活动能力的训练内容应用在康复对象的日常生活当中，并使康复对象熟练掌握以维持生命与健康，从疾病和创伤中康复，是康复护理的重要任务。

（王　欣）

第三节　皮肤康复护理相关理论

皮肤是人体最大的器官，是人体抵御外界环境的第一层屏障，具有保护、吸收、排泄、感觉、调节体温及参与物质代谢等作用。皮肤主要由表皮层、真皮层及皮下组织构成，每一层的组织成分及结构各不相同。

一、伤口的定义与分类

（一）定义

伤口是指正常皮肤组织在外界致伤因子如外科手术、外力、热、电流、化学物质、低温，以及机体内在因素如局部血液供应障碍等作用下所导致的损害。常伴有皮肤完整性的破坏及一定量正常组织的丢失，造成皮肤的正常功能受损。创伤、烧伤、皮肤癌、感染或糖尿病等潜在疾病都极有可能导致伤口产生，如未得到及时、有效的治疗则会进一步发展恶化，发生感染等并发症。伤口是一种广义的概念，目前对于伤口和创面尚无清晰界定，在创伤和组织修复与再生医学领域中，"伤口"也称"创面"。

（二）分类

通常皮肤伤口的分类是以伤口的部位、致伤原因、损伤程度及时间等给予诊断和命名。按伤口的部位可分为头面部伤口、躯干部伤口和四肢伤口。按致伤的原因可广义上分为外源性损伤（由外界因素引起的损伤）和内源性损伤（由机体自身病变引起的损伤）。按受累软组织的解剖深度分为表浅伤（仅累及表皮层）、半层伤（累及真皮层）和全层伤（累及真皮下）。按伤口损伤时间长短可分为急性伤口和慢性伤口。急性伤口指突然形成且愈合较快的伤口，此类伤口愈合方式通常为Ⅰ期愈合，如择期手术切口。慢性伤口是指由各种因素引起的皮肤组织损伤，且经治疗后愈合时间超过4周的伤口。除常用分类方法外，国际上还存在其他分类方法。

1. 欧洲创面 RYB 分类法 由 Cuzzell 等于 1988 年提出，是国际常用的创面评估方法。该分类法依据创面基底的颜色将Ⅱ期或延期愈合的开放创面（包括急性和慢性创面）分为红色创面、黄色创面、黑色创面及混合创面，以此描述创面的动态修复过程。

（1）红色创面：表示可能处于创面愈合过程中的炎症期、增生期或成熟期。红色创面基底新鲜，有肉芽组织增生，通过恰当的护理措施可使创面缺损逐渐减少，创缘上皮会增殖爬行。

（2）黄色创面：指受感染的、含有黄色纤维样坏死物的创面。黄色创面基底组织水肿，以炎性渗出为主，呈黄色疏松状，无愈合倾向。待坏死物去除、感染控制后，创面形成红色新鲜肉芽，即红色创面。

（3）黑色创面：全皮层皮肤坏死形成厚而干的焦痂，含有坏死组织，无愈合倾向。

（4）混合创面：指含有不同颜色组织的伤口，通常以百分比表示。

2. 伤口程度分类 由国际造口治疗协会和美国国家压力性损伤学会共同制定的伤口程度

分类法，适用于各种伤口及压力性损伤。

（1）第一期：皮肤完整，出现指压不变白的红斑印，可以通过护理措施来矫正这种情况。

（2）第二期：表皮或 / 和真皮部分损失，但尚未穿透真皮层，伤口底部呈潮湿粉红状。由于真皮的神经末梢接收器被暴露在空气中，导致疼痛剧烈。无坏死组织，表层皮肤可出现破皮、水疱，或有小浅坑。

（3）第三期：表皮及真皮全部损失，穿入皮下组织，但未穿透筋膜尚未至肌肉层。出现中度深凹，可能有坏死组织、死腔、渗出液或感染。因神经受损，伤口底部无痛感。

（4）第四期：伤口穿透皮下脂肪至筋膜、肌肉或骨，可能有坏死组织、潜行深洞、瘘管、渗出液或感染，伤口底部无痛感。

二、湿性愈合理论

湿性愈合理论认为正常的伤口渗液包含抗微生物物质，有保护和清洁伤口的作用，并能营造有利于愈合的湿润环境。湿润环境可加快表皮细胞迁移速度，促进生长因子的释放，刺激细胞增殖。传统干性愈合由于伤口容易脱水及结厚痂，丧失细胞生物活性，极不利于上皮细胞爬行，愈合速度缓慢，也无法保持伤口的湿度和温度，不利于伤口愈合。

1962 年，温特（Winter）通过动物实验发现聚乙烯薄膜覆盖伤口时其愈合较快；次年，欣曼（Hinman）在人体试验上得到相同结论；直至 1974 年第一块密闭性敷料的诞生才提出湿性愈合理论；2000 年，美国食品药品监督管理局（FDA）将湿性疗法定为伤口处理的标准形式。传统伤口敷料的价格较便宜，能够较好地吸收渗液，并有效保护创面。但传统伤口敷料渗漏快速，且敷料易粘连伤口形成结痂，再次更换敷料过程中极易对伤口造成二次创伤，延缓伤口愈合速度。随着湿性愈合理论的普及，新型敷料在伤口护理中的应用越来越广。新型敷料为伤口创造了一个较密闭的环境，可以确保伤口渗液保留在敷料中，提供湿润环境。在湿润环境中细胞和酶活性显著增强，有利于伤口愈合，加快恢复。同时新型敷料的密闭空间起到保温作用，使伤口温度接近正常体温，促进细胞有丝分裂，加快愈合。

三、负压伤口疗法

负压伤口疗法（negative pressure wound therapy，NPWT）主要通过清除多余的渗出液、可溶性伤口愈合抑制剂及病理性物质，减轻局部水肿，减少细菌负荷；刺激新生血管在创面生长，增加创面局部血流量，改善微循环；施加收缩力，使创面收缩及创缘趋近；促进细胞增殖及肉芽组织形成；使创面隔绝外界细菌，避免交叉感染等机制促进创面愈合。负压伤口疗法于1985 年在阿富汗战争中使用，1990 年有专家将聚氨酯泡沫与负压产生装置相结合的方法引入 NPWT，1993 年该技术应用于临床。NPWT 包括负压封闭引流技术与负压辅助闭合技术，两者的压力值和吸引方式大不相同，临床效果也存在一定差异。

（一）负压封闭引流

负压封闭引流（vacuum sealing drainage，VSD）装置包括真空泵、负压引流管、生物薄膜和聚氨酯海绵泡沫。该装置工作原理是裁剪合适大小的聚氨酯海绵泡沫贴附于无效腔创面，这种海绵具有良好通透性、延展性及较低的组织黏附性，用于负压引流中填塞创面，可有效传递负压并排出渗出液，后将带有固定盘一侧引流管置于泡沫上，利用生物薄膜覆盖泡沫和周边组织，确保创面与外界完全隔绝，引流管外接负压装置，使创面保持负压状态，可持续引流创面渗出液及坏死组织；聚氨酯泡沫在负压作用下收缩，在 125 mmHg 吸力作用下可减少约 80%

的体积，带动周边创缘牵拉形成近似正常皮肤的张力，促进创面愈合。VSD 促进伤口愈合的机制主要有以下 3 点：①创面负压吸走细胞外液及渗出液，减轻组织水肿，缓解对创缘微小血管的压迫，促进细胞之间的物质交换。②外界负压压缩海绵敷料体积，牵拉创缘组织，使创面缩小，而创面与泡沫材料之间又会形成无数微小褶皱，相对增加了新生组织面积，能促进细胞增殖和血管生长。③生物半透性贴膜限制了微生物、水分从创面渗出，稳定创面内环境，使创面新生肉芽处于温暖湿润的环境中，利于生长。VSD 主要用于治疗急、慢性创面及难愈创面，已被推荐为慢性难愈性创面的有效治疗方案。

（二）负压辅助闭合技术

美国卫生保健研究与质量局（AHRQ）规定负压辅助闭合（vacuum assisted closure，VAC）技术治疗主要组成部分为真空泵、引流管和敷料套装。其操作方法为使用纱布或泡沫敷料填充伤口，外用薄膜敷料将其封闭，利用埋入其中或吸盘式的引流管连接智能负压吸引器，为伤口提供连续或间断的负压，以达到促进伤口愈合的目的。其作用机制为通过为伤口提供物理负压，增加细胞间压力梯度，促进组织修复细胞生长，增强组织灌注，除去组织间隙多余水分及各种代谢废物，达到有效引流渗液、促进细胞增殖与各种生长因子表达的目的，最终促进伤口愈合。VAC 已被广泛应用于慢性创面修复。

（李 娟）

第四节 疾病自我管理相关理论

一、奥瑞姆自理理论

（一）概述

自理理论属广域性理论，由美国著名护理学家奥瑞姆（Dorothea. E. Orem）在 1971 年首次论述，所以又称奥瑞姆自理理论，此后经过 5 次再版修订不断完善。该理论认为要不断激励人的主体意识，以发展自理能力，满足自理需求。自理理论重点围绕 3 个问题阐述：什么是自理？人何时需要护理？护士如何提供护理？

（二）理论框架

奥瑞姆自理理论主要由 3 部分构成：自理理论、自理缺陷理论及护理系统理论。

1. 自理理论 重点论述了什么是自理，人有哪些自理需要。

（1）自理：即自护或自我照顾，是个体为维持生命、健康和功能完好的需要而采取自发的、持续的、有目的性的实践行为，包括进食、穿衣、洗漱、行走等基础性日常生活活动和社交、学习、适应内外环境变化等发展性日常生活活动。若儿童、老年人、失能或处于疾病状态的个体，不同程度上需要他人协助完成自理活动，称为依赖性照护（dependent care）。

（2）自理能力：指自我护理或自我照顾的能力。维持健康功能状态的人具有自我照顾的能力，但自理能力存在个体差异，也受诸多因素的影响，如年龄、发育水平、生活经历、健康状况等。自理是人的本能，在个体成长过程中通过持续的学习和实践可得到提高和发展。

（3）自理需要：即某一时期内，满足个体维持生命、健康、功能完好需要的总和，包括以下 3 个方面。

1）一般性的自理需要：是指生命周期不同阶段为维持生命、健康、功能完好的共同性需要，会随年龄、发展状态、环境、其他因素调适。如摄入空气、水、食物，活动、休息、社交与良好的排泄功能等。

2）发展性的自理需要：指生命周期不同阶段中个体成长和发展产生的特殊自理需要。包括青春期、更年期的矛盾冲突与适应、失学、失业等特定情况下个体所产生的需要。

3）健康不佳时的自理需要：是个体在疾病、创伤、失能或医疗诊治过程中产生的需要。包括就医行为、有效地遵从医嘱、积极配合诊疗及护理、应对疾病导致的身心反应、接受并适应患病角色、接受事实及重新树立自我形象和自我概念的需要。

2. 自理缺陷理论　是奥瑞姆自理理论的核心，重点阐述的是人为什么需要护理，什么时候需要护理。当人受到多种因素制约，自理能力不能满足自理需求时，则产生自理缺陷，需要专业型照护和帮助使之恢复自理能力。

3. 护理系统理论　构建了护理实践的具体内容。护理系统理论侧重说明的是依据护理服务对象的自理需要和自理能力，护士如何选择适宜的护理系统。其中护理系统可分为 3 种模式。

（1）完全补偿护理系统：指护理服务对象缺乏自理能力，需要护士进行全面照顾与帮助，以满足患者维持基本生命活动如摄取氧气、水、营养，排泄，个人卫生及活动等各方面的需求。此系统适用于无法满足自理需要的护理服务对象，如高位截瘫、脑卒中、昏迷患者。

（2）部分补偿护理系统：指护理服务对象有能力满足自身部分自理需要，但其他部分需要护士提供照顾弥补自理方面的不足。该系统双方均起着主要作用，适用于骨折及术后患者等。

（3）支持－教育护理系统：指护理服务对象有能力满足自理需要，但缺乏相关的自我护理知识，需要护士提供相应的支持教育与指导，适用于各种术后康复期的功能锻炼、口服用药等患者。

（三）在康复护理中的应用

奥瑞姆的自理理论逻辑清晰，架构明确，详细论述了自理、自理缺陷和护理系统的结构，为临床康复护理工作提供了有力的理论指导，如术后患者、化疗患者、脑卒中患者的护理和疾病自我管理等。护士秉持以人的健康为中心的护理原则，在具体情境下运用合适的自理能力评估量表评估患者自我照护能力，明确患者的自理能力和自理需求，选择适宜的照护补偿系统，设计护理方案，拟定护理措施，并在干预后选择相应评价指标进行动态效果评价和方案改进。研究显示，运用奥瑞姆护理系统在提高患者的健康教育知识知晓率、自护能力、促进患者的自我管理能力和生活质量方面取得了良好成效。

二、自我效能理论

（一）概述

自我效能理论是美国著名心理学家阿尔伯特·班杜拉（Albert Bandura）于 1997 年创立的，又称班杜拉理论。自我效能是指个体对自己能力的评价和判断，即是否相信自己有能力控制内、外因素而成功采纳健康行为的能力。

（二）理论框架

1. 自我效能的来源　自我效能的构建主要有 4 个信息源：直接经验、间接经验、言语说服，以及生理及情感状态。上述因素往往相互作用、相辅相成，通过认知评价，协同构建、增长自我效能。

（1）直接经验：是个体在实现某一特定目标中关于自身能力认知的亲身行为经验，也是个体形成自我效能最重要的来源。班杜拉认为成功会强化自我效能，失败则会削弱它，特别是失败行为建立于坚定的效能感之前，负向影响会更大。

（2）间接经验：是指参考与自己水平相当的他人的成功行为，通过观察示范和模仿学习过程，获得间接性经验以促进自我效能的提升。

（3）言语说服：指一个接收与加工他人的评价、劝说及进行自我规劝的过程，包括积极评价、说服性鼓励、建议、劝告等均为强化自我效能的方式。

（4）生理及情感状态：是指个体应对某项活动、情境的身心反应，特别是情绪反应。生理状态唤起影响行为表现的自我效能，情感状态影响个体对自我效能的判断。因此，调整身体状态、降低应激水平、减少消极情绪倾向，有利于改善自我效能。

2. 自我效能的调节过程 自我效能影响着个体的感觉、思维、自我激励及行为。一般而言，自我效能主要通过4种中介过程调节人类活动，包括认知、动机、情感和选择过程。

（1）认知过程：自我效能能影响增强或削弱行为表现的思维方式。主要表现为3个方面，即影响个体目标的设定、认知建构和推理性思维。自我效能感高的人倾向于设定较高的目标；认知建构指导实践行为，高效能感对行为过程提供积极指导，反之则可能对行为过程起不利指导；推理性思维即个体在行为过程中预测结果效应，并采取措施把控影响因素。

（2）动机过程：自我效能在动机自我调节中起着核心作用，个体会以效能信念为指导预测设定目标的行为过程和结局，规避不利因素，发挥主体能动性趋近有利于自身的一面。

（3）情感过程：自我效能通过思维、情感和行动3种方式影响情绪的性质和紧张度。情绪和效能感也可相互影响，例如无效能感引起抑郁或失望情绪，进而减弱效能信念、削弱动机，甚至产生负向行为，转而又反作用于自我效能，形成闭式循环。

（4）选择过程：人是环境的产物，也是环境的创造者，自我效能影响个体对环境的选择，最终影响个体发展方向。

（三）在康复护理中的应用

自我效能理论在康复护理中应用广泛，不仅用于解释健康行为，也是指导康复护理干预、促进健康行为的重要理论框架。研究显示，自我效能与自我管理能力及自我管理行为呈正相关，且在二者间存在中介作用，自我效能会直接影响行为本身，也可通过影响自我管理能力发挥间接作用。护理人员可在具体情境下，制订科学合理的自我效能训练方案，如增加直接经验（开展康复功能锻炼），开展多形式的一对一、一对多的疾病管理知识教育，组织病友，引导和鼓励患者参与疾病自我管理计划的制订，提升患者的自我管理能力，最终达到落实自我管理行为和改善健康结局的目标，使患者做好守护健康的第一责任人。

三、计划行为理论

（一）概述

计划行为理论由美国心理学 Icek Ajzen 教授创立，1991 年发表的文章《计划行为理论》标志着该理论的成熟。

计划行为理论是社会心理学中著名的态度行为关系理论，该理论基于个体背景特征、环境因素、实际条件等方面，研究行为改变全过程的影响因素和影响路径，用于预测行为意向及解释人类行为决策过程。

（二）理论框架

计划行为理论由行为态度、主观规范、知觉行为控制、行为意向、行为 5 大要素构成。行为意向是主要变量，直接影响个人行为，行为意向又受到行为态度、主观规范、知觉行为控制三者的共同影响。

1. **行为态度**　是指个体在特定情境下对执行某一具体活动的积极或消极评价。护理人员可评估患者及照顾者对健康行为的认知及态度，进行健康知识教育，使其认识到疾病有效管理的益处和无效管理的结局，提升其对疾病管理行为的认知。

2. **主观规范**　指规范性信念，是个体在选择是否执行某特定行为时感知到的社会压力，反映的是重视他人或群体对个体行为决策的影响。应重视医护人员、家庭成员及同伴对患者的影响，促进多方位社会支持参与患者的疾病管理，协助患者建立科学合理的疾病自我管理行为。

3. **知觉行为控制**　是个体对行为的自我效能与控制。在此环节护理人员可为患者提供全程化、规范化的健康教育，预先告知患者在疾病管理过程中可能遇到的困难及解决途径，强化患者的效能信念。

4. **行为意向**　是个体行为的直接决定因素，行为意向受时间影响，间隔时间越长，行为改变的可能性越大。护理人员可运用 TPB 模型，在具体情境中明晰患者的积极行为意向，制订符合患者偏好的疾病管理方案，提供疾病自我管理的计划指导。

5. **行为**　指机体在神经系统调控下做出的活动与反应，包括外显行为和内隐行为。

（三）在康复护理中的应用

计划行为理论用于解释和预测不同领域的人类行为，为社会科学和行为科学的研究提供了理论框架。在康复护理领域，计划行为理论用于预测适用群体对移动医疗服务的使用意愿，从而推广健康信息通信技术；也运用于健康行为管理方面，通过引导患者行为意向，采取干预提升患者疾病自我管理能力，建立积极的疾病自我管理行为从而提升生活质量；还用于指导测量工具的开发，如现已编制的糖尿病患者、心力衰竭患者、脑卒中患者的计划行为理论测量工具。

四、"5E"康复模式

（一）概述

"5E"康复模式是由国际康复协会于 1994 年在出版的白皮书中提出的。"5E"分别指鼓励（encouragement）、教育（education）、运动（exercise）、工作（employment）、评估（evaluation）。该模式最初旨在通过综合康复干预措施保护慢性肾病患者的肾功能，帮助患者及其家庭提升健康水平和生活质量。经过不断的临床实践积累，"5E"康复模式逐渐拓展应用于慢性疾病的康复管理。

（二）理论框架

"5E"康复模式由鼓励、教育 、运动、工作 、评估 5 大核心要素组成，具体内容如下。

1. **鼓励**　是"5E"康复模式的基本内核，鼓励的方式可多样化，如为患者提供情感支持、引导患者表达情感、组织病友交流会，用积极病例帮助患者树立积极心态、提供社会支持等。

2. **教育**　是"5E"康复模式至关重要的环节，是帮助患者认识疾病并掌握自我照护的重要方式。可采用多学科团队合作模式制订科学合理的教育内容，依据患者的文化程度和认知现状等，采用集中讲座、一对一宣教、健康手册发放和微信推送等方式开展健康教育，帮助患者形成全面且正确的认知。

3. **运动**　是重要的干预方式，可以增强机体生理功能和心理韧性，运动干预需经专业评估过后方适宜实施。研究表明，运动要依据患者的病情、运动喜好及耐受力等，遵循循序渐

NOTE

进、定期、规律的原则，制订个体化运动方案。

4．工作 实现劳动或能够参与社会实践是实施"5E"康复模式的目标。劳动可为患者及其家庭提供经济来源、提供价值感和获得感，同时社会活动也可促进社会交往，为患者提供社会支持。

5．评估 是为患者制订康复教育方案的基础。评估是一个连续性的动态过程，评估的内容包括患者生理、心理和社会等方面。应采用科学的评估工具定期评估患者的疾病状况和健康行为等，基于评估结果，适时调整疾病管理方案。

（三）在康复护理中的应用

"5E"康复模式突出患者的主体作用，通过增强患者对疾病的认识和重视度，提高其自我管理能力和自护能力，使其在康复过程中维持健康行为，改善健康结局。"5E"康复模式作为一种健康管理模式，常用于脑卒中、心血管疾病、慢性阻塞性肺疾病、肾病等慢性疾病的康复管理，通过"5E"综合干预提高疾病管理能力。同时，临床上将"5E"康复模式与其他教育方式相结合也取得了良好效果，这也为该模式的进一步发展提供了方向。

五、其他相关理论

除上述 4 种理论外，还有其他指导疾病自我管理的相关理论，如赋能理论、King 互动达标理论、健康信念模式、保护动机理论等，这些理论从不同角度、各有侧重点地探讨从认知到行为改变的中介因素及其效应。在临床实践中，要具体问题具体分析，灵活地应用适宜的模式指导构建疾病自我管理行为的工作。

（王灵晓）

数字资源详见新形态教材网

📉流程图 🖥教学 PPT 📝自测题

第 三 章

康复护理评估

流程图

操作视频

第一节　运动功能评估

一、肌力评估

肌力评估（muscle evaluation）是评估受试者在主动运动时肌肉或肌群产生的最大收缩力量。评估方法可分为徒手法和器械测定法。

（一）徒手法

徒手肌力测试（manual muscle test，MMT）是根据受检肌肉或肌群的功能，让受试者在特定的体位下以最大力量完成标准动作，并根据受检者能力，调整减重程度或阻力大小，最终诱导患者产生最大力量。

1. **测试标准**　采用 6 级分级法，测试标准见表 3-1。

表 3-1　徒手肌力测试 6 级分级标准

等级	描述	占正常肌力的百分比（%）
0	没有肌肉收缩	0
1	肌肉有收缩，但无关节运动	10
2	关节在减重力状态下全范围运动	25
3	关节在抗重力状态下全范围运动	50
4	关节抗部分阻力全范围运动	75
5	关节抗充分阻力全范围运动	100

2. **评估方法**　人体主要肌群的徒手肌力测试方法见表 3-2。

3. **注意事项**　①先向受检者说明评估的目的和方法，保障受检者最大用力程度；②采取正确的姿势，近端肢体固定于适当体位，防止出现代偿动作；③左右对比，先测非偏瘫侧，两侧差异大于 10% 以上为对称性不足；④肌力在 3 级以上时，增加与运动方向相反的持续阻力；⑤肌力检查结果受关节活动度、肌张力影响，需对主动肌、拮抗肌分别检查，综合分析。

（二）器械测定法

当肌力达到 3 级以上时，可采用器械测定法。常用的方法有握力、捏力、背肌力、四肢肌

表 3-2　人体主要肌群的徒手肌力测试方法

肌群	方法				
	1 级	2 级	3 级	4 级	5 级
肩前屈肌群（三角肌前部、喙肱肌）	仰卧，试图屈肩时可触及三角肌前部收缩	向对侧侧卧，上侧上肢放在滑板上，肩可主动屈曲	坐位，肩内旋，掌心向下，可克服重力屈肩	坐位，肩内旋，掌心向下，阻力加于上臂远端，能抗中等阻力屈肩	坐位，肩内旋，掌心向下，阻力加于上臂远端，能抗较大阻力屈肩
肩外展肌群（三角肌中部、冈上肌）	仰卧，试图肩外展时可触及三角肌收缩	同左，上肢放在滑板上，肩主动外展	坐位，屈肘肩外展 90°，可克服重力	坐位，屈肘肩外展 90°，阻力加于上臂远端，能抗中等阻力	坐位，屈肘肩外展 90°，阻力加于上臂远端，能抗较大阻力
屈肘肌群（肱二头肌、肱肌、肱桡肌）	坐位，肩外展，上肢放在滑板上；试图肘屈曲时可触及相应肌肉收缩	同左，肘可主动屈曲	坐位，上肢下垂；前臂旋后（检查肱二头肌）或旋前（检查肱肌）或中立位（检查肱桡肌），可克服重力屈曲	坐位，上肢下垂；前臂旋后（检查肱二头肌）或旋前（检查肱肌）或中立位（检查肱桡肌），肘屈曲，阻力加于前臂远端能抗中等阻力	坐位，上肢下垂；前臂旋后（检查肱二头肌）或旋前（检查肱肌）或中立位（检查肱桡肌），肘屈曲，阻力加于前臂远端能抗较大阻力
髋屈肌群（腰大肌、髂肌）	俯卧，试图屈髋时于腹股沟上缘可触及肌活动	向同侧侧卧，托住对侧下肢，可主动屈髋	仰卧，小腿悬于床沿外，屈髋，可充分完成该动作	仰卧，小腿悬于床沿外，屈髋，阻力加于股骨远端前面，能抗中等阻力	仰卧，小腿悬于床沿外，屈髋，阻力加于股骨远端前面，能抗较大阻力
髋伸肌群（臀大肌、半腱肌、半膜肌）	仰卧，试图伸髋时于臀部及坐骨结节可触及肌活动	向同侧侧卧，托住对侧下肢，可主动伸髋	俯卧，屈膝（测臀大肌）或伸膝（测臀大肌和股后肌群），可克服重力伸髋 10°～15°	俯卧，屈膝（测臀大肌）或伸膝（测臀大肌和股后肌群），伸髋 10°～15°，阻力加于股骨远端后面，能抗中等阻力	俯卧，屈膝（测臀大肌）或伸膝（测臀大肌和股后肌群），伸髋 10°～15°，阻力加于股骨远端后面，能抗较大阻力
伸膝肌群（股四头肌）	仰卧，试图伸膝时可触及髌韧带活动	向同侧侧卧，托住对侧下肢，可主动伸膝	仰卧，小腿在床沿外下垂，可克服重力伸膝	仰卧，小腿在床沿外下垂，伸膝，阻力加于小腿远端前侧，能抗中等阻力	仰卧，小腿在床沿外下垂，伸膝，阻力加于小腿远端前侧，能抗较大阻力
踝跖屈肌群（腓肠肌、比目鱼肌）	侧卧，试图踝跖屈时可触及跟腱活动	同左，踝可主动跖屈	俯卧，膝伸（测腓肠肌）或膝屈（测比目鱼肌），能克服重力踝跖屈	俯卧，膝伸（测腓肠肌）或膝屈（测比目鱼肌），踝跖屈，阻力加于足踝，能抗中等阻力	俯卧，膝伸（测腓肠肌）或膝屈（测比目鱼肌），踝跖屈，阻力加于足踝，能抗较大阻力

NOTE

群肌力测试和等速肌力测试。

二、肌张力评估

肌张力（muscle tone）是肌肉在松弛状态下的紧张程度，即肌肉两端受到的牵拉力。肌张力不仅体现了神经对肌肉的控制程度，还与局部软组织的紧张度有关。在临床上，往往通过肌肉触诊下的组织弹性、慢速（肌紧张）或快速牵拉后的反应性（膝腱、跟腱反射等）等测定肌张力。

（一）肌张力类型

1. 正常肌张力　表现为肌肉具有良好的弹性、慢速及快速牵拉反应性，为向心或离心收缩提供合适的初长度和紧张度。

2. 异常肌张力　分为肌张力增高、肌张力降低和肌张力障碍。上运动神经损伤后常表现为肌张力增高，而下运动神经损伤，如周围神经损伤，常表现为肌张力降低；帕金森病、徐动型脑瘫等运动障碍疾病常表现为肌张力障碍。

（二）肌张力分级方法

1. 临床分级　检查者根据被动活动肢体时所感觉到的肌紧张程度将肌张力分为 0～4 级（表 3-3）。

表 3-3　肌张力临床分级

等级	肌张力	标准
0	弛缓性瘫痪	腱反射不明显或无肌紧张反应
1	降低	腱反射减退或肌紧张反应减弱
2	正常	腱反射活跃且肌紧张反应正常
3	轻、中度增高	腱反射过度活跃或关节被动活动有阻力
4	重度增高	关节被动活动僵硬

2. 肌痉挛的分级　目前多采用改良 Ashworth 痉挛量表。患者取仰卧位，检查者分别对其上、下肢关节被动运动，按所感受的阻力来测定分级（表 3-4）。

表 3-4　改良 Ashworth 痉挛量表分级标准

等级	标准
0 级	肌张力不增加，被动活动患侧肢体在整个关节活动范围内均无阻力
1 级	肌张力稍微增加，被动活动患侧肢体到关节活动范围终末时出现轻微阻力
1⁺ 级	肌张力轻度增加，被动活动患侧肢体在关节活动 50% 范围内突然卡住，并在此后的被动活动中均有较小的阻力
2 级	肌张力较明显增加，被动活动患侧肢体在通过关节活动范围的大部分时，阻力均明显增加，但受累部分仍能较容易地活动
3 级	肌张力严重增加，被动活动患侧肢体在整个关节活动范围内均有阻力，活动比较困难
4 级	僵直，患侧肢体僵硬，被动活动十分困难

三、关节活动范围测量

关节活动范围（range of motion，ROM）是指关节活动时可达到的最大弧度，即关节远端向近端运动，远端骨所达到的最终位置与开始位置之间的夹角，亦即远端骨所移动的度数。

（一）测量工具

1. 通用量角器 主要用于四肢关节活动范围的测量。量角器的轴心与关节中心一致，固定臂与关节近端的长轴一致，移动臂与关节远端的长轴一致。关节活动时，固定臂不动，移动臂随着关节远端肢体的移动而移动，移动臂移动终末所显示出的弧度即为该关节的活动范围。

2. 电子角度计 固定臂和移动臂为 2 个电子压力传感器，刻度盘为液晶显示器。将固定臂和移动臂的电子压力传感器与肢体的长轴重叠，用双面胶将其固定在肢体表面，此时液晶显示器显示出来的数字即为该关节的活动范围。

3. 指间关节量角器 适用于手指关节活动范围的测量。可应用指间关节量角器、直尺或两脚规测量。

4. 脊柱旋转量角器 结合躯干前屈试验，筛查脊柱有无侧弯变形。

（二）测量方法

主要关节的关节活动范围测量方法见表 3-5。

表 3-5 主要关节的关节活动范围测量方法

关节	运动	体位	量角器放置方法			正常参考值
			轴心	固定臂	移动臂	
肩关节	屈、伸	坐或立位，臂置于体侧，肘伸直	肩峰	与腋中线平行	与肱骨纵轴平行	屈：0°~180° 伸：0°~50°
	外展	坐或立位，臂置于体侧，肘伸直	肩峰	与身体中线平行	同上	0°~180°
	内收	同上	盂肱关节的前方或后方	通过肩峰与地面垂直的线（前或后面）	同上	0°~45°
	内、外旋	仰卧，肩外展90°，肘屈90°	尺骨鹰嘴	与腋中线平行	与前臂纵轴平行	各0°~90°
肘关节	屈、伸	仰卧或坐或立位，臂取解剖位	肱骨外上髁	与肱骨纵轴平行	与桡骨纵轴平行	0°~150°
腕关节	屈、伸	坐或立位，前臂完全旋前	尺骨茎突	与前臂纵轴平行	与第二掌骨纵轴平行	屈：0°~90° 伸：0°~70°
	尺偏、桡偏	坐位，屈肘，前臂旋前，腕中立位	腕背侧中点	前臂背侧中线	第三掌骨纵轴	尺偏：0°~55° 桡偏：0°~25°
髋关节	屈	仰卧或侧卧，对侧下肢伸直	股骨大转子	与身体纵轴平行	与股骨纵轴平行	0°~125°
	伸	侧卧，被测下肢在上	同上	同上	同上	0°~15°
	内收、外展	仰卧	髂前上棘	左、右髂前上棘连线的垂直线	髂前上棘至髌骨中心的连线	各0°~45°
	内旋、外旋	仰卧，两小腿于床沿外下垂	髌骨下端	与地面垂直	与胫骨纵轴平行	各0°~45°

续表

关节	运动	体位	量角器放置方法			正常参考值
			轴心	固定臂	移动臂	
膝关节	屈、伸	俯卧、侧卧或坐在椅子边缘	股骨外髁	与股骨纵轴平行	与胫骨纵轴平行	屈：0°～150° 伸：0°
踝关节	背屈、跖屈	仰卧，踝处于中立位	腓骨纵轴线与足外缘交叉处	与腓骨纵轴平行	与第五跖骨纵轴平行	背屈：0°～20° 跖屈：0°～45°
	内翻、外翻	仰卧，足位于床沿外	踝后方两踝中点	小腿后纵轴	轴心与足跟中点连线	内翻：0°～35° 外翻：0°～25°

（三）注意事项

通常以解剖位为零度起始点。根据所测关节位置和大小的不同，选择合适的量角器。关节存在活动障碍时，主动及被动 ROM 均应分别测量并记录。在测量受累关节的活动范围前，应先测量健侧。

四、姿势控制能力评估

（一）姿势稳定性评估

姿势稳定性即平衡，是人体将重心的投影控制在支撑面内的能力。

1. 分类 人体平衡可以分为静态平衡、自动态平衡和他动态平衡 3 种类型。

（1）静态平衡：人体或人体某一部位相对环境的静止稳定状态，静态平衡并不是指绝对的"静态"，而是微动态平衡。

（2）自动态平衡：人体在进行各种自主运动或各种姿势转换的过程中，能重新获得稳定状态的能力。

（3）他动态平衡：人体在外力作用下恢复稳定状态的能力。

2. 评估方法 姿势稳定性评估有多种方法，主要分为简易测试法、功能性测试及平衡测试仪测定 3 类。

（1）简易测试法：将坐位、立位平衡分为不能维持平衡、只能维持静态平衡、能维持自动态平衡、能维持他动态平衡 4 种等级。

（2）功能性测试：即量表测定法。可以进行定量评分，在临床应用日益普遍。目前常用的量表主要有 Berg 平衡量表（Berg balance scale，BBS）、Tinetti 量表、Brunel 平衡量表、简明平衡评价系统测试、Fugl-Meyer 平衡功能量表等。

（3）平衡测试仪测定：包括静态平衡测试和动态平衡测试。

（二）姿势方向性评估

姿势方向性是人体各部分之间，以及各部分相对于环境的位置关系，"姿势"或"姿势力线"即属姿势方向性范畴。姿势方向性不仅决定人体体态的美观程度，影响肌肉骨骼的发育、退变，还常常与疼痛的产生和演变有关。

1. 分类 人体姿势可以分为如下几类。

（1）坐位姿势：包括坐位时头、脊柱、骨盆、支撑面的对线关系及形态。理想的坐姿是坐骨结节承重，骨盆与脊柱直立放松，颈部肌肉放松，不探颈。

（2）脊柱姿势：指脊柱三维形态，包括冠状面对称性及成角、矢状面 4 个弯度、自身旋转

NOTE

的角度、椎体间的对线等。正常的脊柱冠状面对称及竖直，弯曲度不超过5°；矢状面4个弯曲角度适中，活动时具有弹性；没有明显的旋转及椎体间移位。

（3）骨盆下肢姿势：包括骨盆前后倾程度，髋、膝、踝关节的三维对线，骨盆下肢相对整体重力线的位置。

（4）步行姿势：步行过程中，身体各节段、各关节间，以及身体相对地面的角度、位置关系。

（5）小关节对线：与局部姿势或身体力线相关的颞下颌关节、盂肱关节、足部姿势等。

（6）特殊体位姿势：轮椅转移患者在坐轮椅过程中，应尽量保持脊柱正常形态，否则容易形成继发性脊柱畸形。

2. 评估方法

（1）目测法：适用于坐位姿势、扁平足、高低肩、骨盆高低等的简易判断。

（2）测量法：使用角度尺、卷尺、脊柱旋转尺、铅直线测量，适用于下肢关节角度、下肢长度、脊柱侧凸筛查、脊柱生理弯曲程度等的简易测量。

（3）X线测量：适用于脊柱形态、骨盆前后倾、下肢关节角度等姿势评估，评估时一般取立位，拍摄正侧位片，如果需要判断青少年脊柱侧凸是否发展为结构性弯曲，还应加测单侧跟骨垫高后的脊柱形态变化。目前已有"一拉到底"软件，可以将从头到脚的X线片智能合成一张完整的X线片，便于整体测量。

（4）实验室步态评估：使用三维光学摄像或三维视频捕捉等方式，对静态姿势或动态运动过程中，身体各部分的位置关系进行判断。详细内容见步态分析部分。

五、协调能力评估

协调是指人体产生平滑、准确、有控制的运动的能力，是主动肌、拮抗肌、固定肌正常协同的结果。

1. 分类　中枢神经系统中参与运动协调控制的部位主要有小脑、基底节、脊髓后索，因此根据中枢神经系统的病变部位不同可将协调功能障碍分为以下3种类型。

（1）小脑共济失调：症状以四肢与躯干失调为主，受试者对运动的速度、距离、力量不能准确估计而发生辨距不良、动作不稳，行走时两足分开较宽、步态不规则、稳定性差，即醉酒步态。

（2）基底节共济失调：此类病变的受试者主要是肌张力发生改变和随意运动功能障碍，表现为震颤、肌张力过高或低下、随意运动减少或不自主运动增多。

（3）脊髓后索共济失调：此类受试者不能辨别肢体的位置和运动方向，行走时动作粗大，迈步不知远近，落地不知深浅，抬足过高，跨步宽大，踏地加重，而且需要视觉补偿，总看着地走路，闭目或在暗处步行时易跌倒。

2. 评估方法　主要是观察受试者完成指鼻试验、指对指、双手轮替、跟－膝－胫试验、步行等运动中的运动速度、运动轨迹、肢体各部分协同程度、身体其他部分的动态稳定程度等。

六、步态分析

步态分析（gait analysis）是使用光学或视频捕捉运动学分析设备，从多角度对人体步行动作进行拍摄，并分析人体步行过程中的步态周期、肢体各部分运动轨迹变化、人体各关节活动角度和倾斜程度的运动学分析方法。

（一）正常步态及相关参数

正常步态的特征为躯干运动轨迹稳定而平滑，双下肢轮替支撑身体前行移动，具有正常的步态周期，双上下肢运动的角度和幅度对称，最大伸膝角为屈膝 2°～7°，单支撑相最大屈膝角 < 10°（ > 10° 为蹲伏步态）。

1. **步行周期**　指从一侧足跟触地到同侧足跟再次触地所经历的时间，分为站立相（支撑相）和摆动相。站立相是指同侧足跟着地到足尖离地，即足与支撑面接触的时间，约占步态周期的 60%。摆动相是指从足尖离地到足跟着地，即足离开支撑面的时间，约占步态周期的 40%。

2. **基本步行参数**　步行有很多参数，基本步行参数如下。

（1）步长：行走时，一侧足跟着地到对侧足跟着地平均的距离。正常人平地行走时，一般步长为 50～90 cm。

（2）步幅：又称跨步长，指行走时一侧足跟着地到该侧足跟再次着地的距离。通常为单步长的 2 倍。

（3）步宽：在行走中两足跟中心点或重力点之间的横向距离。正常人为（8±3.5）cm。

（4）足偏角：在行走中人体前进的方向与足的长轴所形成的夹角。正常人为 6°～7°。

（5）步频：单位时间内行走的步数，即每分钟内行走的步数，步频 = 步数 ÷ 60（步 /min），正常人为 95～125 步 /min。

（6）步速：即步行的速度，是指单位时间内行走的距离，正常人为 65～100 m/min。在临床上，受试者以舒适速度步行 10 m，记录所需的时间，按照公式"步速 = 距离 / 所需时间"计算出步行速度。

3. **其他步行参数**　除基本步行参数外，步行运动学指标还包括步态周期中各关节的活动度、上肢运动的角度及速度、转身速度、足底压力、3 m 折返步行时间等。

（二）步态分析方法

1. **观察法**　让患者按习惯的方式来回行走，观察者从前面、侧面及后面观察行走的姿势和下肢各关节的活动。患者的任务可以是简单的持续步行，也可以改变速度或跨越障碍等。本方法可判断典型的异常步态，同时也可以通过观察完成 Hoffer 步行能力分级（表 3-6）、Holden 步行功能分级（表 3-7）评估。

2. **简易测量法**　包括时间测量及足印法，即患者步行时，用秒表计时，并在地面上撒上滑石粉，使患者行走时留下足印，测试距离至少 6 m，每侧足不少于 3 个连续足印。

3. **实验室步态分析**　主要是对步态进行动力学分析，常用的方法有光学摄像分析、三维视频捕捉分析、步行表面肌电图分析和步行足底压力分析。实验室步态分析可以得到更为精准的评估结果，同时，对于治疗后的疗效有无也可以更精准地进行判断。

表 3-6　Hoffer 步行能力分级

分级	描述
Ⅰ级：不能步行	完全不能步行
Ⅱ级：非功能性步行	借助膝 - 踝 - 足矫形器（KAFO）等能在室内行走，又称治疗性步行
Ⅲ级：家庭性步行	借助踝 - 足矫形器（AFO）、手杖等可在室内行走自如，但在室外不能长时间行走
Ⅳ级：社区性步行	借助 AFO、手杖或独立可在室外和社区内行走、散步，完成去公园、去诊所、去购物等活动，但时间不能持久，离开社区长时间步行时仍需坐轮椅

表 3-7 Holden 步行功能分级

分级	描述
0 级：无功能	患者不能行走，需要轮椅或 2 人协助才能走
Ⅰ 级：需大量持续性的帮助	需使用双拐或需要 1 人连续不断地搀扶才能行走及保持平衡
Ⅱ 级：需少量帮助	能行走但平衡不佳，不安全，需 1 人在旁给予持续或间断地接触身体的帮助或需使用 KAFO、AFO、单拐手杖等以保持平衡和保证安全
Ⅲ 级：需监护或言语指导	能行走，但不正常或不够安全，需 1 人监护或用言语指导但不接触身体
Ⅳ 级：平地上独立	在平地上能独立行走，但在上下斜坡、不平的地面上行走或上下楼梯时仍有困难，需他人帮助或监护
Ⅴ 级：完全独立	在任何地方都能独立行走

步态的测量只是数据的采集过程，对康复医疗及治疗人员来说，步态的运动、压力、肌电等多维度的精准评估指标，并不能直接指导临床的治疗工作，而是要结合病史、诊断和其他临床表现进行综合分析，找到各个异常指标之间的因果、主次关系及治疗的先后关系，最终得到治疗步行功能的靶点及治疗方案。

（三）常见异常步态

1. **划圈步态** 偏瘫侧下肢在摆动相伸膝，从后向前划动，是典型偏瘫步态中的一种，常伴随膝过伸、踝内翻、足下垂。伸膝姿势源于膝关节伸、屈肌协调控制障碍和偏瘫患者股直肌（屈髋伸膝作用）的过度使用。

2. **剪刀步态** 由于髋内收肌痉挛，导致患者行走时，两腿互相靠近碰撞，常见于脑瘫儿童，有时见于偏瘫患者。

3. **蹒跚步态** 见于小脑损伤导致的共济失调，行走时摇晃不稳，不能走直线，状如醉汉，又称醉酒步态或酩酊步态。

4. **慌张步态** 行走时躯干前倾，步幅短小，并出现阵发性加速，不能随意停止或转向，常见于帕金森病或基底节病变。

5. **臀大肌步态** 由于双侧伸髋肌群无力，行走时重力线通过髋关节后方，以维持被动伸髋，达到仅使用屈髋肌即能控制平衡的效果，最终形成仰胸凸肚的异常姿态。如仅存在单侧臀大肌乏力，则不呈现典型的臀大肌步态。

6. **臀中肌步态** 由于双侧髋外展肌群无力，不能在单腿支撑时维持稳定姿势，而出现摆动侧骨盆下降过多，躯干重心向支撑侧移动。当这种异常姿势在双侧交替出现时，随着支撑侧的变换，身体出现快速的左右摆动，俗称鸭步。

7. **蹲伏步态** 由于膝关节伸、屈肌群协同障碍，单支撑相时，支撑侧膝关节不能维持精准的膝关节对位，患者常采用伸膝或蹲伏的方式来支撑。其中，蹲伏更为常见，其判断标准为偏瘫侧摆动相屈膝角度 > 10°，或摆动相末期的最大伸膝姿势时，膝关节屈曲 > 7°。

8. **跨阈步态** 由于腓总神经损伤等原因导致步行时踝背屈无力，偏瘫侧下肢在摆动相呈现足下垂，患者通过增加屈髋和屈膝来防止足拖地，又称跨栏步态。

9. **减痛步态** 当各种原因引起下肢负重疼痛时，患者尽量缩短患腿的支撑期，使对侧下肢跳跃式摆动前进，双侧对称性差异明显。

（侯 莹）

第二节 心肺功能评估

心肺是维持人体新陈代谢和生命活动的重要器官，心肺功能的全面评估不仅为后续的康复护理提供科学依据，也可防止恶性心肺事件的发生。心肺功能评估包括心功能评估和肺功能评估两部分。

一、心功能评估

心功能评估的常用方法有心电图和运动试验，可提供较为全面的心脏功能信息，为制订康复护理方案提供重要依据。

（一）心电图

心电图用于记录和分析心脏的生物电活动，通常利用 12 个独立导联，获取心脏不同部位的电信号，从而判断病变位置和病变性质。如 ST 段抬高提示急性心肌梗死，病理性 Q 波提示陈旧性心肌梗死，QT 间期延长预示心律失常的风险增加。

心电图能够迅速、准确地检测心律异常，如心房扑动，但间歇性心律失常需通过 24 h 或 48 h 动态心电监测，以获取全面信息。心力衰竭的诊断需综合临床症状、体格检查、心脏超声等多方面信息，一般不以心电图作为诊断依据，但心电图正常者发生心力衰竭的可能性较低。

（二）运动心电图

运动心电图亦称运动负荷心电图，是在运动平板试验中记录的心电图，主要用于评估心脏功能及诊断缺血性心脏病。在受测者进行特定运动负荷时，通过实时监测心电的动态变化，发现潜在的冠状动脉狭窄、缺血性心肌病等。

为了确保受试者安全，避免不良后果的发生，应严格把控测试禁忌证，包括近期心肌梗死（过去 6 天内发生）、不稳定型心绞痛、严重肥厚型心肌病、严重主动脉狭窄及恶性高血压等。在测试中，医务人员需密切关注终止测试的阳性指标，如胸痛症状、ST 段压低或抬高超过 1 mm、收缩压下降超过 20 mmHg、心率随运动强度的增加反而下降、收缩压高于 240 mmHg、舒张压超过 110 mmHg、明显心律失常或频繁室性期前收缩等。

（三）运动试验

运动作为一种生理刺激，可激活机体多个系统，包括肺通气、肺换气、血液循环、神经肌肉兴奋及体温调节等。在静息状态下受试者的心肺功能障碍可能并不明显，但运动试验可及时发现心肺的功能障碍。

1. **试验类型** 运动试验类型可根据测试条件和受试者需求进行选择，常见类型包括步行试验、阶梯试验、功率自行车和平板运动等。其中，Bruce 方案是一种应用广泛的试验方案，通过逐级增加运动强度来评估受试者的运动耐量。Bruce 试验分为 6 级，各级的运动强度递增，每级运动 3 min。由于某些受试者，尤其是老年人和身材矮小者，难以完成这一运动方案，因此可采用其他强度较小的方案，如 Sheffield 方案和改良的 Sheffield 方案、Northwick Park 方案等，见表 3-8。

除用于评估心肺功能外，运动试验也可利用砝码和测力计评估肌肉强度。肌肉强度在心功能评估中具有不可或缺的作用，强健的肌肉可为心脏提供有效支持，保障心脏充分的血液供应，并通过有效维持合理姿势减轻心脏负担，从而有助于维持心功能。

2. **主要结局指标** 应根据受试者的具体情况和评估问题选择运动试验的结局指标。

表 3-8 常用运动试验方案

级别	Bruce 方案		Sheffield 方案		改良的 Sheffield 方案		Northwick Park 方案	
	速度 (mph)	坡度 (%)	速度 (mph)	坡度 (%)	速度 (mph)	坡度 (%)	速度 (mph)	坡度 (%)
1级	1.7	10	1.7	0	1.7	0	2.0	0
2级	2.5	12	1.7	5	1.7	5	3.0	4
3级	3.4	14	1.7	10	1.7	10	3.0	8
4级	4.2	16	2.5	12	2.5	10	3.0	12
5级	5.0	18	3.4	14	2.5	12	3.0	16
6级	5.5	20	4.2	16	3.4	12	3.0	20
7级	—	—	5.0	18	—	—	4.5	20
8级	—	—	5.5	20	—	—	—	—

注：mph 为英里每小时，1 mph≈1.61 km/h。

（1）耗氧量（VO_2）：是极量运动试验的主要结局指标，在功率自行车或平板试验中得到了广泛应用。极量运动是指逐级增加运动负荷直至受试者不可耐受，以评估最大耗氧量、心肺和运动系统的最大代偿能力。在递增负荷运动试验中，VO_2 随功率的增加呈线性上升趋势。此外，VO_2 也是评估儿童有氧能力的首选指标，常用于儿童运动能力和心肺适应性评估。

在标准极量运动试验中，除可监测氧摄入水平外，还可获取二氧化碳含量信息，因此有助于清晰了解肺通气和肺换气过程。运动试验中，除监测 VO_2、CO_2 排出量（VCO_2）和每分通气量（V_E）外，还可计算呼吸气体交换率（VCO_2/VO_2）和氧通气当量（V_E/VO_2）。

（2）无氧阈：当运动负荷超过一定临界值时，肌肉对氧的需求超过氧供应，机体依赖无氧代谢提供能量以维持运动，这一临界点称为无氧阈。通常以 %VO_{2max} 表示无氧阈，其范围一般在 40%~60%。当无氧阈值＜40% 时，提示心脏可能存在疾病或中度功能障碍。作为评估预后的主要指标，无氧阈相对于 VO_{2max} 具有更高的重复性和稳定性。

（3）每分通气量（V_E）和通气受限：健康成年人每分通气为 6~9 L，随着摄氧量增加，每分通气量也相应增加，因而不会出现通气受限。在摄氧量增加的初始阶段，机体通过增加吸气末肺容积及减少呼气末肺容积，从而增加潮气量（V_T）。当 V_T 接近 2/3 肺活量时，这种变化趋于平缓，转而通过增加呼吸频率提高 V_E。

最大每分通气量（V_{Emax}）是指运动过程中所达到的最大通气量。随着运动功率或力量的进一步增加，V_E 不再持续增加，处于一个稳定状态。罹患肺部疾病的受试者达到 V_{Emax} 时，心率可明显低于其最大心率，提示受试者的心率储备超过其通气量储备。

（4）呼吸交换率（RER）：是指 CO_2 排出量（VCO_2）与耗氧量（VO_2）的比值，是衡量机体能量代谢状态的重要指标，可通过监测口腔内的气体交换获得。当 RER 超过 1.0 时，提示患者可能存在乳酸酸中毒或过度通气，这可能来源于心肺系统功能异常或某些病理生理状态；当 RER 超过 1.2 时，提示机体已尽最大努力。

（5）心率：正常成年人的静息心率为 60~100 次/min，心率随着运动负荷的增加而增加，运动每增加 1 个代谢当量（MET），心率每分钟增加 8~12 次。影响运动心率的因素包括运动类型、试验时采用的体位、受试者性别与健康状况及测试环境条件（如温度、湿度、海拔高度）等。

（6）最大做功能力：又称最大运动能力，是指在运动负荷递增试验中所能达到的最高功率负荷。这一数值受年龄、体格和性别等因素的影响。如年轻、身材高大的受试者通常具有较高的最大做功能力。

（7）行走距离：与运动试验密切相关，其数值在很大程度上与受试者的努力和动力相关。由于步行速度由受试者自主决定，因而可反映机体的运动能力和毅力。研究表明，在成人重度肺部疾病中，行走距离与生存期存在一定的相关性。

（8）心输出量：运动时，组织代谢需求的增加导致心输出量显著上升，因此心输出量是评估运动心功能最可靠的指标之一。健康成年人静息状态下的心输出量为 3.5 ~ 5.5 L/min，并随耗氧量的增加而提高，在最大运动强度时可提高 3 ~ 5 倍。在运动的初始阶段，心输出量的提高是每搏输出量和心率共同增加的结果；在中等运动强度时，则主要依赖心率的增加。运动时心输出量的变化取决于受试者的健康状况及运动试验的类型。由于心输出量的测定技术要求较高，因此在临床运动试验中未作为常规项目。

（9）血压：运动后血压的变化通常采用袖带间接测量法。在运动过程中，收缩压随着耗氧量的增加而逐渐上升，运动负荷每增加 1 个 MET，收缩压可增高 5 ~ 12 mmHg。而舒张压一般保持相对稳定，甚至可能略微下降。如果运动时血压反而下降，提示受试者可能存在严重的心功能不全。

3. 运动试验时常见的症状　在接受运动试验时，受试者经常发生的症状包括呼吸困难、肌肉疲劳、胸痛及心悸。这些症状对于评估运动耐力、心脏功能及健康状态具有重要的指导作用。

（1）呼吸困难：生理情况下，在高强度运动时出现气喘，增加运动强度可加剧呼吸困难的程度。然而若在休息或低强度运动时即出现呼吸困难，提示存在较为严重的心肺功能障碍。准确量化的呼吸困难是运动试验的一项重要结局指标，常用的评估方法为呼吸困难 –Borg 量表。

（2）肌肉疲劳：运动时，肌肉力量输出减弱称为肌肉疲劳，与个体的健康状况密切相关。肌肉疲劳包括全身肌肉疲劳和局部肌群疲劳。疲劳感是一种主观感受，难以用具体数值表示，可通过疲劳严重程度量表等相对客观地评估疲劳感，多用于日常疲劳评估。评估运动试验所致的疲劳时，可采用视觉模拟分数方法。

（3）胸痛：非特异性胸痛在运动试验中较为常见，尽管运动试验无法对胸痛的特定病因做出明确诊断，但却有助于区分胸痛、胸闷症状是否由运动所诱发的支气管痉挛导致。出现胸痛时应及时终止运动试验，以保证受试者的安全。

（4）心悸：是指心跳异常强烈或快速的感觉，通常伴随心率的明显增加，是高强度运动阶段常见的症状。心悸可能是生理反应，也可能预示潜在的心脏问题。在运动试验中及时观察和记录心悸症状，对于评估心脏功能至关重要。

4. 应用范围　运动试验主要用于：①诊断心血管疾病；②确定已知疾病的严重程度和功能障碍程度；③判断疾病预后；④评估治疗性干预措施的效果；⑤评估临床试验结果；⑥协助改善健康和患病人群的健康状况。

（四）心脏电生理检查

对较为复杂的心律失常患者进行评估时，需借助侵入性心脏电生理方法。该方法是在心腔内放置多个电极（通常在放射引导下经由股动脉和 / 或股静脉置入），以记录心内电活动。这种方法能为心律失常患者做出更为精确的评估和诊断，特别是在识别额外传导通路方面。

（五）放射性核素检查

放射性核素检查可对心脏的整体功能做出精确评估，如多闸门式造影扫描能够可靠地评估射血分数和心肌灌注。对于使用强心剂不能进行平板运动的受试者，可利用放射性核素检查，通过对比运动前后或使用药物前后的心脏影像，对心功能做出评估。

（六）磁共振成像

磁共振成像作为一种非侵入性检测技术，分辨率高，可在任何平面成像，因此可测量三维射血分数，通过对比增强显像，评估心肌的灌注情况，定性并定量分析心肌血流，并评估其随时间发生的微小功能变化，因此是检测心肌梗死和评估心脏功能的最佳影像技术。

二、肺功能评估

肺的主要功能包括肺通气和肺换气，肺功能评估在临床康复护理中具有重要价值，可通过实验室检测进行。

（一）肺容量评估

肺容量是指肺内气体的总量，即呼吸道和肺泡内的气体含量，包括4个基本肺容积（潮气容积、补吸气容积、补呼气容积和残气容积）和4个基本肺容量（深吸气量、功能残气量、肺活量和肺总量）。残气容积和肺总量需通过标记气体分析或体积描记法进行间接计算，其他指标可直接使用肺容量计进行测定。

1. **潮气容积** 指一次平静呼吸进出肺的气体量，正常成人约500 mL。

2. **补吸气容积** 指平静吸气末再尽最大努力用力吸气所能吸入的气体量。正常成年男性约2 160 mL，女性约1 400 mL。

3. **补呼气容积** 指平静呼气末再尽最大努力用力呼气所能呼出的气体量。正常成年男性为（1 609±492）mL，女性为（1 126±338）mL。

4. **深吸气量** 即潮气容积加补吸气容积，正常人深吸气量占肺活量的2/3或4/5，是肺活量的主要组成部分。正常成年男性为（2 617±548）mL，女性为（1 970±381）mL。

5. **功能残气量与残气容积** 分别指平静呼气和最大深呼气后残留在肺内的气体量。不能使用肺容量计直接测量，需通过标记气体分析等方法进行间接计算。正常成年男性的功能残气量为（3 112±611）mL，女性为（2 348±479）mL；残气容积在正常成年男性为（1 615±397）mL，女性为（1 245±336）mL。临床常用残总比来判断肺气肿，即残气容积占肺总量的百分比，正常成年人小于35%，肺气肿患者和老年人增加，弥漫性肺间质纤维化患者减少。

6. **肺活量** 是指在尽最大努力吸气后尽力呼出的最大气量，为潮气容积、补吸气容积和补呼气容积的总和。测定方法包括：①一期肺活量，在深吸气后尽力呼出全部气量。正常成年男性为（4 217±690）mL，女性为（3 105±452）mL。②分期肺活量，通过多次测量平静呼吸时的深吸气量和补呼气量求和。慢性阻塞性肺疾病（COPD）患者由于胸膜腔内压增高、小气道闭合，无法完成完全呼气，因而需使用分期肺活量方法测定。

7. **肺总量** 指尽最大努力吸气后肺内所含气体量，即肺活量加残气容积。正常成年男性约5 020 mL，女性约3 460 mL。

（二）肺通气功能评估

肺通气功能是单位时间内随呼吸运动进出肺的气量和流速，又称动态肺容积。

1. **每分通气量** 指静息状态下每分钟出入肺的气体量，等于潮气容积×呼吸频率。正常成年男性为（6 663±200）mL，女性为（4 217±160）mL。

2. **最大自主通气量**　指以最快的呼吸频率和最大的呼吸幅度，在 1 min 内呼吸的总量，常用于评估通气功能障碍和通气储备能力，受呼吸肌肌力、体力，胸廓、气道和肺组织病变等因素的影响。正常成年男性为（104±2.71）L，女性为（82.5±2.17）L。最大自主通气量低于预计值的 80% 提示存在通气功能障碍。通气储备能力通常以通气储量百分比来表示，即（最大自主通气量 – 每分通气量）/ 最大自主通气量 ×100%，低于 86% 提示通气储备不佳。

3. **用力肺活量（forced vital capacity，FVC）**　指深吸气后以最大用力和最快速度呼出的所有气量。正常成年男性为（3 179±117）mL，女性为（2 314±48）mL。正常人可在 3 s 内完全呼出肺活量气体，根据用力呼气肺活量描记曲线，可计算出第 1 秒、第 2 秒和第 3 秒所呼出的气量（分别计为 FEV_1、FEV_2 和 FEV_3）及它们在 FVC 中所占的百分比（正常值为 83%、96% 和 99%）。临床使用一秒率（FEV_1%，即 FEV_1/FVC）作为判定指标，阻塞性通气障碍患者的每秒呼出气量及其在 FVC 中所占百分比均减少，限制性通气障碍患者则可能增加。

4. **最大呼气中段流量**　指用力呼出 25%~75% 气体的平均流量，可根据最大呼气流量 – 容积曲线计算得出。正常成年男性为（3 452±1 160）mL/s，女性为（2 836±946）mL/s。最大呼气中段流量降低可用于评估早期小气道阻塞。

5. **肺泡通气量**　指单位时间内进入呼吸性细支气管及肺泡的气体量，即参与气体交换的气体量。正常人的潮气容积为 500 mL，其中在呼吸性细支气管以上气道中的气体不参与气体交换，称为解剖无效腔，约 150 mL。如果进入肺泡的气体未与肺泡毛细血管进行气体交换，称为肺泡无效腔，二者合称为无效腔通气。呼吸越浅，无效腔通气占潮气容积的比例越大。

（三）肺换气功能评估

肺换气与肺血流量、通气量、吸入气体分布、通气 / 血流比值和气体弥散速率密切相关。通过测试吸入气体的分布，可以评估气流阻力和肺顺应性的不均匀性。静息状态下正常成人的通气 / 血流比值（ventilation/perfusion ratio，V/Q）为 0.8，V/Q > 0.8 提示存在无效腔通气，如肺血管阻塞；V/Q < 0.8 提示无效灌注，如气道阻塞。

临床通常以弥散量评估肺泡弥散功能，CO_2 弥散量小于预计值的 80% 提示存在弥散功能障碍，如肺间质纤维化；升高常见于红细胞增多症。

（四）小气道功能评估

小气道指内径 < 2 mm 的细支气管，在吸气状态下包括全部细支气管和终末细支气管，是慢性阻塞性肺疾病（COPD）最早受累的区域。闭合容积指平静呼气至残气位时，肺下垂区域的小气道开始闭合时仍能呼出的气体量，可使用标记气体分析方法测量。小气道功能评估 / 肺活量 % 值可随年龄增长而增加，高于正常预期值常见于小气道阻塞性疾病。

在用力肺活量测试中，可生成最大呼气流量 – 容积曲线。曲线上 50% 肺活量和 25% 肺活量对应的呼气流量（V50 和 V25）可用作评估小气道阻塞。如果实测值 / 预计值 < 70%，且 V50/V25 < 2.5，提示存在小气道功能障碍。最大呼气流量 – 容积曲线的不同形态也与特定的气道阻塞类型相对应。

（五）6 分钟步行试验

临床广泛应用的亚极量运动测试是 6 分钟步行试验（six-minute walking test，6MWT）。该测试评估了运动过程中所有系统的全面反应，包括肺部、心血管系统、体循环、外周循环、血液、神经肌肉单元和肌肉代谢。尽管 6MWT 无法像极量运动测试那样提供不同器官和系统功能的详细信息或运动受限的机制，但能较好地反映完成日常体力活动所需的功能代偿水平。

1. **适应证和禁忌证**　6MWT 适用于治疗前后的比较，评价 COPD、肺囊性纤维化、心力衰竭、周围血管疾病和老年患者的功能状态，以及预测心力衰竭、COPD 和肺动脉高压的发病率和死亡率。6MWT 的绝对禁忌证包括近一个月内有不稳定型心绞痛或心肌梗死，相对禁忌证包括静息心率超过 120 次 /min、收缩压超过 180 mmHg、舒张压超过 100 mmHg。

2. 测试前准备　准备一条 30 m 长的走廊作为测试场地，两个小锥体用于标记转身返回点，并准备计时器、圈数计数器、可沿步行路线灵活移动的椅子、记录表、血压计、Borg 量表、电话、除颤器等急救设备。根据患者的情况，还可准备便携式吸氧设备和助行器。

3. 测试步骤　首先告知受试者测试目的，解释测试过程并进行演示，教会受试者使用 Borg 量表，并嘱受试者尽可能走更远，但在出现不良反应时可减速或暂停。一位护士记录往返次数，分别在测试前、测试中的每分钟末、测试后恢复期测量受试者的血压、心率和血氧饱和度，另一位护士跟随受试者行走并报告数据。在测试中的每分钟末，护士用标准化指引语言鼓励患者，第 1 分钟末用平缓语调提示"您做得很好，还有 5 分钟"，第 2 分钟末提示"再接再厉，您还有 4 分钟"，剩余 3 分钟时提示"很好，已经过了一半"，剩余 2 分钟时提示"加油，您只剩下 2 分钟"，只剩 1 分钟时提示"您做得很好，再走 1 分钟就结束了"。避免使用其他鼓励性语言或肢体语言。受试者感到不适时可以休息，但不停止计时，并在评估表格中记录休息原因、时间和重新行走的时间。

4. 结局指标　测试的主要结局指标是 6 分钟步行距离。虽然 6 分钟步行距离不具有特异性和诊断性，但在临床应用和科学研究中，可作为评价干预效果的依据，并为制订运动处方和健康管理提供参考。6 分钟步行距离降低时，应全面考虑受试者的肺功能、心功能、踝臂指数、肌力、营养状态、骨功能和认知功能。

（赵丽晶）

第三节　感觉、知觉与认知功能评估

一、感觉与感觉功能评估

感觉是人脑对直接作用于感受器的客观事物的个别属性的反映，包括大小、形状、坚实度、湿度、气味、颜色、声音等。感觉功能评估包含对浅感觉、深感觉、复合感觉等的评估。

（一）评估方法

1. 浅感觉　包括触觉、温度觉和痛觉。

（1）触觉：用棉絮轻划患者皮肤，询问能否觉察到触及感。

（2）温度觉：用盛有冷热水的试管交替接触患者皮肤，让其辨出冷、热感觉。

（3）痛觉：用针尖轻刺皮肤，如为昏迷患者，则可用指甲按压患者手指甲床，问患者有无疼痛或观察患者疼痛反应，两侧对比。

2. 深感觉　包括运动觉、位置觉和振动觉。

（1）运动觉：患者闭目，轻轻活动患者手指、足趾，询问其何部位及作何方向的运动。

（2）位置觉：患者闭目，将患者一侧肢体摆成某一姿势，或从手指、足趾侧捏，缓缓上提或下压，停住，询问患者感受到的肢体位置，或用另一肢体模仿，过程中避免患者因触觉正常，而能通过判断操作者接触部位而推测出肢体位置。

（3）振动觉：将音叉置于骨突起处（如内踝、外踝、膝关节、骨等），敲击音叉，并在适当时按停，询问患者有无振动感觉和持续时间，判断两侧有无差别。

3. **复合感觉**　包括两点辨别觉、图形觉和实体觉。

（1）两点辨别觉：患者闭目，分别刺激皮肤上的两点，检查患者有无能力辨别，再逐渐缩小两点间距，直到患者感觉仅剩一点为止。正常身体各部位辨别两点的能力不尽一致：指尖掌侧为 2～8 mm，手背为 2～3 cm，躯干为 6～7 cm。

（2）图形觉：患者闭目，用笔或竹签在其皮肤上画方形、圆形或三角形等图形，让患者分辨，两侧对比。

（3）实体觉：患者闭目，令其用单手触摸熟悉的物体，如钢笔、纽扣等，说出物体的大小、形状、硬度、轻重及名称。

（二）评估标准

1. **感觉正常**　对刺激反应正确而快速。
2. **感觉减退**　对刺激有反应，但敏感性降低，感受到的刺激强度低于实际刺激。
3. **感觉消失**　对较强刺激无反应。
4. **感觉过敏**　对轻度的刺激即引起强烈的反应，如神经病理性疼痛。
5. **感觉倒错**　对刺激的认识倒错，如对冷刺激有热感。

二、知觉与知觉功能评估

知觉是人对客观事物各部分及属性的整体反应，知觉异常表现为失认症和失用症。

（一）失认症

失认症是指因脑损伤致患者在没有感觉障碍、智力衰退、意识不清、注意力不集中的情况下，不能通过感觉辨认身体部位和熟悉物体的临床症状。包括躯体失认、偏侧空间忽略、视觉失认、听觉失认、触觉失认、疾病失认等。失认症评估方法如下。

1. **躯体失认**　是顶叶皮层的中央后回（3-1-2 区）躯体感觉区结构与功能基本正常，但此区与记忆功能和语言功能的脑结构间联系受损所引起的一种症状。躯体失认包括皮层性触觉失认症、实体觉失认症等。常用的测定方法包括身体部位识别及命名测试、手指识别及命名测试拼图、画人像、动作模仿、左右分辨、双手操作、线段二等分试验、字母删除试验、空间表象试验等。

2. **偏侧空间忽略**　指对损伤的大脑半球的对侧传来的刺激无反应或对其刺激不能定位的一种状态。大多是右半球损伤引起，对左半侧的忽略。常用的评估方法包括删除试验、绘图试验、二等分试验、拼板试验等。

3. **视觉失认**　是在没有语言、智力、视觉等障碍的情况下，不能准确识别视觉对象的一种状态。测定方法包括形态辨别、辨认和挑选物品、图片辨别、涂颜色试验、相片辨认等。

4. **听觉失认**　主要指听力保留，但对所能听到的原本知道的声音（言语音、有意义和非言语音）的意义不能辨别和肯定的一种状态。测定方法包括无意义声音配对、声源匹配、音乐匹配等。

5. **触觉失认**　是指触觉、温度觉、本体感觉及注意力均正常，却不能触摸识别原已熟悉的物品，不能说出物品的名称，也不能说明和演示物品的功能、用途等。测定方法包括对物品的质觉、形态、实体的辨认等。

（二）失用症

失用症又称运用障碍，是由于脑损伤致患者在无智力障碍、理解困难、感觉障碍、运动障碍、肌强直及共济失调的情况下，不能准确执行有目的的动作。失用症评估方法如下。

1. 意念性失用 是充分保留对操作的所有对象的认知，动作执行器官能力无异常，却不能进行系列动作的准确操作（操作困惑或操作错误）的一种状态。测定方法可采用日常用具使用试验、活动逻辑试验。

2. 意念运动性失用 是指患者虽然能理解被命令的旨意，却不能传达到动作执行器官的一种状态。测定方法常采用模仿动作试验、口头命令动作试验。

3. 运动性失用 是在排除麻痹、共济失调、感觉障碍、不随意运动、异常反射等运动障碍的基础上，出现的病灶对侧肢体（多为上肢、手）的精细动作笨拙、缓慢、低下等症状。一般简单动作无困难，表现为动作笨拙，失去执行精巧、熟练动作的能力，患者执行口令、模仿及自发动作均受影响，如不能书写、扣衣和弹琴等。测定方法：通过检查精细运动试验进行，如让患者一侧手指快速连续敲击桌面，或让患者用手指模仿检查者的手指动作等。

4. 穿衣失用 是指日常的自主性穿衣动作能力丧失。通过给玩具娃娃穿衣或患者自己穿衣进行评估。

5. 结构性失用 是主要涉及空间关系的结构性运用障碍的一种失用症。患者对各个构成部分有认识，对相互位置关系也理解，但对构成完整体的空间分析和综合能力存在障碍。评估方法有画空心十字试验、火柴棒拼图试验、砌积木试验、拼图案试验、几何图形临摹试验。

三、认知与认知功能评估

认知是指人脑在对客观事物的认识过程中，对感觉输入信息的获取、编码、操作和使用的过程，是输入、输出之间发生的内部心理过程。当各种原因造成脑部受损时，患者出现记忆、语言、执行、计算、判断等功能的损害，影响患者的日常生活活动能力，称为认知障碍。

认知功能的评估包括认知筛查及单个认知功能模块评估2种类型。

1. 认知筛查 最常使用的是简明精神状态检查量表（mini-mental state examination，MMSE），包含认知功能的时间定向、空间定向、语言能力、记忆能力、计算能力、结构模仿能力等内容，详见表3-9。其最高得分为30分，分数在27~30分为正常分数，分数<27分为认知功能障碍。

表3-9 简明精神状态检查量表（MMSE）

项目	得分	
	对	错
1. 今年是哪年？	1	0
2. 现在是什么季节？	1	0
3. 现在是几月？	1	0
4. 今天是星期几？	1	0
5. 今天是几号？	1	0
6. 你现在在哪个省？	1	0
7. 你现在在哪个市？	1	0
8. 你现在在哪个医院？	1	0
9. 你现在在哪个楼层？	1	0
10. 你现在在哪个病床？	1	0

续表

项目	得分	
	对	错
11. 复述：皮球	1	0
12. 复述：国旗	1	0
13. 复述：树木	1	0
14. 100−7 = ?	1	0
15. 93−7 = ?	1	0
16. 86−7 = ?	1	0
17. 79−7 = ?	1	0
18. 72−7 = ?	1	0
19. 辨认物品：铅笔	1	0
20. 复述：四十四只石狮子	1	0
21. 按卡片指令做动作（闭眼睛）	1	0
22. 口头指令：右手拿纸	1	0
23. 口头指令：将纸对折	1	0
24. 口头指令：放在大腿上	1	0
25. 说一完整句子	1	0
26. 回忆复述过的物品：皮球	1	0
27. 回忆复述过的物品：国旗	1	0
28. 回忆复述过的物品：树木	1	0
29. 辨认物品：手表	1	0
30. 按样画图	1	0

2. **注意力评估** 是注意力单模块测定，包括数字顺背及倒背测验、Stroop 字色干扰任务测验和日常注意力测验。该方法可以测试受试者选择注意、持续注意、分别注意、转移注意。

3. **记忆力评估** 包括 Rivermead 行为记忆测验、韦氏记忆测试、临床记忆测试等。

4. **执行功能评估** 包括画钟测验、修订韦氏儿童及成人智力量表等。

（侯　莹）

第四节　言语功能评估

言语功能评估是康复护理评估的重要组成部分，是康复治疗团队了解患者康复进展、开展言语训练、进行康复护理临床研究的重要依据和研究基础。常见的言语功能评估包括失语症评估、构音障碍评估和言语失用评估。

一、概述

（一）定义

1. **言语** 是声音口语形成的过程，一般是指口语的能力。此过程需要正常的口颜面构音器官和与言语产生有关的神经、肌肉进行协调运动。言语是语言的主要内容，是人类运用语言的过程。

2. **语言** 是人类社会独有的认知和心理活动，通过复杂的、约定俗成的符号系统进行表达，包括对符号的运用和接受能力。语言主要包括书面语、口语和姿势语（如手势、表情、手语）。

3. **语言功能障碍** 是指患者在口语或非口语表达过程中出现应用和交流障碍。如构成言语的各个环节发生部分受损或功能低下时，出现的听、说、读、写障碍，表现为言语发音困难、言语韵律出现问题等；脑卒中或脑损伤导致大脑语言中枢受损出现的失语症；大脑功能发育不全所致的语言表达能力或者理解能力的延迟和异常等。

4. **言语功能评估** 是通过交流、观察，使用言语功能测评量表或言语功能评估设备（发音器官的仪器检查）评估患者言语语言功能的一套系统化、规范化的康复评估方法。通常用于评估患者的口语表达、书写表达、听力理解和阅读理解等。

（二）语言功能障碍分类

1. **失语症** 由于脑部损伤导致原已获得的语言能力受到损伤或丧失的一种语言功能障碍，即后天获得性的对各种语言符号（口语、文字、手语、手势、表情等）的表达及认识能力的受损或丧失。常见类型包括外侧裂周失语综合征、分水岭区失语综合征、完全性失语、命名性失语、皮质下失语、纯词聋、纯词哑、失读症和失写症等。

2. **构音障碍** 由于发音器官的结构异常、支配的神经肌肉器质性病变或功能性改变，导致发声、发音、共鸣、韵律等言语运动控制障碍。由于发音器官本身或与言语产生有关的神经、肌肉发生病变，造成发音异常和构音不清楚，通常伴有吞咽障碍。常见类型包括运动性构音障碍、器质性构音障碍、功能性构音障碍。

3. **言语失用** 是一种言语运动性疾病，是由于中枢运动神经元损伤，导致言语肌肉系统不能进行随意的、有目的的活动，导致语言表达时，随意说话的能力受到影响。

4. **其他语言功能障碍** 除失语症、构音障碍、言语失用外，语言功能障碍还包括：①由于听觉障碍所致的语言功能障碍，分为获得言语前语言功能障碍和获得言语后语言功能障碍。②儿童语言发育迟缓，指大脑功能发育不全、脑瘫、自闭症、智力低下等各种原因引起的儿童口头表达能力或语言理解能力低于正常发育水平。③口吃，是言语的流畅性障碍，表现为非自愿的重复（语音、音节、单词或短语）、停顿、拖长、打断。④发声障碍，是指由于呼吸或喉头调节存在器质或功能异常，较常见于声带或喉部炎症。

造成语言功能障碍的原因较为复杂，通过言语功能评估，能够判定被评估者语言功能障碍的性质、程度，并确定是否需要给予被评估者相关的言语治疗，言语功能评估有利于预测语言功能障碍恢复的可能性。本节主要介绍失语症、构音障碍、言语失用相关的评估方法。

二、失语症评估

失语症多见于脑血管意外、颅脑损伤和脑水肿。患者意识清醒，无精神及严重的智力障碍，也无感觉缺失和发音器官功能障碍等现象，但在听、说、读、写4个方面中的一个或几个方面表现出不同程度的障碍。

（一）分类及临床特征

1. 外侧裂周失语综合征　根据病变部位不同分为如下几类。

（1）Broca 失语：病灶位于优势半球额下回后部 Broca 区，以口语表达障碍为突出特点。患者表现为电报式语言，说话费力、迟缓，中间停顿时间长，错语常见，语量少，常为实质词，属于典型非流利型口语；命名有困难，但可以接受语音提示；写字笨拙，写完整句子困难；口语理解相对较好，可理解简单句，较难理解复杂言语或指令。Broca 失语常伴有颜面失用，预后与病灶大小有关，一般预后较好。

（2）Wernicke 失语：病变部位在优势半球颞上回后部 Wernicke 区，以严重的听理解障碍为特点。患者说话流畅，语调正常，但语量过多，滔滔不绝，常因说不出关键词而不能表达意思，有时答非所问，朗读有大量错语。口语为典型的流利型。Wernicke 失语严重程度可因患者个体而有所不同，预后一般较差。

（3）传导性失语：病灶位于优势半球缘上回或深部白质内的弓状束。患者发音清晰，不费力，找词困难较突出，听理解障碍不严重。复述与听理解障碍不成比例，复述障碍更为明显。

2. 分水岭区失语综合征　该型分为以下几种。

（1）经皮质运动性失语：病变部位在优势侧额叶分水岭区。口语表达为非流利型，说话费力，常以单字、词来表达意思，有书写障碍，但能准确复述，复述好为本型失语的特点。与 Broca 失语的最大区别在于可以复述较长的句子。

（2）经皮质感觉性失语：病变部位在优势侧颞叶分水岭区。自发语言流畅，错语较多，听理解严重障碍，命名障碍，复述良好，但对复述内容不理解。与 Wernicke 失语的最大区别在于复述保留。

（3）经皮质混合性失语：较少见，病变在额、顶、颞叶分水岭区大片病灶。语量少，刻板重复，除复述良好外，其他语言功能明显受损。

3. 完全性失语　病变在大脑半球大范围，临床表现为理解、阅读、口语表达、复述、书写等所有语言功能均严重障碍，是最严重的类型，此类患者预后差。

4. 命名性失语　病灶大多在优势侧颞中回后部或颞枕结合区，以命名不能为主要特征，找词困难，口语流利，言语理解基本正常，复述好，预后大多数较好。

5. 皮质下失语　该型包括 2 类：①丘脑性失语，患者表情淡漠，不主动讲话，音量较小，语调低，常有错语，复述保留相对较好；②基底节性失语，患者讲话含糊不清，不流畅，发音不准，词与词之间缺乏连贯性，有不同程度的书写障碍，复述相对保留。

6. 其他　包括纯词聋、纯词哑、失读症、失写症等，患者可单独存在听、说、读、写方面的障碍。

（二）评估内容

1. 谈话　包括询问患者姓名、年龄、职业等基本信息，以及让患者讲述其发病经过。在谈话过程中注意观察患者说话状态，其表达是否费力，语量多少，语调和发音是否正常，有无语法错误和是否能表达意思。

2. 复述　要求患者重复检查者所说的字、词和句子，复述要求准确无误，不能漏掉关键词。如果完全不能重复或者毫无反应，说明患者有复述障碍；复述出现漏词、变音、变意，说明患者复述困难。

3. 理解　检查者观察患者是否理解并且执行指令，通常表现为以下 4 种情况：①接受异常，听见指令但不理解指令内容；②感知异常，对声音、文字和图像都不能理解；③词义理解异常，能感知指令信号并准确复述，但不理解其复述内容；④多个连续问题理解异常，检查者只给单一指令时患者执行正常，当给出 2 个及 2 个以上连续动作指令时不能执行，比如让患者"闭上眼睛，张开双臂"，患者不能完成，若只给出单一指令"闭上眼睛"或"张开双臂"，则能正常执行。

4. **命名** 检查者指定图片或实物，要求患者说出名称，患者常表现为 3 种情况：①表达性命名障碍，知道物品名称但无法正确说出，但在提示后可正确说出；②选字性命名障碍，知道物品的主要用途但无法说出其对应的正确名字，且对语音提示无效果；③词义性命名障碍，既不能正确命名物品，又不能接受语音提示，也无法从列举的选项中选出正确答案，如手拿尺子问"这是什么"，患者回答"测量"，但说不出名称，若问"这是橡皮吗"，患者回答"不是"，继续问"这是尺子吗"，患者立即回答"对，是铅笔"。

5. **阅读** 包括朗读和对文字的理解，失读症是指因大脑病变致阅读能力受损，患者表现为无法正确朗读并理解文字含义，或能够朗读但不理解朗读的内容，可以出现分离现象。

6. **书写** 不仅涉及语言，视觉、听觉、运动觉、视空间功能和运动也都参与其中。失写症是指因脑损伤而致书写能力受损或丧失。例如，视空间性书写障碍表现为书写的笔画正确，但位置不对；镜像书写是笔画正确，但方向完全相反，呈现镜像。

（三）评估方法

1. **汉语失语症成套测验（aphasia battery of Chinese，ABC）** 是由北京大学医学部神经心理研究室参考西方失语症成套测验并结合我国国情，经过探索、修订、编制而成。测验由口语表达、理解、复述、命名、阅读、书写、结构与视空间、运用、计算等方面组成。此方法按照规范化要求已制订统一指导语、统一评分标准、统一图片及文字卡片。

2. **中国康复研究中心失语症检查（clinical rehabilitation research center aphasia examination，CRRCAE）** 该方法以日本标准失语症检查为基础，同时借鉴国外有影响的失语评价量表的优点，按照汉语的语言特点和中国人文化习惯所编制，适用于汉语语言环境。该量表包括 2 部分内容，第一部分是根据评估者回答的 12 个基本问题，了解其言语的一般情况；第二部分由 9 个大项目 30 个分测验组成，包括听、复述、说、出声读、阅读理解、描写、抄写、听写和计算。此方法适合于成年失语症患者。

3. **波士顿诊断性失语症检查（Boston diagnostic aphasia examination，BDAE）** 是目前英语国家普遍应用的标准失语症检查。由 27 个测验组成，分为 5 个大项目：①会话和自发性言语；②听觉理解；③口语表达；④书面语言理解；⑤书写。此检查能详细、全面地检测出各种模式的语言功能障碍，但检查需要的时间较长（2~3 h）。

4. **西方失语症成套测验（western aphasia battery，WAB）** 由加拿大人凯尔泰斯·安德鲁斯（Andrews Kertesz）于 1982 年依据 BDAE 修改而成，是较短的波士顿失语症检查版本，检查时间约需 1 h。可了解大脑的阅读、书写、运用、结构、计算、推理等功能，还能了解大脑认知功能，是目前广泛用于失语症检查的方法之一。

5. **简式 Token 测验** 该测验是 De Renzi 和 Faglioni 于 1978 年在原版的 Token 测验上进行简化编制而成，共由 7 个部分 36 项组成，常用于检测失语症中理解障碍的患者。

三、构音障碍评估

构音是将已经组成的词转变成声音的过程。构音障碍患者通常听、理解正常，并能正确地按语法选择词汇和排列词句，但不能理想地控制重音、音量和音调。

（一）分类及临床特征

1. **运动性构音障碍**　指由于神经肌肉病变引起构音器官肌肉无力、瘫痪或肌张力异常等运动障碍，表现为发声或构音不清等症状。

2. **器质性构音障碍**　指由于先天或后天原因所致构音器官的形态异常，导致功能异常而出现构音障碍。病因包括先天性唇腭裂、先天性面裂、齿列咬合异常、外伤导致构音器官形态损伤等。

3. **功能性构音障碍**　指不存在任何发音器官及听力器官发育障碍、运动障碍的前提下，患者部分发音错误、不准确。多见于学龄前儿童，此障碍通过训练可完全恢复。

（二）评估内容

构音障碍的主要评估内容是发音器官反射、运动功能及言语功能等。

1. **发音器官反射功能**　通过询问家属和细致观察患者咳嗽反射、吞咽动作和流涎情况，判断患者是否存在构音障碍风险。

2. **发音器官运动功能**　观察患者在静坐时能否用嘴呼吸，说话时是否气短；口唇在静止状态时的位置，鼓腮、发音和说话时口唇动作是否有异常；颌、软腭、喉和舌在静止状态的位置和发音说话时的动作是否异常。

3. **言语功能**　通过读字、读句及会话，评估发音、语速和口腔动作是否异常。

（三）评估方法

1. **构音器官功能检查**　对构音器官进行功能检查最常用、方便的方法是由英国布里斯托尔市弗朗蔡医院的帕梅拉（Pamela）博士编写的评估方法。该方法分为反射、呼吸、舌、唇、颌、软腭、喉、言语可理解度 8 个部分，与之相关的影响因素包括听力、视力、牙齿、语言、情绪、体位等。

2. **物理检查**　包括肌电图、光纤腭咽喉内镜、电视荧光放射照相术等检查。肌电图检查是以电流刺激神经，记录神经和肌肉生物电活动，从而判断其功能的电诊断方法，可用来辅助诊断神经肌肉疾患。光纤腭咽喉内镜检查能立体展现咽喉部肌肉活动的程度，在诊断咽喉疾病中有积极作用。电视荧光放射照相术检查是通过放射学方法，观察发声和静息状态时口、腭、咽的结构，并同时观测言语生理和声学特征。操作时将数滴钡剂滴入鼻腔，使钡剂覆盖鼻咽，并口服 1/3 勺的钡剂。

四、言语失用评估

言语失用是一种言语运动性疾病，常伴有 Broca 失语和构音障碍，致使言语失用易被忽略。

（一）临床特征

言语失用的特征包括语音的替代、省略、变音、增加或重复，患者常表现为说话费力、不清晰、变音、变速、语音拖长、错语等，这些构音错误通常很不稳定，随着声音的复杂性和词语的长度而改变。患者有意识说话时出现错误，而无意识说话时反而正确，为了防止出现错误，患者常说话速率缓慢，无抑扬顿挫。

（二）评估内容及方法

1. **言语可理解程度**　通常选择一定数量的单词和句子进行评估。检查时言语的特点包括：说话的音义全错；重复读一个句子时，每次读错的位置不同；词汇越长、意思越复杂，越容易出错。

2. **说话速率** 可用节拍器或录音带进行评估。

3. **韵律** 指说话的自然程度。主要包括 2 方面：一是在主观方面评估重音、音调、速率及其与节律的关系；二是在客观方面做声学分析。

五、评估注意事项

1. **耐心** 言语功能评估是一个综合过程，不仅要考虑语音、语法、词汇等方面的问题，还要考虑情感表达、交流能力等，评估时要有耐心，从易到难展开评估，提高被评估者表达的信心。

2. **尊重** 评估前向患者及其家属解释此次评估的目的与要求，评估过程中尊重被评估者的个体权益和尊严，以取得配合。评估过程中要充分考虑到环境的影响，例如噪声干扰等，创造一个安静舒适的言语功能评估环境。评估结果应准确记录和解释，评估时最好录音，以便制订后续的干预和治疗计划。

3. **择时分次** 选择患者情绪稳定的时间进行评估，若评估时间较长，宜分次完成。

4. **选择对象** 处于急性期或病情不稳定、全身状态不佳、疾病进展期的患者，有意识障碍者，重度智力低下者，拒绝言语功能评估或不配合者，不适合进行言语功能评估。

（张红石）

第五节 疼 痛 评 估

一、疼痛概述

疼痛（pain）是临床上常见的症状之一，与疾病的发生、发展及转归有着密切的联系，是临床上诊断疾病、鉴别疾病的重要指征，同时也是评价治疗与护理效果的重要标准。2020 年国际疼痛学会将疼痛定义为：疼痛是一种与实际或潜在的组织损伤相关的不愉快的主观感觉和情感体验，或与此相似的经历。

疼痛的反应包括：①躯体 – 运动性反应，如肢体屈曲反射、握拳、呻吟、叫喊、挣扎、逃脱，以及疼痛局部的肌肉反射性痉挛等；②自主 – 内脏性反应，如心率加快、血压升高、呼吸频率加快、瞳孔散大、汗多、血糖升高等；③神经 – 精神性反应，如脑电图的改变，伴有痛苦、焦虑、烦躁不安的表情等。

二、疼痛评估内容与方法

疼痛是一种主观体验，受到多方面因素的影响。因此，正确客观地评估疼痛，是进行疼痛控制的首要环节。疼痛评估的原则是常规、量化、全面和动态。

（一）评估内容

1. **疼痛经历和病史** 疼痛经历评估包括疼痛的部位、程度、性质、持续时间、发作频率、伴随症状、加重和缓解因素，用药情况及治疗和疗效等；病史评估包括既往诊断，既往所患的慢性疼痛情况，既往镇痛治疗、镇痛药应用情况，疼痛治疗是否充分等。

2. **社会心理因素** 患者的文化背景、宗教、民族、性别、年龄、精神病史和精神状态、社会支持情况等。

3. 镇痛效果　包括对疼痛程度、性质和范围的评估，治疗效果和不良反应的评价。主要依据是患者的主诉，但在临床实践中，患者存在不报告疼痛或表达有困难等情况，此时要注意患者的客观指征，如呼吸、躯体变化等。

（二）评估方法

疼痛可以通过自评量表、行为测试和生理测量进行评估。其中疼痛量表是最为快捷且费用最低廉的评估手段，自评量表评估法被认为是疼痛评估的金标准。

1. 视觉模拟评分法（visual analogue scale，VAS）　可以用来测定疼痛的幅度和强度。使用的工具是一条 100 mm 的直线，此直线可以是横直线也可以是竖直线，线左端（或上端）表示"无痛"，线右端（或下端）表示"无法忍受的痛"，患者将自己感受的疼痛强度以"I"标记在这条直线上，线左端（上端）至"I"之间的距离（mm）为该患者的疼痛强度。

2. 语言分级评分法（verbal rating scale，VRS）　由一系列用于描述疼痛的形容词组成，这些形容词以疼痛从最轻到最重的顺序排列，用于评估疼痛的强度。无痛为 0 分，疼痛程度加重，评分就会提高，以便于定量分析疼痛。有许多不同分级的 VRS，常用为 6 级（表 3-10）。

表 3-10　疼痛语言分级评分法（6 级）

级别	描述
0	无痛
1	轻度不适
2	不适
3	比较疼痛 / 难受
4	非常疼痛
5	疼痛到极点

3. 数字分级评分法（numerical rating scale，NRS）　患者要在 0~10 共 11 个数字中选择当时疼痛程度对应的分数。0 分为无痛，1~3 分为轻度疼痛，4~6 分为中度疼痛，7~10 分为重度疼痛（图 3-1）。

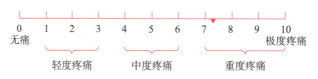

图 3-1　疼痛数字分级评分法

4. 面部表情疼痛评分法（face pain scale，FPS）　通过观察面部表情来评估疼痛程度，疼痛程度 0（无痛）~10（最严重），同时提供 6 种面部表情的卡通图片（微笑、悲伤、痛苦地哭泣等）来形象表达疼痛程度（图 3-2）。评估时，患者指向表示与其疼痛程度相符的刻度或卡通面孔即可。此评估方法适用于 3 岁以上儿童。

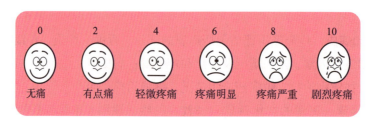

图 3-2　面部表情疼痛评分法

5. CCPOT（critical care pain observation tool）量表　适用于危重症、呼吸机辅助通气等患者的疼痛评估。由接受过统一培训的专业人员开展疼痛评估，包括面部表情、肢体运动、肌肉紧张程度、通气依从性或发出的声音、活动时疼痛情况 5 个条目（表 3-11），评估总分 0 分表示放松、舒服，1~3 分表示轻微不适，4~6 分表示中度疼痛，7~10 分表示严重疼痛、不适或两者兼有。

表 3-11　CCPOT 量表

项目	评分
面部表情	0= 放松的。无特殊面部表情
	1= 绷紧的。皱眉，眉毛低垂，眼眶紧或提肌收缩
	2= 面部扭曲。所有以上面部表情伴眼睑紧闭
肢体运动	0= 没有活动
	1= 防卫状态。蜷缩、缓慢
	2= 烦躁不安。牵拉管子，试图坐起，爬出来，辗转反侧
肌肉紧张程度	0= 松弛的。弯曲四肢时无阻力
	1= 紧张、僵硬。在弯曲四肢时有抵抗
	2= 非常紧张、僵硬。在弯曲四肢时剧烈抵抗
通气依从性或发出的声音	辅助通气者
	0= 与呼吸机没有抵抗，没有警报
	1= 断断续续地警报，有咳嗽
	2= 抵抗呼吸机不同步，频繁警报
	拔管及有发出声音者
	0= 安静的，正常音调
	1= 叹气，呻吟
	2= 哭泣，呼吸急促
活动时疼痛情况	0= 提供护理时没有疼痛症状
	1= 拒绝活动，反抗普通活动
	2= 在进行基础护理或者提供治疗时有疼痛表现（例如，面部扭曲，发出呻吟声，心率或血压突然出现波动）

（李　娟）

第六节　吞咽障碍评估

一、吞咽障碍概述

（一）定义

吞咽是食团从口腔到胃的转移过程，同时也是感觉、运动事件顺序发生的复杂过程。通常把吞咽描述为一种反射，是在几秒内发生的一系列活动，实际该过程应该视为一个程序化的运动行为。

吞咽障碍（dysphagia）是指由于多种原因，如神经肌肉病变、炎症、占位性病变及手术后等，引起食物或水从口腔至胃运送过程中受到阻碍而产生的黏着、停滞、梗阻或疼痛。吞咽障碍评估是康复护理中重要的评估内容。

吞咽障碍评估采用一般评估和专科评估的方法对患者吞咽能力进行评价，用以判断其在认知期、准备期、口腔期、咽期和食管期吞咽食物的能力。吞咽与摄食和营养密切相关，是患者病情转折、提高生活质量、重返家庭社会的重要评价内容，因此正确掌握吞咽障碍的评估方法对康复护理工作有重要意义。

（二）吞咽障碍的特点

1. 临床表现　常见吞咽障碍包括进食时出现流涎、食物从口角漏出、饮水呛咳、咳嗽、哽噎、吞咽延迟、呃逆、吞咽疼痛、声音嘶哑、食物反流、食物滞留在口腔和咽部、误吸及喉结构上抬幅度不足等临床表现。

2. 体征　常见咽部或食管痛、咳嗽或噎住、声音嘶哑、气喘或呼吸困难。咽部或食管痛是指吞咽食物时患者出现咽部或食管疼痛的感觉。咳嗽或噎住是指吞咽障碍导致患者在吞咽过程中出现咳嗽、噎住或窒息的感觉。声音嘶哑是指吞咽障碍导致声带受损或受压，引起声音嘶哑。气喘或呼吸困难是指吞咽障碍导致食物或液体误吸入气管和肺部，患者出现气喘或呼吸困难。

3. 并发症　常见误吸、吸入性肺炎、脱水、营养不良、社会交往障碍等。

二、吞咽障碍评估内容与方法

通过吞咽障碍评估可了解患者是否存在吞咽障碍，确定患者吞咽障碍的类型、严重程度及预后情况，找出吞咽过程中存在的问题，提供相应护理策略，有效预防并发症，为指导安全喂食和健康宣教提供客观依据。

（一）一般评估

1. 现病史　询问有无中枢神经系统损伤病史，有无肌肉疾病、消化系统疾病，有无口咽部器质性病变、呼吸系统疾病等，是否留有后遗症，用药史及过敏史等。

2. 体格检查　神经系统体征与症状。

3. 实验室及影像学检查　血常规、尿常规、葡萄糖、C 反应蛋白、X 线、脑部 CT、磁共振成像等。

（二）专科评估

1. 病史评估　首先评估患者近期是否出现饮食、饮水呛咳，是否有进食困难、食物下咽不畅或无法下咽、不愿吃饭的情况，以及疾病的转归等情况。其次评估患者的精神状态、认知程度、沟通情况、合作程度、依从性、营养状况、口腔状态、呼吸功能等情况，以及家属和照护者配合及重视程度。

2. 体格检查　与吞咽有关的器官和组织都要检查，以便全面评估。

（1）口颜面部评估：观察唇及口腔黏膜有无破损，唇沟、颊沟是否正常，硬腭、软腭、悬雍垂是否正常完整，观察舌形是否正常，舌质是否干燥，牙齿及牙龈状况等。观察静止状态下口唇位置，是否有流涎，以及说话时唇部动作，观察露齿和闭唇鼓腮时口角肌肉的运动，咀嚼肌的力量，嘱患者交替重复发"u"和"i"音。

（2）颌的评估：观察患者静止状态下颌的位置，以及说话及咀嚼时颌的位置，下颌是否能进行抗阻力运动。

（3）软腭的评估：观察患者进食时是否有食物反流入鼻腔、说话时是否鼻腔漏气，刺激腭弓时是否出现呕吐反射，嘱患者发"a"音 5 次观察软腭的抬升。

（4）舌的评估：观察静止状态下舌的位置及说话时舌的运动，可给患者演示并嘱其做伸舌运动、双侧运动、抬高运动，根据情况给予抗阻运动，评估舌体敏感度，是否有过度敏感或感觉减退、消失。

（5）咽的评估：主要评估咽反射、呕吐反射、咳嗽反射等吞咽反射。咽反射：用压舌板轻触咽后壁，反射正常时出现恶心反射；呕吐反射：通过腹肌和膈肌的剧烈收缩使腹腔和胸腔压力增加，将胃内容物及部分小肠内容物通过食管挤压至口腔呕出的一系列复杂反射；咳嗽反射：人体的防御性呼吸反射，其感受器位于喉、气管和支气管的黏膜。

（6）喉的评估：观察患者发声的音量、音高，言语的协调性及喉上抬程度。检查者为患者做空吞咽检查喉上抬运动：检查者将四指张开，手轻放于患者下颌下方，示指放于下颌骨正中前部，中指放于舌骨，环指与小指分别放于甲状软骨的上缘和下缘，患者吞咽时以甲状软骨上缘是否接触到舌骨，即环指是否可接触到中指来判断喉上抬能力。

（7）听诊：包括颈部听诊和胸部听诊。颈部听诊，听诊器置于喉外侧缘，此处可听到正常的呼吸、说话和吞咽时的气流声，检查者可在患者吞咽前后对呼吸音进行对比，分辨气道是否有食团残留物。胸部听诊，听诊器置于剑突与左肋弓之间，嘱患者饮水，正常者吞咽后8～10 s可听到喷射性杂音，如有吞咽障碍，则听不到声音或出现声音延迟。

（三）常用量表与试验评估

1. **进食评估调查工具–10（eating assessment tool，EAT–10）**　由10个问题条目组成，每个条目有5个等级，当总分≥3分时，提示患者可能存在吞咽效率和安全的问题，见表3–12。该量表能够较好地识别患者隐形误吸、异常吞咽、吞咽障碍和吞咽能力受损等情况，与洼田饮水试验一同使用可提高试验的敏感性和特异性，但有研究报道其假阳性值较高，易造成误诊。

表3–12　进食评估调查工具–10

	0（没有）	1（轻度）	2（中度）	3（重度）	4（严重）
1. 我的吞咽问题已经使我体重减轻					
2. 我的吞咽问题影响到我在外就餐					
3. 吞咽液体费力					
4. 吞咽固体食物费力					
5. 吞咽药片（丸）费力					
6. 吞咽时有疼痛					
7. 我的吞咽问题影响到我享用食物时的快感					
8. 我吞咽时有食物卡在喉咙里的感觉					
9. 我吃东西时会咳嗽					
10. 我吞咽时感到紧张					

2. **反复唾液吞咽试验**　患者取坐位或半卧位，检查者将手指放于患者的喉结及舌骨处，嘱其快速反复做吞咽动作，随着喉结和舌骨的移位，越过手指，向前上方移动后复位视为完成一次吞咽，若喉部移动幅度小于2 cm则不计入总数，检查者触诊30 s，确认吞咽次数，吞咽

<3次可认为存在吞咽障碍。该试验可评估反复吞咽的能力，安全系数较高，但需患者配合较大，对于认知障碍和意识障碍患者有一定难度。

3. **洼田饮水试验** 正式试验前可先让患者喝下 1～3 汤匙水（约 3 mL），如无问题，再让患者喝下 30 mL 水，观察并记录饮水时间，是否出现呛咳，有无啜饮、含饮、口角流水、饮水后声音改变和听诊改变的饮水状况等，见表 3-13。该方法操作简单，无创安全，分级明确，是临床常用的初步筛查方法，但此筛查主要依据患者主观感受，与客观实验室检查结果有一定区别。

表 3-13 洼田饮水试验评估表

等级	表现	诊断标准	疗效评估
Ⅰ级	可一次喝完，无噎呛	• 正常：Ⅰ级，5 s 内完成	• 治愈：吞咽障碍消失，试验Ⅰ级
Ⅱ级	分两次以上喝完，无噎呛	• 可疑：Ⅰ级，5 s 以上完成；Ⅱ级	• 有效：吞咽障碍明显改善，试验Ⅱ级
Ⅲ级	能一次喝完，但有噎呛	• 异常：Ⅲ、Ⅳ、Ⅴ级	• 无效：吞咽障碍改善不显著，试验Ⅲ级及以上
Ⅳ级	分两次以上喝完，且有噎呛		
Ⅴ级	常常噎呛，难以全部喝完		

4. **多伦多床旁吞咽筛查试验**（Toronto bedside swallowing screening test，TOR-BSST） 该试验由 Kidd 饮水试验、咽部敏感度、舌的活动、发声困难（饮水试验前、后）4 个条目组成。筛查共分为 4 个步骤：步骤一，患者取坐位或半卧位，饮水试验前检查其舌肌运动及发声；步骤二，Kidd 饮水试验，将 50 mL 水分为 10 等份，分 5 次饮用，每次饮水后都需观察是否存在呛咳、流涎、误吸、声音嘶哑及发声改变等；步骤三，饮水试验结束后等待 1 min，观察嗓音情况；步骤四，最终判断，以上 3 个步骤中存在任意步骤异常，则最终判断为不通过。检查者在操作前需进行 4 h 培训。该筛查可在 10 min 之内完成，但对鼻饲、肺炎和意识障碍者评估准确度有限。

5. **标准吞咽功能评估量表**（standardized swallowing assessment，SSA） 该量表专门用于评估患者的吞咽功能，由临床检查、饮水测试和正常进食 3 部分组成，该量表的最低分为 18 分，最高分为 46 分，分数越高，说明吞咽功能越差。

6. **容积-黏度吞咽测试**（volume-viscosity swallow test，V-VST） 建议除禁忌证外所有符合适应证的患者都应进行该测试的评估。该测试给患者不同容积（少量 5 mL、中量 10 mL、多量 20 mL）、不同黏稠度（低稠度水样液体、中稠度糖浆样液体、高稠度布丁状半固体）食物，按照不同组合观察其吞咽情况，完成整个测试需 9 次进食，通过判断患者吞咽的安全性和有效性指征判断进食是否存在危险（安全性指征包括咳嗽、音质变化、血氧饱和度水平下降，有效性指征包括唇部闭合、口腔残留、咽部残留），具体操作流程见图 3-3。

吞咽中未出现安全性受损情况，可证明测试阴性；吞咽中存在有效性受损情况但未出现安全性受损，则提示患者存在吞咽障碍；吞咽中出现任何安全性受损伴或不伴有效性受损情况，则提示患者存在吞咽障碍。该测试能够动态观察患者吞咽功能变化，较洼田饮水试验更为安全准确，且护理人员可根据 V-VST 结果为患者提供可靠的护理策略，为其选择合适的进食途径、食物的容积和黏度。

7. **吞咽功能性交流测试评分**（functional communication measure swallowing，FCM） 共分为 1～7 级，也可视为 1～7 分，评分越高吞咽能力越好。该量表可以敏感反映出患者从鼻饲进食到经口进食这一过程吞咽能力的变化，可动态观测患者吞咽功能，无须做特殊试验，便

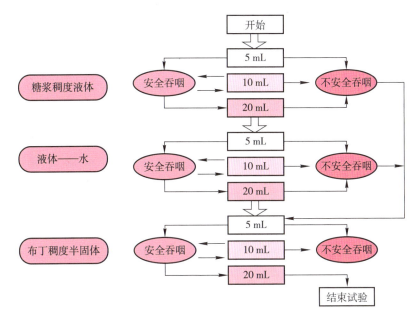

图 3-3　V-VST 操作示意图

捷，但存在主观判断。

8. **改良曼恩吞咽能力评估量表**（modified Mann assessment of swallowing ability，MMASA）　由 12 项评估指标组成，每项又分为 4~5 个评分标准，根据评估贡献权重不同分值范围也不同，量表总分为 100 分，最低分 19 分，最高分 100 分，分数 < 95 分提示患者存在吞咽障碍。

（四）常用仪器评估

常用仪器评估包括吞咽造影录像检查、喉内镜吞咽功能检查、超声检查、放射性核素扫描检查、测压检查、表面肌电图检查、脉冲血氧定量法等，其中吞咽造影录像检查和软式喉内镜吞咽功能检查是确定吞咽障碍的金标准。

1. **吞咽造影录像检查**（video fluoroscopic swallowing study，VFSS）　该检查是目前临床公认的吞咽评估的金标准。在 X 线透视下，给予患者带有造影剂的不同容积、不同黏稠度食物，侧位和正位成像观察患者在进食时口部、咽部、食管的整个吞咽过程（图 3-4）。该方法通过影像来动态记录患者的吞咽情况，并通过定性和定量分析判断患者吞咽情况，借助软件可分析吞咽的时间和运动。VFSS 在判断隐

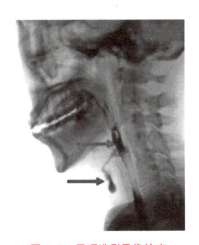

图 3-4　吞咽造影录像检查

性误吸方面也有重要作用，可作为拔除鼻饲管、胃造瘘管的重要指标。虽然 VFSS 观察患者吞咽过程清晰客观，但存在 X 线辐射，且需患者较好配合，无法定量分析咽肌收缩力和食团内压，无法定量反映咽的感觉功能等问题。

2. **软式喉内镜吞咽功能检查**（flexible endoscopic examination of swallowing，FEES）　通过软管喉镜检查可在监视器下直观观察患者咳嗽、屏气、发音和吞咽时鼻部、咽部、喉部等的运动情况，还可观测色素食团残留的体积和位置，以此判断有无渗漏或误吸。该检查可在一段时间内重复评估以判断吞咽策略效果，同时检查视频还可进行录制，以供重复观看分析。此检查无辐射，便携易带，可床头检查，相较 VFSS 患者耐受时间更长，且能反映会厌的感觉功

能，但不能观测吞咽全过程，对吞咽各器官的协调性无法做出评价，当食团较大时也不易成像。因此 VFSS 和 FEES 是两个互补的检查，结合使用可全面且客观评估患者的吞咽功能情况。

3. 超声检查 用于观察吞咽过程中器官，尤其是舌的运动状态，并对数据进行量化分析，评估吞咽障碍患者的吞咽功能。

4. 24 h 多通道食管阻抗 –pH 测定（multichannel intraluminal impedance–PH，MII–PH） 通过鼻腔向食管内进入探针，固定并记录 24 h 食管内 pH，用于监测胃食管及咽喉是否有返流。

三、评估注意事项

（1）评估从筛查开始，筛查前可给予患者不同黏度、不同量的食物，进行试验性吞咽，观察其吞咽情况。如怀疑患者存在吞咽风险则需进一步开展吞咽功能评估。

（2）初步了解患者的吞咽情况及吞咽障碍程度，找出吞咽障碍的高危人群后进一步为其做临床功能评估及仪器检查。

（3）吞咽障碍并不是孤立存在的康复问题，进行吞咽评估时还要考虑患者的营养状况和进食方式，如临床常用营养风险筛查量表和管道滑脱风险因素评估等与吞咽障碍评估共同使用，综合考虑患者整体康复需求。

（4）评估过程中要密切观察患者的进食表现，防止误吸、吸入性肺炎、脱水、营养不良等并发症出现。

（张红石）

第七节　神经源性膀胱评估

一、排尿的解剖生理

（一）膀胱尿道的正常解剖与神经支配

1. 膀胱尿道的解剖 膀胱是储存和排出尿液的肌性囊状器官，空虚时呈三棱锥形，位置不超过耻骨联合上缘；充盈时超过耻骨联合。由膀胱壁、浆膜层、肌肉层和黏膜层组成，其中，逼尿肌为膀胱壁层肌肉的总称，由 3 层交错的平滑肌构成。

尿道是膀胱通向体外的通道，男性尿道细长，起自膀胱的尿道内口，止于尿道外口；女性尿道粗而短，起于尿道内口，经阴道前方，开口于阴道前庭。平滑肌环绕于尿道内口周围，称为膀胱括约肌（内括约肌）；横纹肌环绕于尿道穿过尿生殖膈处，称为尿道括约肌（外括约肌）。

2. 膀胱尿道的神经支配 位于人体的大脑皮质、脑桥和脊髓的排尿中枢通过调节交感神经、副交感神经与躯体神经来控制人体排尿反应。

（1）副交感神经（盆神经）：是主要的逼尿肌兴奋通路，源于 S2～S4 脊髓，参与排尿反射。

（2）交感神经（腹下神经）：支配下尿路，源于 T11～L2 胸腰脊髓节段，参与储尿反射。

（3）躯体神经（阴部神经）：支配尿道括约肌和盆底肌肉，走行于阴部神经内，这些运动神经元起自 S2～S4 脊髓节段内的 Onuf 核区域，参与憋尿。

（二）排尿的生理过程

正常情况下，尿液在膀胱内储存达一定量后，进入尿排空阶段。排尿反射指牵拉感受器将膀胱胀满的信号传至中枢神经系统，在合适的时间和地点开始自动排尿。膀胱空虚时，膀胱内压力为零；膀胱内尿量在 30 ~ 50 mL 时，膀胱内压力上升至 5 ~ 10 cmH$_2$O；膀胱内尿量为 200 ~ 300 mL 时，膀胱内压升高并不明显。当膀胱内尿量 > 300 mL 时，膀胱内压明显上升，膀胱壁上感受器受牵张刺激而兴奋，神经冲动沿盆神经传入纤维传至脊髓骶段的排尿反射初级中枢，同时将冲动传至脑干和大脑皮质的排尿反射中枢，产生尿意。

二、神经源性膀胱定义与分类

（一）定义

神经源性膀胱（neurogenic bladder，NB）是一类由中枢和/或周围神经系统病变引起的膀胱和尿道括约肌功能障碍，进而产生一系列下尿路症状及并发症的疾病总称。主要表现为储尿或排尿障碍，储尿障碍主要表现为尿急、尿频和尿失禁；排尿障碍主要表现为排尿不尽、费力、不畅及膀胱无法排空等。神经源性膀胱是神经病损中的常见合并症，也可由感染性疾病、内分泌与代谢疾病、医源性损伤和药物等原因引起。

神经源性膀胱会引发泌尿系感染、膀胱输尿管反流、肾盂肾炎等上下尿路并发症，甚至发展为肾衰竭、尿毒症。其引发的漏尿等症状会使患者产生尴尬、抑郁和被社会孤立等消极情绪，不可避免地导致患者生活质量下降。因此及时发现神经源性膀胱的发生发展，精准评估其严重程度并结合有效的康复治疗与护理措施，对减少神经源性膀胱患者的疾病症状，提高生活质量具有重要意义。

（二）分类

合理的分类方法能够更好地促进神经源性膀胱的诊断与治疗，但由于神经源性膀胱发病机制复杂，目前尚无统一的分类标准，以下列出 4 种常用分类方法。

1. Turner-Warick 分类法　脊髓损伤后患者神经源性膀胱的分类常采用 Turner-Warick 分类法，此种方法将脊髓损伤患者的膀胱功能失调分为 2 类：①痉挛性膀胱；②弛缓性膀胱。但此种分类较为简单，无法更加准确地对患者进一步实施个性化诊疗与护理。

2. Lapides 分类法　Lapides 分类法将神经损伤后感觉和运动功能改变特点作为分类依据，将神经源性膀胱分为 5 类：①感觉障碍神经膀胱；②运动瘫痪膀胱；③无抑制性神经膀胱；④反射性神经膀胱；⑤自主性神经膀胱。但由于此种分类方法缺乏具体疾病指向性且较为粗略，因此并不适用于所有情况。

3. Madersbacher 分类法　欧洲泌尿协会指南中提出的 Madersbacher 分类法，根据神经源性膀胱患者逼尿肌与括约肌的功能状态，将其分为 8 类：①逼尿肌过度活跃伴括约肌过度活跃；②逼尿肌过度活跃伴括约肌活动不足；③逼尿肌过度活跃伴括约肌功能正常；④逼尿肌活动不足伴括约肌过度活跃；⑤逼尿肌活动不足伴括约肌活动不足；⑥逼尿肌活动不足伴括约肌功能正常；⑦逼尿肌功能正常伴括约肌过度活跃；⑧逼尿肌功能正常伴括约肌活动不足（图 3-5）。这种分类方法清晰明确且应用方便，是神经重症康复专家共识推荐分类方法，在临床中应用广泛。

4. SALE 分类　该方法按照病因与解剖位置将神经源性膀胱分为 7 类：①上脑桥神经系统疾病，如脑血管意外、创伤性脑损伤；②脑桥神经系统疾病，如脑肿瘤；③骶上脊髓/上运动神经元疾病，如脊髓损伤、椎间盘退行性疾病；④骶脊髓疾病，如马尾综合征；⑤下运动神

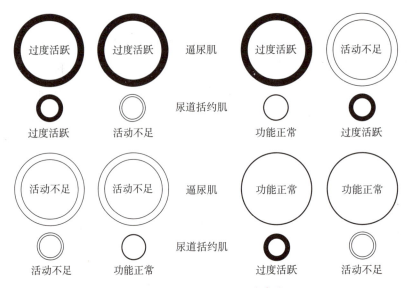

图 3-5　Madersbacher 分类法

经元 / 神经病变疾病，如糖尿病；⑥脱髓鞘疾病，如多发性硬化症；⑦无神经系统病变的综合征，如痴呆等。

三、神经源性膀胱评估内容与方法

早期评估和诊断对于神经源性膀胱患者是必不可少的，这有助于防止患者病情进一步的不可逆变化。

1. 病史　包括现病史、既往史、心理等方面。

（1）现病史：了解患者目前病情与一般状况，详细评估患者泌尿生殖系统症状。

1）下尿路症状及特点：尿频、尿急、尿痛、排尿困难、尿失禁、尿潴留、排尿中断、排尿类型、排尿量等。

2）膀胱感觉异常症状：膀胱充盈感觉及膀胱有无尿意等。

3）生殖器或性功能障碍症状：生殖器区域感觉缺失、增强、异常、疼痛，特异性男性或女性性功能障碍史。

4）神经系统症状：获得性或先天性神经系统疾病的精神状态表现、痉挛性或自主神经反射障碍等。

5）排泄异常症状：频率异常、大便失禁、便秘、排便方式改变、肛门里急后重感等。

（2）既往史：询问患者是否有脊柱膨出、先天性脊柱裂等遗传及先天性疾病病史，是否有糖尿病、多发性硬化症、帕金森病、脑炎、梅毒、前列腺增生、肿瘤等病史；是否经历意外事故和手术，尤其是与脊柱和中枢神经系统相关的手术。询问患者过往用药情况，如三环类抗抑郁药、抗胆碱能药物等；重点了解患者既往的饮水及排尿习惯；若患者病情与脊髓损伤相关，应当进一步询问患者的损伤部位、时间、干预方式、管理方法及并发症等情况。

（3）心理 - 精神 - 社会状况：关注患者的生活环境，日常生活与饮食习惯；神经源性膀胱会对患者的生理心理带来极大影响，阻碍患者的正常生活与社交，加重经济负担；因此应重点了解患者的下尿路功能障碍对其日常生活、心理状态、社交活动的影响，及时发现患者的不良心理状态并采取针对性措施，同时关注患者家庭环境、社交环境、经济条件等多方面因素。

2. 体格检查

（1）一般状态检查：检查患者的生命体征、皮肤状态、意识状态、认知情况、步态等。

（2）泌尿和生殖系统检查：检查腹部与肾区及生殖系统，关注下腹部有无压痛及包块，有无肾区叩击痛等。

（3）阴部和鞍区检查：分为感觉功能检查与运动功能检查。感觉功能检查范围起自肛门皮肤黏膜交界处，至两侧坐骨结节之间，包括肛门周围的针刺觉及触觉，可通过肛门指诊检查肛门深感觉。运动功能检查是运用肛门指诊检查肛门括约肌的张力以及有无自主收缩，同时检查患者的球 – 海绵体反射。

（4）神经反射检查：包括浅反射、深反射、病理反射。浅反射包括腹壁反射、提睾反射、跖反射、肛门反射等，深反射包括膝反射、踝反射、肱二头肌腱反射、肱三头肌腱反射、桡骨膜反射等，病理反射包括巴宾斯基（Babinski）征、奥本海姆（Oppenheim）征、戈登（Gordon）征、查多克（Chaddock）征等。

3. 实验室和影像学检查

（1）尿液分析：对尿液进行尿比重、尿沉淀及尿细菌学等检查，明确尿液性状成分及是否存在泌尿系统感染。

（2）肾功能检查：通过对肾小球滤过率、血肌酐及血尿素氮的检查，明确肾功能状况。

（3）泌尿系统超声检查：通过超声检查膀胱、肾、输尿管结构形态，有无结石、肿瘤、肾积水等；同时可明确残余尿量，为诊断提供参考。

（4）泌尿系统影像学检查：分为 X 线检查、CT 检查及磁共振尿路成像。X 线检查可显示肾的大小、形态及位置，反映有无泌尿系统结石和钙化；CT 检查可明确肾实质、输尿管、膀胱壁等其他泌尿系统器官细微结构；磁共振尿路成像可明确尿路情况，如输尿管扩张情况、输尿管走向等。

（5）膀胱尿道镜检查：可显示膀胱尿道的解剖结构有无异常，泌尿系统处于急性炎症期者不适用此检查。

（6）尿流动力学（urodynamics）检查：是指通过一系列诊断性检查，包括充盈膀胱测定、压力流率检查、尿流率测定、尿道功能检查和肌电图等，对下尿路的功能和功能障碍进行评估的所有检查的总称，是唯一能客观评价尿路功能和功能障碍的方法，能够直观、量化地展现膀胱尿道功能。

1）尿流率测定：是一种非侵入性的尿流动力学检查，可对尿流率和排尿量进行具体测量，以毫升每秒（mL/s）为单位测量每单位时间通过的体积。

2）充盈膀胱压力容积测定：指通过人工的方法使膀胱充盈，例如生理盐水灌注等，从而得到储尿期膀胱压力与容积变化的相互关系，以及排尿期膀胱压力的变化，能够直观反映患者的膀胱功能、顺应性、稳定性等。

3）压力 – 流率测定：能够测定排尿时的膀胱内压、腹压、逼尿肌收缩压及尿流率，进而分析压力与流率之间的关系协助评估诊断。检查时需向膀胱及直肠置入与传感器相连的膀胱测压管进行测定，检查结果应结合病史、尿流率测定等结果一同判断。

（7）括约肌肌电图：通过肌电仪检测记录肛门外括约肌肌电活动，能够间接反映尿道外括约肌的活动情况，用于检测患者是否存在尿道肌肉神经支配异常。

4. 症状评估

（1）排尿日记：是一种用于初步评估神经源性膀胱的有价值的工具，患者可在家庭环境或工作环境中自由完成。从排尿日记中能够获得重要的临床信息，包括患者每次排尿的尿量、时间及尿急和尿失禁发作的频率等其他症状。欧洲泌尿外科协会（EAU）指南建议，评估患者症状时不能仅仅主观解读，还需要应用排尿日记对患者状况进行客观量化，且至少持续 3 天记录日记。

（2）尿垫试验：通过称重尿垫，量化漏尿量，针对特定时间段内患者的尿液流失量进行半客观测量，1988 年国际尿失禁学会（ICS）首次将其标准化。1 h 和 24 h 尿垫试验目前最为常用，1 h 尿垫试验中，试验前 15 min 嘱患者饮水 500 mL，然后完成一系列的运动，称重尿垫，尿液增加正常范围为 1 g；24 h 尿垫试验中，尿液增加最多 4 g 为正常。

（3）症状评分：由于不同患者的神经源性膀胱症状表现不同，因此需要运用客观标准评估其下尿路障碍的严重程度，以便进一步明确神经源性膀胱带来的影响。以下介绍常用的 2 种量表：神经源性膀胱症状评分表和简易版健康评估量表。

1）神经源性膀胱症状评分表（neurogenic bladder symptom score，NBSS）：是 2014 年韦尔克（Welk）等研制的用来全面评估患者神经源性膀胱症状的量表，2021 年国内学者对该量表进行汉化和信效度检验证明了其良好的应用价值。NBSS 包括尿失禁、储尿和排尿、结局 3 个维度，其中尿失禁维度包含 8 个条目，储尿和排尿维度包含 7 个条目，结局维度包含 7 个条目，患者的膀胱管理方式分类与总体生活质量评价条目为不计分条目，共 24 个条目（表 3-14）。每个条目 0~3 分或 0~4 分，量表总分为 74 分，得分越高代表神经源性膀胱的症状越明显。

表 3-14　神经源性膀胱症状评分表

1. 管理膀胱的方法［不计分］				
□持续使用导尿管或造瘘袋	□使用集尿器/尿垫	□间歇导尿	□叩击/腹压/挤压排尿	□自主排尿
2. 日间漏尿频率				
□每天不止 1 次	□大概每天 1 次	□一周少量几次	□偶尔	□从未
3. 白天尿垫用量				
□需要 3 个及以上尿垫	□需要 2 个尿垫	□需要 1 个尿垫	□很少/不需要尿垫	□没有漏尿
4. 白天尿垫浸透程度				
□衣服/尿垫浸透	□衣服/尿垫浸湿	□衣服/尿垫潮湿	□未达潮湿但有漏尿	□没有漏尿
5. 夜间漏尿的程度				
□浸透衣物	□浸湿衣物	□衣物潮湿	□极少	□没有漏尿
6. 漏尿对饮水量的影响				
□我一直有意识地减少液体摄入量	□我偶尔会减少液体摄入量	□漏尿未改变我的液体摄入量	□没有漏尿	
7. 漏尿引起的皮肤问题				
□需要去皮肤科就诊	□自行处理皮肤问题	□有漏尿但没有皮肤问题	□没有漏尿	
8. 漏尿导致活动受限				
□限制了我所有活动	□限制我的部分活动	□未限制我的活动	□没有漏尿	
9. 突然出现强烈的尿意（或膀胱痉挛）				
□一天很多次	□一天几次	□很少	□从不	

续表

10. 排尿或间歇导尿时有强烈尿意

□我必须立即执行　□我只能延迟几分　□我可以在方便的时　□我不考虑排尿，我
　此操作，否则可　　钟，否则可能会　　候做到这一点而不　　有导尿管/造瘘袋/
　能会漏尿　　　　　漏尿　　　　　　　会漏尿　　　　　　尿垫/集尿器

11. 晚上睡觉期间，通常需要因排尿起夜

□3次以上　　□2次　　　□1次　　　　　□很少　　　　　□从不

12. 白天排尿/清洁间歇导尿最长间隔时间

□不到1 h　　□1~2 h　　□2~3 h　　　　□3 h以上

13. 白天通常能保持不漏尿的最长时间

□不到1 h　　□1~2 h　　□2~3 h　　　　□3 h以上　　　□没有漏尿

14. 排尿或使用导尿管使我疼痛或者不舒服

□大部分时间　□有时　　　□很少　　　　　□从不

15. 当排完尿或间歇导尿后，膀胱仍然感觉是充盈的

□大部分时间都会　□有时会发生　□没有出现过　　□我没有这种感觉，
　发生　　　　　　　　　　　　　　　　　　　　　我感觉不到膀胱，
　　　　　　　　　　　　　　　　　　　　　　　　或我用留置导尿管
　　　　　　　　　　　　　　　　　　　　　　　　/造瘘袋

16. 排尿时尿流强度

□滴落　　　　　□尿流成线但不畅通　□顺畅且尿线正常　□我使用导尿管/造
　　　　　　　　　　　　　　　　　　　　　　　　　　　瘘袋

17. 排尿时，必须用力或者挤压才能排空膀胱

□大部分时间都　□有时会需要　□我不会这样做　　□我使用导尿管/造
　需要　　　　　　　　　　　　　　　　　　　　　瘘袋

18. 有症状的尿路感染（如疼痛、恶臭味的尿液、发热）发生频率

□每月1次或更多　□数月1次　　□一年几次　　　□一年1次或更久　□从未

19. 尿路感染的严重程度

□经常需要住院　□需要一直使用抗　□必要时自行使用抗　□无须抗生素就能好　□从未发生
　处理　　　　　　生素　　　　　　　生素治疗

20. 发生肾结石的频次

□从未发生过　□很久以前有过　□一年发生少于1次　□一年发生不止1次

21. 发生膀胱结石的频次

□从未发生过　□很久以前有过　□一年发生少于1次　□一年发生不止1次

22. 对促进排尿或缓解膀胱痉挛的药物的需求

□我需要服用但我　□我服用了但有严　□我服用了且没有明　□我不需要服用这类
　没有服用　　　　　重的不良反应　　　显不良反应　　　　药物

23. 使用促进排尿或缓解膀胱痉挛的药物的疗效

□感觉有效　　□部分有效　　□效果不佳　　　□没有用过这类药物

24. 综合所有因素，对现阶段的膀胱管理的满意度［不计分］

□非常不满意-迫　□大多不满意-想　□还行-换不换方式　□大部分满意-有更好　□非常满意-
　切地想换方式　　换方式但不迫切　　都行　　　　　　　的方式也想去尝试　　不想再换其
　　　　　　　　　　　　　　　　　　　　　　　　　　　　　　　　　他方式

2）简易版健康评估量表（short-form health survey-qualiveen, SF-Qualiveen）：生活质量是神经泌尿系统患者整体管理的一个重要方面，国际上目前使用较多的是简易版健康评估量表，2022年国内学者唐蓉等对其进行汉化及信效度检验，取得了良好的应用效果。该量表包括烦扰、受限、害怕、感觉4个维度，每维度2个条目，共计8个条目。采用 Likert 5级（0~4分）评分法评估量表得分，各维度得分取维度内各条目均值，得分越低，患者生活质量越好。

5. 残余尿量测定 是指在患者自行排尿后，使用直接测定法（如导尿术）或间接测定法（如B超）检查明确膀胱内剩余尿量，以此来判断患者膀胱功能，为进一步评估提供可靠依据。其正常值一般为女性 < 50 mL，男性 < 20 mL。

（魏　慧　张艳艳）

第八节　神经源性肠道评估

一、排便的解剖生理

（一）大肠的解剖

大肠长约 1.5 m，分为盲肠、结肠、直肠和肛管；盲肠是大肠的开端，结肠由升结肠、横结肠、降结肠和乙状结肠4部分组成；直肠位于盆腔内，直肠肌膜由外纵、内环2层平滑肌构成；肛管的上部被耻骨直肠肌包围，而肛管周围则是横纹肌状的肛门外括约肌和平滑的肛门内括约肌，括约肌收缩则阻止排便。

（二）排便的神经支配

排便的神经中枢位于大脑皮质与骶髓，排便过程主要受以下3种神经控制。

1. 副交感神经 结肠远端和整个直肠受 S2~S4 脊髓的副交感神经支配，副交感神经活动会增强分泌和胃肠蠕动，同时放松胃肠道括约肌，使肛门括约肌松弛从而产生排便活动。

2. 交感神经 结肠和直肠的交感神经支配起源于 T9~L2 脊髓，交感神经活动减少分泌和胃肠蠕动，同时收缩胃肠道括约肌。

3. 躯体神经 肛门外括约肌和耻骨直肠肌部分受 S2~S4 阴部神经的支配。

（三）排便的生理过程

正常排便时，粪便从结肠排到直肠后，直肠壁拉伸产生的刺激信号传至骶髓初级排便中枢，进而传至大脑皮质使人产生便意，传出神经冲动导致降结肠、乙状结肠、直肠收缩，肛门内外括约肌放松，同时产生协同动作如腹肌收缩、膈肌收缩下降、深呼吸等，能够增加腹压，共同促使粪便排出，肛门外括约肌的自主收缩可中断排便。粪便的正常连续性取决于粪便稠度、结肠直肠转运时间、直肠张力、肛门直肠感觉、耻骨直肠肌张力和肛门括约肌张力之间复杂的相互作用。

二、神经源性肠道定义与分类

（一）定义

神经源性肠道（neurogenic bowel）是指肠道失去中枢或周围神经支配，造成感觉运动障碍，使结肠活动和肛门直肠功能发生紊乱的一系列症状，表现为便秘、大便失禁、排便困难等肠道并发症。

神经源性肠道导致的一系列肠道异常表现，严重影响患者的身体与心理状态，对患者的日常工作生活造成困扰，准确评估神经源性肠道症状，并实施准确的诊疗与康复护理非常重要。

（二）分类

临床上一般根据神经损伤的部位将神经源性肠道分为以下 2 类。

1. 上运动神经元肠道综合征（upper motor neuron bowel syndrome，UMNBS） 发生在脊髓圆锥水平以上，上运动神经元损伤后肛门括约肌静息张力增加、结肠通过时间延长，主要表现为便秘、腹胀、粪便潴留伴肛门括约肌痉挛；一般需要化学或机械治疗来诱导排便，此时脊髓与结肠间反射弧未中断，骶髓排便反射仍存在，但与大脑联系中断，因此排便活动不受意识控制，又称反射亢进性肠综合征。

2. 下运动神经元肠道综合征（lower motor neuron bowel syndrome，LMNBS） 发生在脊髓圆锥水平以下，通常是马尾神经或盆腔神经损伤及椎体下病变损害结肠和直肠运动及副交感神经投射引起的一系列症状。主要表现为结肠蠕动紊乱、粪便推进缓慢、便秘等，且此时骶髓排便反射消失，常可引起大便失禁，又称无反射性肠综合征。

三、神经源性肠道评估内容与方法

1. 病史

（1）现病史：询问患者近期饮食、睡眠及排便情况，如排便环境、排便时间、排便频率、排便量、排便性状及排便自主情况等。对于便秘患者还应重点询问患者的排便失败次数、排便耗费时长；了解泻药或辅助排便药物、对胃肠道有影响药物的使用情况等；对于大便失禁患者应重点了解患者的失禁次数、大便性状，以及自主控制排便能力等。

（2）既往史：询问患者既往病史，是否曾患神经系统疾病及胃肠道疾病或胃肠道手术及外伤史，有无家族便秘史、遗传病史、传染病史。

（3）心理－精神－社会状况：由于神经源性肠道会引起如便秘、大便失禁等症状，严重影响患者的正常生活，进而会导致患者的心理状态变化，因此神经源性肠道的评估应包括社会心理方面，如患者的认知、精神状态、社交等。

2. 体格检查

（1）腹部检查：根据视、听、叩、触的方法。视诊检查患者有无腹部膨隆，听诊检查患者有无肠鸣音亢进或减弱，叩诊判断有无腹胀、肠胀气情况发生，触诊检查患者腹部有无类似粪便的条索状硬块。

（2）运动感觉功能检查：检查患者的肌力、肌张力及感觉功能，并确认脊髓损伤患者的损伤节段与损伤严重程度，以便更好地进行下一步诊断与评估。

（3）神经反射检查：检查患者的浅反射、深反射及病理反射，参考第三章第七节，应特别注意重点检查患者的肛门反射与球－海绵体反射。

（4）肛门直肠检查：包括肛门视诊和直肠指检。肛门视诊应检查肛周区域，包括肛门皮肤状况评估，有无肛裂、外痔、肛周脓肿、肛瘘、息肉、皮肤破溃、畸形等；直肠指检是指检查者检查患者有无粪便嵌塞、肛门张力异常及肛门自主收缩。

3. 实验室和影像学检查

（1）粪便常规：检查内容包括粪便的颜色、性状，显微镜检查及粪便隐血试验等，其中显微镜检查主要用以明确粪便中有无红细胞、白细胞增多，有无寄生虫及细菌等肠道微生物感染，粪便隐血试验则用来筛查有无消化道出血等隐性症状。

NOTE

（2）排粪造影：将钡剂灌入患者直肠内，通过 X 线观察钡剂在体内排出的过程，并确认过程中肛门和直肠的功能变化，以诊断肠道功能障碍的具体类型，如功能性或器质性病变类型。

（3）纤维结肠镜：是结肠镜检查的一种，用以检查有无肿瘤、溃疡等器质性病变。

（4）腹部 X 线 / 计算机断层扫描：可用于评估粪便负荷的程度，以及其他肠道问题，如粪便嵌塞、肠梗阻、巨结肠和巨直肠等。

（5）无线动力胶囊：可以同时检测胃肠道酸碱、温度、压力等信息，通过评估胃肠功能来提供胃肠排空时间、小肠运输时间、结肠运输时间等信息，较传统检测方法更为便捷，且一次性获得信息较为全面。

4. 量表评估

（1）简易版健康评估量表：见第三章第七节。

（2）Bristol 大便性状分型量表（Bristol stool form scale，BSFS）：由希顿（Heaton）等开发并研究的 Bristol 大便性状分型量表，用以评估患者粪便性状并加以划分，形成标准化分类。该量表中将大便性状分为 7 型，根据示意图及文字描述，可简便快捷分辨出粪便性状，现已被广泛应用于临床实践，有助于神经源性肠道的诊断评估。

（3）神经源性肠道功能障碍评分（neurogenic bowel dysfunction score，NBD 评分）：该量表由克罗（Krogh）等开发，用以评估神经源性肠道患者的肠道功能，目前广泛应用于临床实践。NBD 评分包含 10 个问题，能够同时评估便秘及大便失禁（表 3-15）。量表总分为 47 分，评分

表 3-15 神经源性肠道功能障碍评分

问题				得分
1. 排便次数				
每日（0分）	2～6次/周（1分）	≤1次/周（6分）		
2. 每次排便时间				
0～30 min（0分）	31～60 min（3分）	>60 min（7分）		
3. 排便时不安、头痛或出汗				
无（0分）	有（2分）			
4. 经常使用片剂药物促进排便				
无（0分）	有（2分）			
5. 经常使用滴剂预防便秘				
无（0分）	有（2分）			
6. 刺激或疏通肛门次数				
<1次/周（0分）	≥1次/周（6分）			
7. 大便失禁的频率				
<1次/月（0分）	1～4次/月（6分）	1～6次/周（7分）	每天（13分）	
8. 使用药物止泻				
无（0分）	有（4分）			
9. 肛门排气失禁				
无（0分）	有（2分）			
10. 肛门皮肤问题				
无（0分）	有（3分）			
总分				

越高，表明患者肠道症状越严重。量表中严重程度被划分为 4 个等级：非常轻微（0~6 分），轻度（7~9 分），中度（10~13 分）和重度（≥14 分）。

5. 其他专科辅助检查

（1）肛门功能评价：主要用于客观评估患者大便失禁的程度及患者肛门功能。具体做法：自患者肛门以 60 mL/min 的速度注入 1 500 mL 生理盐水，若为大便失禁，注入 500 mL 左右即会出现难以控制的情况。

（2）结肠传输试验：能够客观显示肠内容物在肠道内的推进情况，以此来判断肠道功能。一般通过口服的方式将标志物吞入胃肠道，通过不透 X 线标记物法或胃肠动力胶囊法，定时拍摄 X 线平片观察内容物在肠道内的运行状态。常用的方法为：患者口服 20 粒标志物胶囊，每 24 h 拍摄一张腹部平片以观察胶囊位置及状态；同时记录 80% 标志物排出体外所用时间，正常情况下应不大于 72 h；在 80% 标志物排出体外后，停止试验；即便未排出，在试验第 5 天也应当停止试验；需注意，试验过程中应停用胃肠动力药物，以免干扰试验结果。

（3）盆底肌电图检查：该检查结果可作为神经源性肠道患者的盆底肌功能客观量化指标，通过该指标可以观察患者盆底肌肉的神经支配情况，有无肛门括约肌运动失调等症状。

（4）肛管 – 直肠测压：在躯体和自主神经系统的控制下，肛门直肠区域参与排便活动的调节与控制。肛管 – 直肠测压技术广泛用于临床实践，以确定肠道疾病的潜在机制并指导和优化治疗。目前包含 2 种常用技术，即常规肛管 – 直肠测压技术和高分辨率肛管 – 直肠测压技术。

（魏　慧　张艳艳）

第九节　日常生活活动能力和生活质量评估

一、日常生活活动能力评估

（一）概述

1. 定义　日常生活活动（activities of daily living，ADL）是指人们为了维持独立生存及适应生存环境而每天必须反复进行的、最基本的、最具有共同性的活动，即衣、食、住、行和个人卫生等的基本动作和技巧。广义的 ADL 是指个体在工作机构、家庭与社区中自己管理自己的能力，除了包括最基本的生活能力之外，还包括与他人交往的能力，以及在经济上、社会上和职业上合理安排自己生活的能力。

日常生活活动能力是指在个体发育过程中，为了维持生存，适应环境而每天必须反复进行的、最基本的、最有共性的身体活动，在反复实践中逐渐形成的能力，是从事其他活动的基础。

美国作业治疗协会关于作业治疗范畴及定义统一术语中的 ADL 内容包括进食、穿衣、洗漱、洗澡、修饰、如厕、大小便管理、功能性移动、个人用具管理、照顾他人、养育孩子、社交活动、社区活动、管理经济、自我健康管理、家居管理、备餐、宗教信仰、处理突发状况能力、购物等。

2. 分类　根据 ADL 的层次及对能力的要求，通常将 ADL 分为躯体 ADL 和工具性 ADL。

（1）躯体 ADL（physical ADL，PADL）：又称基本 ADL（basic ADL，BADL），是指患者每天所需的基本运动和自理活动，如坐、站、行走、穿衣、进食、保持个人卫生等活动。以较粗大的运动功能为主。适用于评估住院患者。

（2）工具性ADL（instrumental ADL，IADL）：指人们在社区中独立生活所需的高级的关键性技能，需要借助各种工具进行，如家务（做饭、洗衣、打扫卫生等）、社会生活技巧（如购物、应用公共交通工具等）、个人健康管理（就医、服药等）、安全意识（对环境中危险因素的辨识、报警等）、环境设施及工具的使用（如冰箱、微波炉、煤气灶等）以及社会交往沟通和休闲活动能力等。以精细运动功能为主，适用于较轻的残疾人。

（二）评估内容

1. 目的　①评估个体日常生活活动独立的程度；②拟定合理的康复治疗与护理目标及康复治疗与护理方案；③动态评估治疗效果，及时调整康复治疗与护理的目标和方案；④评估患者功能恢复与预后；⑤通过评估结果的反馈增强患者、治疗师和护理人员的信心。

2. 方法　ADL的评估方法包括直接观察法、间接评估法和量表法。在日常使用中，可以将多种方法结合起来使用。

（1）直接观察法：直接观察患者实际日常生活活动能力，并进行评估。优点是能够比较客观地反映患者的实际功能情况，缺点是耗时费力，有时患者不配合。

（2）间接评估法：通过询问或电话沟通患者或照顾者的方式获得结果。如患者的大小便控制、个人卫生管理等。优点是简单、快捷，缺点是信度较差。

（3）量表法：使用特定量表或其他工具进行评估。

3. 常用评估工具

（1）Barthel指数（Barthel index，BI）：由美国马奥尼（Mahoney）和巴塞尔（Barthel）等开发，该量表简单、可信度高、灵敏度好，是目前临床应用最广、研究最多的一种ADL的评估方法（表3-16）。它不仅可以用来评估治疗前后的功能状况，也可以预测治疗效果、住院时间及预后。Barthel指数总分100分，0~20分为极严重功能缺陷，25~45分为严重功能缺陷，50~70分为中度功能缺陷，75~95分为轻度功能缺陷，100分为ADL完全自理。

（2）改良Barthel指数（modified Barthel index，MBI）：Barthel指数在临床上有较高的信度和效度，且简单易行，但也有一定缺陷，如等级偏少，相邻等级之间的分数值差别较大，评估不够精确细致。改良Barthel指数是在Barthel指数的基础上进一步修订改良而成。改良Barthel指数的评估项目与每项的满分值不变，但是将每一项的等级标准进一步细化，能较好地反映等级间变化和需要帮助的程度。它将每一项得分都分为5个等级（表3-17）。

表3-16　Barthel指数评估内容与评分标准

项目	评分标准
1. 大便	0 = 失禁或昏迷 5 = 偶尔失禁（每周<1次） 10 = 能控制
2. 小便	0 = 失禁或昏迷或需由他人导尿 5 = 偶尔失禁（每24 h<1次，每周>1次） 10 = 能控制
3. 修饰	0 = 需帮助 5 = 独立洗脸、梳头、刷牙、剃须
4. 如厕	0 = 依赖别人 5 = 需部分帮助 10 = 自理

续表

项目	评分标准
5. 进食	0 = 依赖别人 5 = 需部分帮助（夹饭、盛饭、切面包） 10 = 全面自理
6. 转移（床←→椅）	0 = 完全依赖别人，不能坐 5 = 需大量帮助（2人），能坐 10 = 需少量帮助（1人）或指导 15 = 自理
7. 活动（步行，在病房及其周围，不包括走远路）	0 = 不能动 5 = 在轮椅上独立行动 10 = 需1人帮助步行（体力或语言指导） 15 = 独立步行（可用辅助器）
8. 穿衣	0 = 依赖 5 = 需一半帮助 10 = 自理（系上、打开纽扣或拉锁，穿鞋）
9. 上下楼梯（上下一段楼梯，用手杖也算独立）	0 = 不能 5 = 需帮助（体力或语言指导） 10 = 自理
10. 洗澡	0 = 依赖 5 = 自理
总分：	评估者：　　　　　　　　　　　日期：

表 3-17　改良 Barthel 指数评估内容与评分标准

项目	完全依赖	需较大帮助	需中等帮助	需较小帮助	完全独立
进食	0	2	5	8	10
洗澡	0	1	3	4	5
修饰（洗脸、梳头、刷牙、剃须）	0	1	3	4	5
穿衣	0	2	5	8	10
控制大便	0	2	5	8	10
控制小便	0	2	5	8	10
如厕	0	2	5	8	10
床椅转移	0	3	8	12	15
行走	0	3	8	12	15
使用轮椅*	0	1	3	4	5
上下楼梯	0	2	5	8	10

注：* 仅在不能行走时才评估此项。

改良 Barthel 指数的分级标准：≤20分为生活完全依赖；21～40分为重度功能障碍，生活依赖明显；41～59分为中度功能障碍，生活需要帮助；≥60分为轻度功能缺陷；100分为 ADL 完全自理。

（3）功能活动问卷（functional activities questionnaire，FAQ）：由普费弗（Pfeffer）于1982年提出，原用于研究社区老年人独立性和轻症老年痴呆，后于1984年进行了修订，是常用的 IADL 评估工具。FAQ 评估分值越高表示障碍程度越重，正常标准为<5分，≥5分为异常。FAQ 项目较全面，能较好地反映患者在家庭和社会中的独立程度（表3-18）。

NOTE

表3-18 功能活动问卷

项目	正常或从未做过，但能做（0分）	困难，但可单独完成或从未做过（1分）	需要帮助（2分）	完全依赖他人（3分）
Ⅰ. 每月平衡收支的能力、算账的能力？				
Ⅱ. 患者的工作能力？				
Ⅲ. 能否到商店买衣服、杂货和家庭用品？				
Ⅳ. 有无爱好？会不会下棋和打扑克？				
Ⅴ. 会不会做简单的事，如点煤气、泡茶等？				
Ⅵ. 能否准备饭菜？				
Ⅶ. 能否了解近期发生的事件（时事）？				
Ⅷ. 能否参与讨论和了解电视、杂志的内容？				
Ⅸ. 能否记住约会时间、家庭节日和吃药时间？				
Ⅹ. 能否拜访邻居、自己乘坐公共汽车？				

（4）《国际功能、残疾和健康分类》（ICF）的活动和参与成分：ICF涵盖4个成分，即身体功能、身体结构、活动和参与、背景性因素。其中，活动和参与成分可用于ADL的评估。

活动和参与成分的类目评估采用ICF的限定值标准（0、1、2、3、4、8、9）。限定值0表示没有困难，占整体严重性标尺的0~4%；1表示轻度的困难，占整体严重性标尺的5%~24%；2表示中度困难，占整体严重性标尺的25%~49%；3表示重度困难，占整体严重性标尺的50%~95%；4表示完全困难，占整体严重性标尺的96%~100%；限定值8表示未特指，即没有充足的信息确定损伤的严重性；限定值9表示不适用，即该类目不适用于某个具体病例（表3-19）。

表3-19 ICF"活动和参与"成分评估标准

ICF限定值	意义	语义表达	严重性
0	没有困难	无，缺乏，微不足道……	0~4%
1	轻度困难	略有一点，很低……	5%~24%
2	中度困难	中等程度，一般……	25%~49%
3	重度困难	很高，非常……	50%~95%
4	完全困难	全部……	96%~100%
8	未特指		
9	不适用		

二、生活质量评估

（一）概述

1. 定义 生活质量（quality of life，QL）也称生命质量、生存质量等，是一个内涵十分丰富而复杂的多维度的概念。WHO对于生活质量的定义是：个人根据自身所处的文化和风俗习惯背景，由生存的标准化、理想、期望的追求目标而决定的对其目前社会的地位、生存的状况所表现出的认识和满意程度。

目前，在医学领域中，把生活质量理论和医学实践结合起来，形成与健康相关的生活质量，其更全面地反映人们的健康状况、健康观念。

2. 评估内容 WHO 提出，生活质量的评估应该包括以下几个方面：①躯体功能；②精神心理功能；③自理能力；④社会功能；⑤生活环境；⑥宗教信仰；⑦疾病特征与治疗。

（二）评估方法和常用量表

1. 评估方法 常用的方法有访谈法、观察法和量表法等。

（1）访谈法：通过访谈员和受访人面对面的交谈了解受访人的心理、行为、健康状况及生活水平等后综合评价其生活质量的一种方法。

（2）观察法：指在一定时间内进行有目的、有计划的活动，在特定条件下，通过感官或借助一定的科学仪器，对特定个体的行为或活动、疾病症状及相关反应等进行观察，从而判断其生活质量。此法适用于植物状态、精神障碍、老年性痴呆或危重症者的评估。

（3）量表法：是目前评估生活质量最广为采用的方法，通过使用验证具有较好信度、效度的标准化量表，对受试者的生活质量进行多维度综合评价。目前常用的生活质量量表大多为受试者自我报告量表。

2. 常用量表 迄今为止，医学领域已经开发了多种生活质量测评量表。概括起来可以分为 3 类：①普适性量表，可用于不同健康状态和疾病类型的一般人群；②疾病专用量表，专门应用于某一种疾病患者；③领域专用量表，可用于测量一般人群和特殊人群生活质量在某一领域或特定的内容，但不能反映总的生活质量，如与排泄相关的生活质量、吞咽障碍相关的生活质量等。

（1）WHO 生活质量测定量表：是由 WHO 于 1993 年组织 15 个国家和地区合作中心共同编制成的一套用于测量个体与健康相关的生活质量的普适性量表，内容包括生理、心理、独立性、社会关系、环境和精神支柱 / 宗教 / 个人信仰 6 个领域，共 24 个方面 100 个条目。此表内容涵盖面广，结构严谨，适用于多个学科的有关生活质量的研究，但测评耗时长、实际工作量大。

（2）SF-36 简明健康状况量表（medical outcome study 36-item short-form health survey scale）：内容包括躯体功能、躯体功能对角色功能的影响、躯体疼痛、健康总体自评、活力、社会功能、情绪对角色的影响和心理卫生 8 个领域，是临床常用的测定量表。

（3）生活满意度量表（satisfaction with life scale，SWLS）：包括 5 个条目，对生活满意的程度分为 7 级，分别从完全不同意到完全同意。SWLS 被认为简单易行，能较敏感地反映生存情况的改变。

（4）脑卒中专用生活质量量表（stroke-specific quality of life scale，SS-QOL）：包括体能、家庭角色、语言、上肢功能、移动能力、情绪、思维、个性、自理、社会角色、视力和工作能力 12 个方面，共 49 个条目。其优点是针对性较强，覆盖面较全，可弥补其他量表的不足。

（林 萍 单晓航）

第十节 营 养 评 估

一、营养评估概述

营养评估（nutrition evaluation）是通过收集患者的临床资料，对存在营养风险患者的营养状况进行评估的过程。

随着我国医疗卫生水平的提高，健康问题逐步受到人们的重视。患者常由于疾病消耗、摄入不足、消化吸收障碍等原因发生营养风险。营养风险是指现存的或潜在的营养因素导致患者出现不良临床结局的风险。营养筛查是临床营养治疗的第一步，营养筛查与评估可以及时发现患者存在的营养问题和潜在的营养风险，为医师进行营养干预提供依据，同时可帮助医护人员为患者提供个性化的健康指导，从而缩短患者住院时间，减少住院费用并改善患者生活质量。

二、营养筛查

1. 早筛查　所有的住院患者及门诊伴有严重疾病、存在明显摄入不足或体重下降的患者，均建议进行营养筛查，筛查存在营养风险后，再进行营养评估。首次营养筛查应在患者入院后24 h 内完成，不同筛查工具的信度和效度受人种、身体组成、年龄及合并疾病等多种因素影响，临床应采用综合的评估方法。

2. 筛查方法　常用的营养筛查量表如下。

（1）营养风险筛查2002（nutrition risk screening 2002，NRS2002）：是欧洲及中华医学会肠外肠内营养学分会推荐使用的营养筛查工具，能较准确地反映个体的营养风险，适用于成人住院患者，总分为营养状况和疾病状况的得分之和，如果患者年龄≥70 岁，总分加1；总分≥3分则判定患者具有营养不良的风险，应进行营养干预（表3-20）。

表 3-20　营养风险筛查 2002

第一步：初筛	是	否
1. 体重指数（BMI）＜20.5?		
2. 患者的体重最近3个月内是否减轻？		
3. 患者在最近1周内是否有膳食摄入减少？		
4. 患者的病情严重（如正在重症监护）吗？		
如上述任何一个问题的答案为"是"，则进行第二步筛查。如果每个问题回答均为"否"，则隔1周重新进行筛查		

第二步：正式筛查		
分值	营养状况	疾病状况
0	营养状况正常	营养素需求正常
1	3个月内体重减轻＞5% 或上周膳食摄入量减少25%～50%	髋部骨折；常出现急性并发症的慢性疾病，如肝硬化、慢性阻塞性肺疾病；血液透析、糖尿病、恶性肿瘤
2	2个月内体重减轻＞5% 或BMI＜18.5 或上周膳食摄入为正常摄入量的25%～50%	腹部大手术，脑卒中、重症肺炎，恶性贫血
3	1个月内体重减轻＞5%（3个月＞15%） 或BMI＜18.5 或上周膳食摄入为正常摄入量的0～25%	颅脑损伤，骨髓移植，重症监护的患者

（2）营养不良通用筛查工具（malnutrition universal screening tool，MUST）：主要用于蛋白质－热量营养不良及其发生风险的筛查，包括体重指数（BMI）、体重下降程度和疾病导致近期禁食时间3个方面，总分≥2分为高营养风险状态，需要进行营养干预（表3-21）。该工具

NOTE

的优点在于容易使用和快速，并适用于所有的住院患者。

表 3-21 营养不良通用筛查工具

筛查项目	评分项目	分值（分）
BMI（kg/m²）	> 20	0
	18.5 ~ 20	1
	< 18.5	2
体重下降程度	过去 3 ~ 6 个月体重下降 < 5%	0
	过去 3 ~ 6 个月体重下降 5% ~ 10%	1
	过去 3 ~ 6 个月体重下降 > 10%	2
疾病导致近期禁食时间	< 5 日	0
	≥ 5 日	2

（3）微营养评价简表（mini-nutritional assessment shot form，MNA-SF）：是一种营养不良和营养风险的评估表，其内容包括人体测量、整体评估、膳食问卷和主观评估等。MNA-SF 用于识别营养不良或可能发生营养不良的人群，主要适用住院、社区居家及养老机构的老年患者，若体重及 BMI 无法获知，可用小腿围替代。

（4）主观全面评估（subjective global assessment，SGA）：既是营养筛查工具，又是营养评估中的一项主观内容，主要用于发现营养不良，并对营养不良进行分类（表 3-22）。SGA 主要包括病史和身体参数的评估。病史评估包括：①体重变化；②膳食摄入改变；③胃肠道症状；④功能性改变；⑤患者疾病状态下的代谢需求。身体参数评估包括：①皮下脂肪的丢失；②肌肉的消耗；③水肿情况。

表 3-22 主观全面评估

指标	A 级	B 级	C 级
1. 近期（2 周）体重改变	无 / 升高	减少 < 5%	减少 > 5%
2. 饮食改变	无	减少	不进食 / 低能量流质
3. 胃肠道症状	无 / 食欲不减	轻微恶心、呕吐	严重恶心、呕吐（持续 2 周计）
4. 活动能力改变	无 / 减退	能下床活动	卧床
5. 应激反应	无 / 低度	中度	高度
6. 肌肉消耗	无	轻度	重度
7. 三头肌皮褶厚度	正常	轻度减少	重度减少
8. 踝部水肿	无	轻度	重度

注：上述 8 项中，至少 5 项属于 C 或 B 级者，可分别定为重度或中度营养不良。

（5）营养不良问题全球领导倡议（global leadership initiative on malnutrition，GLIM）标准：主要内容是将营养不良评估明确分为"营养筛查"和"诊断测评"2 个步骤，它综合考虑了营养筛查和评估中的变量，是描述患者营养不良的可行性指标的最小集合，为营养不良患者的分类或描述提供最低标准，旨在形成一个全球统一的成人住院患者营养不良评估标准。

要判定营养不良，至少需要符合 1 项表现型诊断标准和 1 项病因型诊断标准。如果需要对营养不良进行分级，则需要进一步利用 3 个表现型指标对营养不良严重程度进行等级划分。

三、营养评估内容与方法

营养评估的目的是确定营养不良的类型及严重程度，评估的内容包括膳食调查、人体测量、实验室检查（含炎症指标及代谢指标）、人体成分分析（含肌肉量及肌力）、体能测试等多层面指标。

（一）膳食调查

1. 调查食物摄入情况　通常获取患者的进食日记，尤其记录一个人 24 h 所摄入食物的种类、食量和频率等，也可用简单的营养评价问卷进行调查，以评估其摄入的能量和营养素是否满足营养需求。

2. 营养素评估　通过评估摄入食物中营养素的种类和数量判断一个人摄入的营养素是否均衡。

（二）人体测量

1. 身高　测量时注意赤足、直立等标准姿势，若患者由于疾病无法直立，可用坐高、身长等代替。

2. 体重　注意测量时的一致性，尽量排除秤、衣物、饱腹等的干扰。3～6 个月体重非计划内下降 < 5% 为轻度，下降 > 10% 为严重下降。

3. BMI　是反映蛋白质热量营养不良及肥胖症的可靠指标，BMI = 体重（kg）/［身高（m）］^{2}，20～25 kg/m^2 为正常，> 25 kg/m^2 为超重，< 18.5 kg/m^2 为潜在营养不良或体重偏低。

4. 皮褶厚度　可测量患者三头肌、肩胛下或髋部与腹部的皮褶厚度。用压力为 10 g/mm^2 的皮褶厚度计测定同一处 3 次取均值，计算实测值占正常值的百分比。

5. 上臂中点周径　是用卷尺测量肩峰和尺骨鹰嘴中点手臂的围长，注意勿压迫皮下组织。

6. 围度　包括胸围、腰围、臀围及腰臀比等指标。可直接或间接反映人体体脂分布状态。

（三）实验室检查

1. 血浆蛋白　能反映机体蛋白质营养情况，包括血浆白蛋白、前白蛋白、转铁蛋白、视黄醇结合蛋白等。

2. 肌酐升高指数（creatinine-height index，CHI）　是衡量机体蛋白质水平的灵敏指标，但其结果受 24 h 尿量、发热、创伤、肾功能等因素的影响。CHI > 90% 为正常，80%～90% 属于瘦组织群轻微消耗，60%～80% 为瘦组织群中度消耗，< 60% 为瘦组织群重度消耗。

3. 维生素及矿物质检测　通过检测可以发现各种维生素及矿物质等单独营养素的缺乏症。

4. 免疫功能　淋巴细胞计数下降是营养不良引起免疫功能下降的指标。

（四）人体成分分析

1. 生物电阻抗分析法　通过电学方法进行人体组织成分分析，从而测定机体中体脂和瘦体组织量，细胞内、外液的变化情况等多项内容。

2. 双能 X 线吸收法　应用 2 种不同能量的光子穿透不同人体组织时，光子能量的衰减程度不同，从而可测定出机体组织的总质量、体脂含量、瘦组织群含量等。

（五）体能测试

1. 肌肉强度测定　常采用电子握力器测量握力，正常男性握力≥35 kg，女性握力≥23 kg。

2. 6 m 步速测量　记录受试者于无障碍平整地面行走 6 m 距离的时间。

（袁丽秀）

第十一节　静脉血栓栓塞风险评估

一、静脉血栓栓塞概述

静脉血栓栓塞（venous thromboembolism，VTE）是指血液在静脉内不正常凝结，使血管完全或不完全阻塞，属静脉回流障碍性疾病。VTE 包括 2 种类型，深静脉血栓形成（deep venous thrombosis，DVT）和肺血栓栓塞症（pulmonary thromboembolism，PTE），两者相互关联，是 VTE 在不同部位和不同阶段的 2 种临床表现形式。VTE 是住院患者非预期死亡的重要原因，已成为临床医务人员和医院管理者面临的严峻问题。

二、静脉血栓栓塞发病机制

静脉内膜损伤、血流滞缓和血液高凝状态被公认为是导致血栓形成的 3 大因素。

1. 静脉内膜损伤　损伤可造成内皮脱落及内膜下层胶原裸露，或静脉内皮及其功能损害，引起多种生物活性物质释放，启动内源性凝血系统，同时静脉壁电荷改变，导致血小板聚集、黏附，形成血栓。

2. 血流滞缓　久病卧床、久坐不动、术中、术后及肢体制动状态等会导致血流滞缓。此时，因静脉血流缓慢，在瓣窦内形成涡流，使瓣膜局部缺氧，引起白细胞黏附分子表达变化，白细胞黏附及迁移，导致血栓形成。

3. 血液高凝状态　妊娠、产后或术后、创伤、长期服用避孕药、肿瘤组织裂解产物等，使血小板数增高，凝血因子含量增加而抗凝血因子活性降低，导致血管内异常凝结形成血栓。

血栓形成后可向主干静脉的近端和远端滋长蔓延。其后，在纤维蛋白溶酶（纤溶酶）的作用下，血栓可溶解消散，血栓脱落或裂解的碎片成为栓子，随血流进入肺动脉引起肺栓塞。

三、静脉血栓栓塞分型

1. 下肢深静脉血栓　患肢有不同程度的疼痛、肿胀和沉重感，皮肤温度升高，活动后症状加重，患肢 Homans 征阳性，皮肤颜色可正常，或呈紫红色，有时伴有发热、心率加快等症状。下肢深静脉血栓可进一步分为以下类型。

（1）根据部位分类：中央型、周围型、混合型。

（2）根据病程分类：闭塞型（早期）、部分再通型（中期）、再通型（后期）、再发型。

2. 肺栓塞　表现为呼吸困难、胸痛、咳嗽与咯血，严重的 PTE 可在短时间内引起休克，甚至心搏骤停，患者往往来不及抢救而死亡。

四、静脉血栓栓塞风险评估内容与方法

静脉血栓栓塞风险评估的目的是早期识别 VTE 高危患者，及时进行预防，减少医院内 VTE 的发生。

（一）常用工具

1. Caprini 血栓风险评估表　该量表包含一般情况、BMI、VTE 病史等 38 个危险因素，并按 VTE 危险因素水平，对每个危险因素进行赋值（表 3-23）。根据总分将患者分为 3 组，0~2 分为低危，3~4 分为中危，≥5 分为高危。多部 VTE 防治或管理指南建议手术患者采用

NOTE

Caprini 血栓风险评估表。

表 3-23 Caprini 血栓风险评估表

1分	2分	3分	5分
• 年龄 41~60 岁 • 小手术 • BMI > 25 kg/m² • 下肢肿胀 • 静脉曲张 • 妊娠或产后有不明原因或者习惯性流产史 • 口服避孕药或激素替代疗法 • 脓毒症（<1 个月） • 严重肺疾病，包括肺炎（<1 个月） • 肺功能异常 • 急性心肌梗死 • 充血性心力衰竭（<1 个月） • 炎性肠病史 • 卧床患者	• 年龄 61~74 岁 • 关节镜手术 • 大型开放手术（>45 min） • 腹腔镜手术（>45 min） • 恶性肿瘤 • 卧床（>72 h） • 石膏固定 • 中央静脉通道	• 年龄≥75 岁 • VTE 史 • VTE 家族史 • 凝血因子 V *Leiden* 突变 • 凝血酶原 *G20210A* 突变 • 狼疮抗凝物阳性 • 抗心磷脂抗体阳性 • 血清同型半胱氨酸升高 • 肝素诱导的血小板减少症 • 其他先天性或获得性血栓形成倾向	• 脑卒中（<1 个月） • 择期关节置换术 • 髋、骨盆或下肢骨折 • 急性脊髓损伤（<1 个月）

2. Autar 血栓风险评估表 该量表包括年龄、BMI、肢体活动度、特殊风险类（服用避孕药、妊娠）、创伤等 7 个条目，每个条目计 1~7 分。根据总分情况将风险分为 3 组，7~10 分为低危，11~14 分为中危，≥15 分为高危。

3. Padua 血栓风险评估表 该量表是最常用于内科住院患者的风险评估工具之一。该量表包括活跃癌症、VTE 病史、活动度降低、血栓形成倾向的病情、创伤手术（1 个月内）、高龄（≥70 岁）、正在进行激素治疗等 11 个条目，每个条目计 1~3 分（表 3-24）。按照不同评估分值，将 VTE 风险分为低危（0~3 分）、高危（≥4 分）。

表 3-24 Padua 血栓风险评估表

危险因素	评分
1. 活动性恶性肿瘤，患者先前有局部或远端转移和 / 或 6 个月内接受过化疗和放疗	3
2. 既往静脉血栓栓塞史	3
3. 制动，患者身体原因或遵医嘱需卧床休息至少 3 天	3
4. 已有血栓形成倾向，抗凝血酶缺陷症，蛋白 C 或 S 缺乏，凝血因子 V *Leiden*、凝血酶原 *G20210A* 突变，抗磷脂抗体综合征	3
5. 近期（≤1 个月）创伤或外科手术	2
6. 年龄≥70 岁	1
7. 心脏和 / 或呼吸衰竭	1
8. 急性心肌梗死和 / 或缺血性脑卒中	1
9. 急性感染和 / 或风湿性疾病	1
10. 肥胖（BMI≥30 kg/m²）	1
11. 正在进行激素治疗	1

4. **Wells 血栓风险评估表** 是目前临床上应用比较普遍的风险评估工具，包括 Wells DVT 及 Wells PTE 2 个模型。Wells DVT 量表包括 9 个阳性危险因素和 1 个阴性危险因素，存在阳性因素计 1 分，存在阴性因素计 –2 分，根据总分情况将患者分为 2 组，< 2 分为不太可能，≥ 2 分为非常可能，主要应用于门诊患者，亦可用于住院患者。Wells PTE 量表包括 7 个危险因素，根据总分情况将患者分为 2 组，≤ 4 分为不太可能，> 4 分为很可能，便于 PTE 的早期诊断。

5. **修正 Geneva 血栓风险评估表** 主要用于急诊肺栓塞患者的筛查，包括年龄、心率、1 个月内手术史、活动的恶性肿瘤等 9 个条目，每个条目计 1 ~ 5 分，根据总分情况将 VTE 风险分为 3 组，0 ~ 3 分为低度可能性，4 ~ 10 分为中度可能性，≥ 11 分为高度可能性。此量表评估方法简单且不易受主观因素影响，但是量表侧重 PTE 的早期诊断，而非对 PTE 发生风险的早期预测评估，所以不适合指导临床预防措施的实施。

（二）血栓风险动态评估

在患者住院的全过程中，需动态评估 VTE 发生的可能性，争取早预警、早识别、早发现、早报告、早诊断。一旦发生 VTE 事件，应尽快请专科会诊，尽早进行危险分层并给予规范治疗，进行个性化和精细化管理。

（徐德梅）

第十二节 心理评估

一、心理评估概述

心理评估（psychological evaluation）是指在生物 – 心理 – 社会医学模式指导下，运用心理学的理论、技术测试和评估患者的心理特质、心理状态和心理行为变化的评估方法。

二、患者心理分期

患者患病后心理将经历以下 5 个阶段。

1. **第一阶段：否认期** 多数患者面临自己的残疾程度，无法接受，会否认疾病事实，希望出现奇迹，认为这是医师的错误判断。

2. **第二阶段：愤怒期** 患者否认事实，经过一段时间无法看到既定事实改变，会从否认变成愤怒，把不满情绪发泄在医护人员及亲属身上。

3. **第三阶段：协议期** 经过一段时间的愤怒和发泄，患者会冷静下来，配合医护人员，但其心理活动变化仍在继续。

4. **第四阶段：抑郁期** 在长期接受康复治疗的过程中，治疗的副作用及康复效果欠佳，患者面对伤残事实会表现出悲伤、哭泣、无助、自卑等情绪。

5. **第五阶段：接受期** 经过内心的挣扎，患者的情绪慢慢稳定下来，冷静接受伤残事实，平静面对其伤残给生活带来的巨大变化，通过自我调整重返家庭、社会。

三、心理评估方法

心理评估主要由医护人员或心理咨询师进行。评估方法包括观察法、访谈法、心理测验法、心理生理评估法等。在心理评估中，主张多种方法结合，以达到更好的评估效果。

1. **观察法**　是通过对被评估者表现出来的心理现象进行直接或间接的观察和分析，研究其心理行为变化规律的方法，可分为自然观察法和控制观察法两类。主要观察内容包括仪表、形态、人际沟通方式、言谈举止、注意力、情景应对行为等。观察法的优点是结果比较真实、客观，不足之处是只观察到外显行为，结果不易重复。

2. **访谈法**　是指专业人员运用语言或非语言形式与患者进行的一种有目的的沟通和交流，以便深入了解患者心理状况的评估方法。访谈的形式包括结构式访谈和自由式访谈。前者的访谈根据预先设定好的结构和程序开展，访谈内容有限，但效率较高。后者的访谈是开放式的，被评估者较少受到约束，可以自由表达。在访谈过程中，要注意收集患者的一些非言语信息如患者的姿势、手势、表情、语气等。访谈内容包括对残疾和康复的认识、伤后心理变化、睡眠和饮食情况、对残疾生活的态度等。

3. **心理测验法**　是指经过专门训练的人员运用标准化的问题或量表来测量患者的某些心理品质的方法。包括心理测验和评估量表，是心理评估的主要方法。心理测验的应用范围很广，种类繁多，测验内容包括智力、人格、症状等。

4. **心理生理评估法**　依据心理活动与生理活动的相互影响，通过监测心理生理系列变量，包括大脑的功能状况，如脑电图、功能性磁共振成像技术、脑磁图、激素和免疫参数及反应形式；自主神经 – 心血管系统，如心电图、呼吸指数；汗腺变量，如皮肤电活动；肌肉紧张参数，如肌电图等，进行心理测定和评估。

四、心理评估目的

1. **为前期康复治疗与护理提供依据**　了解疾病引起的躯体功能和心理上的变化，明确心理异常的范围、性质及程度和对其他功能的影响，为制订或调整康复计划提供重要依据。

2. **对后期康复效果进行评价预测**　心理评估是客观评价康复疗效的重要指标。康复过程中可根据心理评估的结果，及时调整康复程序，提高康复的效果。

3. **为重返社会做准备**　通过心理评估了解患者的心理变化轨迹，为患者重返社会提供指导依据，帮助患者更好地重返家庭和社会。

五、心理测验常用方法

（一）智力测验

智力（intelligence）也称智能，是指人认识、理解客观事物并运用知识、经验等解决问题的能力，包括观察力、理解力、记忆力、想象力、判断力、思维能力等。智力测验是通过测验了解智力水平的一种科学的方法。医护人员可根据评估结果指导患者进行康复训练。智商（intelligence quotient，IQ）是将智力量化的概念，它将个体智力水平进行量化，能大致反映个体智力水平的高低。

1. **韦氏智力量表（Wechsler intelligence scale，WIS）**　是目前世界上使用最广泛的智力测验量表，包括韦氏儿童智力量表（WISC）、韦氏成人智力量表（WAIS）和韦氏学龄前及学龄初期智力量表（WPPSI），适用于 4 ~ 74 岁人群。中国修订版韦氏成人智力量表（WAIS-RC）适用于 16 岁以上成人，测试内容包括 11 个分测试，分言语（6 个分测试）和操作（5 个分测试）2 类，见表 3-25。评估者可根据相应百分等级常模表转换得到分数，再根据不同年龄阶段的转换表得出言语智商、操作智商和全智商量表。

表 3-25　中国修订版韦氏成人智力量表（WAIS-RC）

类别	分测试项目和内容	所测能力
言语量表	1. 知识：29 个题目，包括天文、地理等	知识广度、兴趣范围、记忆能力等
	2. 领悟：14 个题目，包括社会价值观、成语等	对社会的适应能力、判断能力
	3. 算术：14 个心算，要计时	数字的计算、推理能力
	4. 相似性：有 13 对词，念给患者听时要求说出每对词的相似性	抽象和概括能力
	5. 数字广度：念给患者一组数字，要求其顺背 3 ~ 12 位数，倒背 2 ~ 10 位数	注意力和瞬时记忆
	6. 词汇：念 40 个词汇给患者听，要求其在词汇表上指出并说明其含义	言语理解和表达能力
操作量表	7. 数字符号：阿拉伯数字 0 ~ 9 各配一个符号，要求患者给测验表上 90 个无顺序的数字配上相应的符号，限时 90 s	知觉辨别能力、操作速度
	8. 图画填充：21 张卡片，都缺失一个重要部分，要求说出缺失什么，并指出缺失部分	视觉辨认能力
	9. 木块图：要求患者用 9 块红白两色的立方形木块按照木块测验图卡组合成 7 个图案	空间辨别能力、视觉分析综合能力
	10. 图片排列：把说明一个故事的一组图片打乱顺序后给患者看，要求摆成应有的顺序，共 8 组	分析综合能力、因果关系、思维灵活性
	11. 图形拼凑：把人体、头像等图形的碎片给患者，拼成完整的图形，共 4 个	想象力、手 - 眼协调能力

　　2. 斯坦福 - 比内智力量表　以测验儿童为主，测验结果可表明受试者在同岁儿童或者青少年中的相对智力水平，年龄范围大多为 2 ~ 8 岁儿童或青少年，在学龄儿童中使用比较准确。

　　3. 贝利婴儿发展量表　是常用的发展量表之一，适用于 2 ~ 30 月龄的儿童，包括智力量表、运动量表和行为观察表 3 个部分。

（二）人格测验

　　人格是指个体在对人、对事、对己等方面的社会适应中行为上的内部倾向性和心理特征。表现为能力、气质、性格、需要、动机、兴趣、理想和体质等方面的整合。人格测验是对人格特点的描述和揭示，即测量个体在一定情境下常表现出来的情感反应和典型行为，通常包括气质或性格类型的特点、情绪状态、动机等素质特征。

　　艾森克人格问卷（Eysenck personality questionnaire，EPQ）是国际公认的人格测验工具，主要从内/外倾性、神经质、精神质 3 个维度对人格进行测评。我国修订的 EPQ 共有 88 个问题，由 E、N、P、L 4 个量表组成，E 量表测试性格的内外倾向性，N 量表测试情绪的稳定性，P 量表测试心理变态倾向，L 量表用于测定受试者的掩饰作用（表 3-26）。

（三）情绪测验

　　情绪是对一系列主观认知经验的通称，是人对客观事物的态度体验及相应的行为反应，一般认为，情绪是以个体愿望和需要为中介的一种心理活动。情绪状态分为积极和消极，临床上常见的消极情绪有焦虑和抑郁。焦虑是一种烦躁不安的情绪，包含着急、挂念、忧愁、紧张、恐慌、不安等，但此状态并非由实际威胁所引起。抑郁是一种情绪感受，最核心的意思是情绪

表 3-26 EPQ 的 4 个分量表及评估说明

分量表名称	检测目的	评估说明
E 量表（共 21 条）	测试内向与外向的个性特征	高分：性格外向，表现为乐观随和、爱交际、喜欢刺激和冒险、易冲动
		低分：性格内向，表现为安静离群、踏实可靠、善于内省、不易冲动
N 量表（共 24 条）	测试情绪的稳定性	高分：情绪不稳定，表现为焦虑、紧张、抑郁、情绪反应重、难以平静
		低分：情绪稳定，表现为平静，不紧张，情绪反应慢、弱
P 量表（共 23 条）	测试精神质（或倔强性）	高分：个性倔强，表现为倾向独身、不关心他人、难以适应环境、对人施敌意
		低分：个性随和，表现为对人友善、合作
L 量表（共 20 条）	测试自我掩饰或隐蔽特征	高分：有掩饰或自我隐蔽倾向，说明被试者较老练、成熟
		低分：掩饰倾向低，说明被试者单纯、幼稚

低落、高兴不起来、体会不到乐趣。通常用于焦虑、抑郁的评估量表分为自评量表和他评量表。

1. **焦虑评估量表** 常用的焦虑评估量表有汉密尔顿焦虑评估量表（Hamilton anxiety scale，HAMA）、焦虑自评量表等。汉密尔顿焦虑评估量表是英国学者汉密尔顿（Hamilton）编制的一种常用的焦虑障碍诊断工具（表 3-27），共 14 个项目，每个项目根据严重程度评分 0～4 分。总分≥29 分，可能是严重焦虑；>21 分，有明显焦虑；≥14 分，肯定有焦虑；≥7 分，可能有焦虑；<7 分，没有焦虑。

表 3-27 汉密尔顿焦虑评估量表

项目	说明	分数
1. 焦虑心境	担心，担忧，感到有最坏的事情要发生，容易激惹	
2. 紧张	紧张感，易疲劳，不能放松，易哭，颤抖，感到不安	
3. 害怕	害怕黑暗、陌生人、独处、动物、乘车或旅行及人多的场合	
4. 失眠	难以入睡，易醒，睡眠不深，多梦，梦魇，夜惊，醒后感疲倦	
5. 认知功能	注意障碍，注意力不能集中，记忆力差	
6. 抑郁心境	丧失兴趣，对以往爱好缺乏快感，忧郁，早醒，昼重夜轻	
7. 肌肉系统症状	肌肉酸痛，活动不灵活，肌肉抽动，肢体抽动，牙齿打颤，声音发抖	
8. 感觉系统症状	视物模糊，发冷发热，软弱无力，浑身刺痛	
9. 心血管系统症状	心动过速，心悸，胸痛，血管跳动感，昏倒感，期前收缩	
10. 呼吸系统症状	胸闷，窒息感，叹息，呼吸困难	
11. 胃肠道症状	吞咽困难，暖气，消化不良，肠动感，肠鸣，腹泻，体重减轻，便秘	
12. 生殖泌尿系统症状	尿频、尿急、停经、性冷淡、过早射精、勃起功能障碍	
13. 自主神经症状	口干、潮红、苍白、易出汗，起"鸡皮疙瘩"，紧张性头痛，毛发竖立	
14. 会谈时行为表现	紧张，不能松弛，忐忑不安，咬手指，紧握拳，摸弄手帕，面肌抽动，不停顿足，手发抖，皱眉，表情僵硬，肌张力高，叹息样呼吸，面色苍白，吞咽，呃逆，安静时心率快，呼吸过快（20 次/min 以上），腱反射亢进，震颤，瞳孔放大，眼睑跳动，易出汗，眼球突出	

2. **抑郁评估量表** 常用的抑郁评估量表包括汉密尔顿抑郁评估量表（Hamilton depression scale，HAMD）、抑郁自评量表等。汉密尔顿抑郁评估量表是临床评估抑郁状态最普遍应用的

量表（表3-28）。总分越高，病情越重。总分 < 8 分为无抑郁状态，20 ~ 35 分为轻中度抑郁，> 35 分为重度抑郁。

表 3-28 汉密尔顿抑郁评估量表

项目	分数	项目	分数
1. 抑郁情绪	0 ~ 4	13. 全身症状	0 ~ 2
2. 有罪感	0 ~ 4	14. 性症状	0 ~ 2
3. 自杀	0 ~ 4	15. 疑病	0 ~ 4
4. 入睡困难	0 ~ 2	16. 体重减轻	0 ~ 2
5. 睡眠不深	0 ~ 2	17. 自知力	0 ~ 2
6. 早睡	0 ~ 4	18. 日夜变化 A 早	0 ~ 2
		B 晚	0 ~ 2
7. 工作和兴趣	0 ~ 4	19. 人格或现实解体	0 ~ 4
8. 迟缓	0 ~ 4	20. 偏执症状	0 ~ 4
9. 激越	0 ~ 4	21. 强迫症状	0 ~ 4
10. 精神性焦虑	0 ~ 4	22. 能力减退感	0 ~ 4
11. 躯体性焦虑	0 ~ 4	23. 绝望感	0 ~ 4
12. 胃肠道症状	0 ~ 2	24. 自卑感	0 ~ 4

（郭声敏）

第十三节　压力性损伤风险评估

一、压力性损伤概述

（一）定义

压力性损伤（pressure injury，PI）是由压力或压力联合剪切力导致的皮肤和 / 或皮下组织的局部损伤，通常位于骨隆突处，但也可能与医疗器械或其他物体有关。

（二）易感性的影响因素

1. 力学因素　包括力学的负荷大小、持续时间及负荷类型，例如压力、摩擦力或剪切力。

2. 个体的易感性和耐受力　包括组织的力学属性、组织及骨骼的形态学、物质运输特性和热特性、生理功能和修复能力。

（三）分类

1. Ⅰ期压力性损伤　皮肤完整，局部出现不变白的红斑，在深色皮肤上的表现可能不同。在出现可见的变化之前，可能出现变白的红斑或有皮肤感觉、温度或硬度的改变。颜色变化不包括可能提示存在深部组织压力性损伤的紫色或栗色改变。

2. Ⅱ期压力性损伤　部分皮层缺失，伴真皮暴露。创面有活力，呈粉红色或红色，湿润，也可表现为完整的或破裂的浆液性水疱。脂肪组织不可见，深部组织不可见。无肉芽组织、腐肉及焦痂。

3. Ⅲ期压力性损伤　全皮层皮肤缺失，常常可见脂肪、肉芽组织和边缘内卷。可有腐肉和 / 或焦痂。不同解剖位置的组织损伤的深度存在差异，脂肪丰富的区域会发展成深部伤口，可能会出现潜行或窦道，无筋膜、肌肉、肌腱、韧带、软骨和 / 或骨暴露。

4. **Ⅳ期压力性损伤**　全层皮肤和组织缺失，可见或可直接触及筋膜、肌肉、肌腱、韧带、软骨或骨。可见腐肉和 / 或焦痂。常常会出现边缘内卷，窦道和 / 或潜行。

5. **不可分期压力性损伤**　全层皮肤和组织缺失，由于被腐肉和 / 或焦痂掩盖，不能确认组织缺失的程度。只有去除足够的腐肉和 / 或焦痂，才能判断损伤处于Ⅲ期还是Ⅳ期。

6. **深部组织压力性损伤**　完整或破损的皮肤出现局部持续不褪色的深红色、栗色或紫色，或表皮分离后暴露暗色的伤口或充血性水疱。疼痛和温度变化通常先于颜色改变出现。

二、压力性损伤风险评估内容与方法

（一）整体评估

1. **评估范围**　应对所有入院患者进行压力性损伤风险评估。

2. **评估时机**

（1）患者入院时。

（2）患者病情变化、更改护理级别后。

（3）患者术前、术中（进入和离开手术室）、术后。

（4）患者发生跌倒时。

（5）患者活动能力受限时。

（6）患者好转或出院时。

3. **评估工具及频次**　使用压力性损伤风险评估量表（Braden 量表），具体内容见表 3-29。Braden 评分数值为 6～23 分，其中 19～23 分为无危险，15～18 分为低度危险，13～14 分为中度危险，10～12 分为高度危险，9 分或 9 分以下为极度危险。2009 年美国国家压力性损伤专家组推荐 Braden 量表评估时间：①急性病患者应在入院时进行评估（2 h 内），此后每 48 h 评估 1 次或当患者病情发生变化时随时评估；②长期护理的患者应在入院时进行评估，此后第 1 个 4 周内每周评估 1 次，之后每月至每季度评估 1 次，当患者发生病情变化时随时评估。

4. **记录**　对每次评估内容及结果进行详细记录。

表 3-29　Braden 量表

评估内容	评估计分标准			
	1 分	2 分	3 分	4 分
1. 感知：对压力所致不舒适状况的反应能力	完全受限：由于意识水平下降或用镇静药后或体表大部分痛觉能力受限所致对疼痛刺激无反应	非常受限：对疼痛有反应，但只能用呻吟、烦躁不安表示，不能用语言表达不适或痛觉能力受损 >1/2 体表面积	轻微受限：对指令性语言有反应，但不能总是用语言表达不适或有 1～2 个肢体感受疼痛或不舒适的能力受损	无损害：对指令性语言有反应，无感觉受损
2. 潮湿：皮肤暴露于潮湿中的程度	持续潮湿：每次移动或翻动患者时几乎总是看到皮肤被分泌物尿液等浸湿	非常潮湿：皮肤频繁受潮，床单至少每班更换 1 次	偶尔潮湿：皮肤偶尔潮湿，要求额外更换床单约每日 1 次	罕见潮湿：皮肤通常是干的，床单按常规时间更换
3. 活动能力：身体活动的程度	卧床：被限制在床上	坐椅子：步行活动严重受限或不能步行活动，不能耐受自身的体重和 / 或必须借助椅子或轮椅活动	偶尔步行：白天偶尔步行但距离非常短，需借助辅助设施或独立行走。大部分时间在床上或椅子里	经常步行：室外步行每日至少 2 次，室内步行至少每 2 h 1 次（在白天清醒期间）

续表

评估内容	评估计分标准			
	1分	2分	3分	4分
4. 移动能力：改变和控制体位的能力	完全不能移动：在没有人帮助的情况下，患者完全不能改变身体或四肢的位置	非常受限：偶尔能轻微改变身体或四肢的位置，但不能经常改变或独立地改变体位	轻微受限：尽管只是轻微改变身体或四肢位置，但可经常移动且独立进行	不受限：可独立进行主要的体位改变，且经常随意改变
5. 营养：通常摄取食物的方式	非常差：①从未吃过完整一餐；②罕见每餐所吃食物>1/3所供食物；③每天吃两餐或蛋白质较少的食物；④摄取水分较少或未将汤类列入食谱作为日常补充；⑤禁食和/或一直喝清流质或静脉输液>5天	可能不足：①罕见吃完一餐；②一般仅吃所供食物的1/2；③蛋白质摄入仅包括每日3人份肉类或日常量；④偶尔吃加餐或接受较少量的流汁饮食或管饲饮食	基本满足：①大多数时间所吃食物>1/2所供食物；②每日所吃蛋白质达4人份；③偶尔少吃一餐，但常常会加餐；④在鼻饲或全胃肠外营养（TPN）期间能满足大部分营养需求	良好：①每餐均能吃完或基本吃完；②从不少吃一餐；③每天通常吃≥4人份的肉类；④不要求加餐
6. 摩擦和剪切力	存在问题：①需要协助才能移动患者；②移动患者时皮肤与床单表面没有完全托起会产生摩擦力；③患者坐床上或椅子时经常出现向下滑动；④肌肉痉挛、收缩或躁动不安时会产生持续存在的摩擦力	潜在问题：①很费力地移动患者会增加摩擦；②在移动患者期间，皮肤可能有某种程度上的滑动去抵抗床单、椅子、约束带或其他装置所产生的阻力；③在床上或椅子中大部分时间能保持良好的体位，但偶尔有向下滑动	不存在问题：①在床上或椅子里能够独立移动；②移动期间有足够的肌力完全抬举身体及肢体；③在床上和椅子里的所有时间内都能保持良好的体位	

（二）局部评估

1. 评估时机

（1）患者入院或转入医疗机构时。

（2）普通患者在每次交接班时。

（3）转科患者应在转出和转入科室时。

（4）手术患者应在术前、术中和术后分别进行皮肤评估。

（5）患者病情出现变化时。

（6）患者出院前。

2. 评估部位　压力性损伤的好发部位多在受压和缺乏脂肪组织保护、无肌肉包裹或肌层较薄的骨隆突及受压部位。根据卧位不同，受压点不同，好发部位亦不同。仰卧位好发于枕骨隆突、肩胛骨、肘部、脊椎体隆突、骶尾部、足跟，侧卧位好发于耳部、肩峰、肘部、髋部、膝关节的内外侧、内外踝，俯卧位好发于耳部、颊部、肩部、乳房、男性生殖器、髂嵴、膝部、脚趾。

3. 评估内容

（1）问诊：可通过询问患者、家属或照顾者评估患者皮肤状况，包括但不限于以下内容。①是否患有糖尿病、外周血管疾病等影响皮肤状况及伤口愈合的疾病。②是否正在使用治疗皮肤疾病或会影响皮肤状况的药物（如类固醇类药物）。③有无既往皮肤病史。④目前皮肤状况是否发生改变。⑤任何部位的皮肤是否存在疼痛、麻木、瘙痒等不适。

（2）视诊：①皮肤完整性。皮肤有无破损或伤口；皮肤是否有瘀伤或瘙痒迹象；皮肤是否有病变，若有则应观察病变部位是隆起或凹陷。②皮肤颜色。皮肤颜色是否发生改变，身体对称部位皮肤颜色是否存在差异。

（3）触诊：通过手与患者被检查部位接触后的感觉进行评估，包括但不限于皮肤质地、皮肤温度、皮肤湿度。

（4）嗅诊：可通过嗅觉评估患者皮肤异常气味，包括但不限于以下内容。①皮肤及皮肤褶皱处是否有异味。②是否存在失禁情况（排泄物的气味）。

（李　娟）

第十四节　跌倒风险评估

一、跌倒风险评估概述

（一）跌倒的定义

根据《国际疾病分类（第 10 版）》（ICD-10），跌倒（fall）被定义为突发的、非故意的、不自主的体位改变，倒在地面或比初始位置更低的平面上。包括从一个平面至另一个平面的跌落和同一平面的跌倒。但不包括暴力、意识丧失、偏瘫或癫痫发作所致的跌倒。跌倒可无损伤，也可导致软组织损伤、骨折、脑部损伤等各种伤害，甚至可使患者产生害怕跌倒、焦虑、沮丧、丧失信心、社会孤立等心理阴影，不仅增加患者的身心痛苦及经济负担，还可能会导致医疗纠纷，成为医患纠纷的隐患因素，严重影响临床医疗服务质量，是医院预防的重点不良事件。

（二）跌倒风险评估的意义

据世界卫生组织统计，每年约有 68.4 万人死于跌倒，跌倒已成为全球意外伤害死亡的第二大原因，而老年人是其中的主要群体。针对住院患者，需早期识别跌倒高危患者，积极评估跌倒的危险因素，从而制订针对性预防措施，以减少跌倒及跌倒的不良后果。

（三）跌倒风险评估时机

（1）所有住院患者入院时、转科时，跌倒高风险患者出院前，都应进行跌倒风险评估。

（2）住院期间患者出现身体、认知、精神状态、行为、移动能力、高跌倒风险药物或环境等发生改变时，应重新进行跌倒风险评估。

二、跌倒风险评估内容与方法

（一）跌倒风险筛查

1. **问题筛查**　建议采用 3 个关键问题进行筛查，包括"您在过去 1 年跌倒过吗？""您在站立或者行走时是否感觉不稳？""您是否会担心跌倒？" 3 个问题可以评估多个跌倒风险因素，对于跌倒预测的敏感度较高。

2. **风险分层**　老年人跌倒的预防和管理全球指南指出，下列情况的成年人为跌倒高风险：①因外伤需医疗（含手术）救治；② 1 年内跌倒≥2 次；③倒地≥1 h 无法独立起身；④被认为衰弱或被怀疑经历过短暂意识丧失。

（二）病史评估

1. **跌倒史**　是跌倒风险评估的重要组成部分。评估患者跌倒频率，发生跌倒时的症状、原因、时间、地点和环境状况，助行器和医疗警报装置的使用情况，跌倒损伤程度及跌倒后的心理，跌倒后的处理方式等。

2. **疾病史**　主要评估患者是否有引起头晕、意识改变、步态不稳或平衡障碍的相关疾病，如脑卒中、颅脑损伤、帕金森病、痴呆、贫血、颈椎病、心脏病、视觉障碍、耳鼻喉疾病和严重的骨关节病等。

3. **用药史**　评估患者的用药情况，可使用易增加跌倒风险的药物（fall risk-increasing drug，FRID）筛查表，如抗高血压药、降血糖药、镇静催眠药、抗精神病药、抗凝药、抗痉挛药、止吐剂、抗组胺药等。

4. **营养和液体的摄入**　主要包括液体的摄入量和丢失量（如腹泻、呕吐、限制液体），饮食、吞咽功能，维生素 D 摄入情况等。

（三）综合多因素评估

1. **量表评估**　通过量表评估生物学、行为环境及经济社会危险因素，对于跌倒风险进行快速筛查。

（1）Morse 跌倒风险评估量表（MFS）：是测量住院患者跌倒风险的量表（表 3-30）。MFS 总分 125 分，得分越高，表示跌倒风险越大。此表因简单，耗时少，临床应用广泛。

表 3-30　Morse 跌倒风险评估量表（MFS）

项目	评价标准	得分
1. 跌倒史	近 3 个月内无跌倒史	0
	近 3 个月内有跌倒史	25
2. 超过 1 个医学诊断	无	0
	有	15
3. 使用行走辅助器具	不需要 / 完全卧床 / 有专人扶持	0
	拐杖 / 手杖 / 助行器	15
	依扶家具行走	30
4. 静脉输液 / 置管 / 使用特殊药物	无	0
	有	20
5. 步态	正常 / 卧床休息 / 轮椅代步	0
	虚弱乏力	10
	平衡失调 / 不平衡	20
6. 认知状态	了解自己能力，量力而行	0
	高估自己能力 / 忘记自己受限制 / 意识障碍 / 躁动不安 / 沟通障碍 / 睡眠障碍	15

注：跌倒风险评估标准，<25 分为低度风险，25~45 分为中度风险，>45 分为高度风险。

（2）约翰霍普金斯跌倒风险评估量表：不仅评估跌倒风险，还可对风险进行分层，适用于年龄在 65 岁及以上的老年人群体，也适用于具有跌倒风险的其他相关人群（表 3-31）。

（3）托马斯跌倒风险评估量表：是为了降低院内老年患者跌倒率而设计的，通过评估个体的跌倒史、移动能力和认知状况等方面的问题来评估个体的跌倒风险，从而针对性制订预防措施（表 3-32）。托马斯跌倒风险评估量表总分 5 分，得分 >2 分即定义为高危跌倒患者。

表 3-31　约翰霍普金斯跌倒风险评估量表

第一部分	低风险	高风险		如果患者情况不符合量表第一部分的任何条目，则进入第二部分的评定
	患者昏迷或完全瘫痪	住院前 6 个月内有 > 1 次跌倒史	住院期间有跌倒史	

第二部分	患者年龄	分值	大小便排泄	分值	患者携带管道数	分值
	60 ~ 69 岁	1	失禁	2	1	1
	70 ~ 79 岁	2	紧急和频繁的排泄	2	2	2
	≥80 岁	3	紧急和频繁的失禁	4	3 及 3 以上	3
	活动能力	分值	认知能力	分值	跌倒史	分值
	患者移动 / 转运或行走时需要辅助或监管	2	定向力障碍	1	最近 6 个月有 1 次不明原因跌倒经历	5
	步态不稳	2	烦躁	2		
	视觉或听觉障碍而影响活动	2	认知限制或障碍	4		
	高危药物				分值	
	高危用药如镇痛药（患者自控镇痛 PCA 和阿片类药）、抗惊厥药、降压利尿剂、催眠药、泻药、镇静剂和精神类药数量				1 个高危药物	3
					2 个及以上	5
					24 h 内有镇静史	7

第二部分得分范围为 0 ~ 35 分，分 3 个等级，< 6 分为低度风险，6 ~ 13 分为中度风险，> 13 分为高度风险

表 3-32　托马斯跌倒风险评估量表

序号	项目	得分	
1	最近 1 年内或住院中发生过跌倒	否 =1	是 =2
2	意识欠清、无定向感、躁动不安（任一项）	否 =1	是 =2
3	主观视觉不佳，影响日常生活活动能力	否 =1	是 =2
4	需上厕所（如尿频、腹泻）	否 =1	是 =2
5	活动无耐力，只能短暂站立，需协助或使用辅助器才可下床	否 =1	是 =2
总分：	分		

该量表忽略了影响跌倒的外在因素，如环境影响。

2. 平衡及体能评估　临床常用的评估工具有计时起立 – 行走测试、Berg 平衡量表、功能性伸展测试、肌力测试等。

（1）计时起立 – 行走测试（times up and go test，TUGT）：主要用于评估老年人的移动能力和平衡能力。被测试者听到口令从靠背椅上起立，尽可能快地向前行走 3 m，然后转身迅速走回到椅子前转身坐下。测试者记录从下口令开始到坐回椅子之间的时间。通过观察被测者的行走步态和步速，记录时间来判断有无身体的不稳定及体能的不足，进而判断有无跌倒的可能。< 10 s 为正常，10 ~ 19 s 为轻度异常（有独立活动的能力），20 ~ 29 s 为中度异常（需要帮助），≥30 s 为重度异常（行动不便）。

（2）Berg 平衡量表（Berg balance scale，BBS）：该量表要求受试者完成 14 个项目，每个项目根据受试者的完成情况给 0 ~ 4 分，总分 56 分。得分越低，表明平衡功能越差，跌倒的可能性也越大。BBS 常被称为平衡功能评估的金标准。

（3）功能性伸展测试：通过对患者上肢水平向前伸展能力的测试来评估其体位控制和静态平衡能力。患者双足分开站立与肩同宽，手臂前伸，肩前屈90°，在足不移动的情况下测量受试者前伸的最大距离。前伸距离 < 18 cm 提示跌倒风险高。

（4）肌力测试：主要测试上、下肢肌力。上肢肌力以握力为代表，可使用握力器测量。下肢肌力可通过 5 次起坐测试（five times sit to stand test，FTSST）评估：患者坐于 46 cm 高的无扶手的凳子上，双手交叉放于两肩上，尽可能快速且手不支撑从凳子上站起坐下 5 次，10 s 内完成为正常，若不能按时完成，则需要进一步评估跌倒风险。

3. 其他评估 包括环境评估和神经心理评估。

（1）环境评估：不良的环境因素是引起老年人跌倒的重要危险因素。应针对老年人居住环境进行评估。

（2）神经心理评估：认知障碍、焦虑、抑郁、沮丧及害怕跌倒的心理状态都增加了跌倒发生的风险。可选用国际版跌倒效能量表、特异性活动平衡自信量表等对患者进行评估。

（袁丽秀）

数字资源详见新形态教材网

操作视频 　流程图 　教学PPT 　自测题

第 四 章
康复治疗技术

 流程图

第一节 物 理 治 疗

物理治疗（physical therapy，PT）是通过功能训练或手法治疗、物理因子，改善人体健康状态，防治疾病，恢复机体功能的方法。

一、运动治疗

运动治疗以运动学、生物力学和神经发育学为基础，以功能训练为手段，以手法和器械为载体，恢复、改善或重建躯体功能。主要治疗作用：改善血液循环和代谢能力；缓解疼痛，改善关节活动范围，放松肌肉，纠正畸形；改善肌力、耐力、心肺功能和平衡协调能力；提高神经 – 肌肉的运动控制能力。

（一）关节活动训练

1. **主动运动**　患者主动用力收缩肌肉完成关节运动，以维持关节活动范围的训练。主要用于防治关节周围软组织挛缩与粘连，保持关节活动度，但对重度粘连和挛缩的作用不明显。最常用徒手体操，针对关节活动受限的方向和程度设计动作，让患者独自练习或集体练习。

2. **主动助力运动**　患者在外力辅助下主动收缩肌肉完成运动。助力可由治疗者、患者健肢、器械、引力或浮力提供。该运动是被动运动向主动运动的过渡，目的是逐步增强肌力，建立协调动作模式。常用器械练习和滑轮练习。

3. **被动运动**　可保持肌肉的长度和张力，维护关节的形态和功能，维持关节的活动范围。被动运动是轻度关节粘连或肌痉挛不可缺少的治疗方法；瘫痪患者在神经功能恢复前接受被动运动，可维持关节的活动范围。被动运动分为两类：①由治疗者协助完成的被动运动，如关节活动技术；②患者自己借助外力或器具完成的被动运动，如关节功能牵引。

（二）牵伸技术

牵伸（stretching）技术是运用外力将短缩或挛缩的软组织拉长，恢复关节周围软组织的伸展性，降低肌张力，改善关节活动范围的技术，操作简便且安全有效。

1. **分类**　根据牵伸力量的来源，分为手法牵伸、器械牵伸和自我牵伸；根据牵伸肌群，分为屈肌群牵伸和伸肌群牵伸；根据牵伸强度，分为低强度牵伸和高强度牵伸；根据牵伸时间，分为长时间牵伸、短时间牵伸、持续牵伸和间歇牵伸；根据牵伸部位，分为脊柱牵伸和四肢牵伸。

2. 护理要点　进行牵伸时需注意如下要点。

（1）对拟牵伸肌肉进行功能评估，明确牵伸方式。

（2）详细了解病情，取得患者的理解与配合，使被牵伸部位放松，牵伸动作缓慢可控，治疗后观察患者反应，肌肉酸痛不应超过 24 h，否则需调整牵伸参数。

（3）为避免挤压关节，对关节施加分离牵引力，要求力度适中、缓慢、持久，既使软组织产生张力，又不明显引起或加重疼痛。

（4）治疗中避免跳跃性牵伸，尤其在关节活动末端避免弹动关节，以免引起被牵伸肌肉的反射性收缩。

（5）对于长时间制动、水肿、肌力较弱的组织，避免过度牵伸，以免因大强度、短时间牵伸损伤软组织，造成关节不稳定，加剧疼痛，增加骨骼肌再次损伤的风险。

（三）肌力训练

肌力训练是通过主动或被动运动的方式，采用不同的肌肉收缩形式，恢复或增强肌肉力量的训练。肌力训练有助于防治肌肉萎缩、促进神经损伤后肌力恢复、矫治关节畸形、维持关节稳定等，也是预防运动损伤、提高平衡和协调能力的基础。

1. 分类

（1）按照训练目的：分为增强肌力训练和增强肌肉耐力训练。

（2）按照肌力大小：分为被动训练、助力训练、主动训练、抗阻训练等。0～1级肌力时，可采用以传递神经冲动为目的的被动训练或电刺激使肌肉被动收缩；2～3级肌力时，可采用助力训练；3级以上肌力，可进行主动训练；4～5级肌力时，可进行抗阻训练。

（3）按照肌肉收缩方式：分为等长训练、等张训练和等速训练。等长收缩常用于骨关节损伤、骨关节病的早期康复，如制动期、关节炎疼痛期，用以维持或恢复肌力；等张收缩适用范围广，可在全关节范围进行活动；等速训练是高效的肌力训练方法，需借助专门设备。

2. 护理要点　①循序渐进，选择正确的运动量和训练方法。②掌握正确的运动负荷。③开展无痛训练。④对患者进行讲解和鼓励。⑤注意患者的心血管反应。⑥避免出现代偿运动。⑦做好详细的训练记录。

（四）平衡和协调功能训练

平衡和协调功能障碍最常见于中枢神经系统疾病，如脑卒中、脑外伤、小儿脑瘫、脊髓损伤和帕金森病等。对于平衡和协调功能障碍，除针对病因进行药物或手术治疗外，平衡和协调功能训练也是康复的重要内容。

1. 平衡功能训练　平衡功能包括：①静态平衡，即安静坐、立位状态下，能以单侧及双侧负重而保持平衡。②动态平衡，包括自动动态平衡、他动动态平衡及动作中平衡。其中自动动态平衡指患者坐位或立位时，自己改变重心的功能；他动动态平衡指患者在外力破坏其平衡的状态下能够调整平衡。

静态平衡训练的大体顺序为：前臂支撑俯卧位、前臂支撑俯卧跪位、前倾跪位、跪坐位、半跪位、坐位、站立位（扶平行杠站立、独自站立、单腿站立）。动态平衡训练首先是支撑面由大到小、重心由低到高的体位训练，然后再逐步施加外力，如摇晃平衡板、利用大球或滚筒训练，以及使用平衡仪训练。

2. 协调功能训练　目的是改善动作质量，包括动作的方向、节奏、力量和速度，以提高动作的准确性。协调功能训练的基本原则：①由易到难，循序渐进。先练习简单动作，再完成复杂动作，逐步增加训练的难度和复杂性。②重复性训练。每个动作均重复练习，起到强化效果，促进大脑的功能重组，进一步改善协调功能。③针对性训练。根据具体的协调障碍进行针对性训练，增强训练的目的性。④综合性训练。在针对性训练的同时，进行相关训练，如肌力训练、平衡训练等。

协调功能训练与平衡功能训练相似，但侧重点不同。平衡功能训练侧重于身体重心的控制，以粗大动作、整体动作训练为主；协调功能训练侧重于动作的灵活性、稳定性和准确性，以肢体远端关节的精细动作、多关节共同运动的控制为主，同时强调完成动作的质量，如动作是否准确，完成过程中是否出现肢体震颤。用于评估协调功能的方法如指鼻试验、轮替试验等，也可用于协调功能训练，具体训练方法包括练习轮替动作、定位与方向性。

（五）步行训练

步行训练是恢复独立或辅助步行能力的训练方法，其基本原则是以步态分析为依据，以异常步态的关键环节为训练重点，同时注重下肢关节、肌肉和平衡能力的训练。如因外伤或疾病造成神经、肌肉、关节损伤，导致步行障碍者需进行步行训练。

1. 基础训练　包括体位适应性训练、肌力训练、关节活动度训练、平衡功能训练、协调功能训练、感觉训练，以及疼痛处理等。

2. 方法　患者可在训练室中利用平行杠、拐杖、手杖等步行辅助装置，进行步行能力训练。训练顺序为：平行杠内步行—平行杠内持杖步行—杠外持杖步行—弃杖步行—复杂步训练。

3. 护理要点　①提供一定保护，以免患者跌倒。②掌握训练开始时间，偏瘫患者在平衡、负重、下肢分离动作训练未完成前，不可过早进入步行训练，以免造成误用综合征。③患者能完成的动作应鼓励患者自己完成，不要辅助过多，以免影响后续的康复训练进程。

（六）神经发育疗法

神经发育疗法（neurodevelopment treatment，NDT）是应用神经生理学、神经发育学的基本原理和法则，改善脑损伤后肢体运动功能障碍的康复治疗技术，又称神经生理学疗法或易化技术，临床常用 Bobath 技术、Brunnstrom 技术和 Rood 技术等。

1. 特点

（1）治疗对象：以神经系统为重点，按照个体发育的正常顺序，通过外周刺激抑制病理反射和病理运动模式，引出并促进正常反射并建立正常运动模式。

（2）治疗方法：应用多种感觉刺激，包括躯体、语言、视觉等，强调重复强化训练对动作掌握、控制及协调的作用。

（3）治疗顺序：从头至尾，从近端至远端；先做等长练习，后做等张练习；先练习离心性控制，再练习向心性控制；先掌握对称性运动模式，后掌握不对称性运动模式。

（4）治疗目的：把治疗与日常生活活动相结合，在治疗环境中学习动作，在实际环境中使用已掌握的动作，并进一步发展技巧性动作。

2. 护理要点　①训练中引导患者主动注意训练过程，更好地体验运动觉和视觉反馈信息，从而有助于动作的完成和改进。②强调重复学习的重要性，指导患者在日常活动中反复练习。③有顺序地组合其他方法。④给予患者适当鼓励。

（七）运动再学习

运动再学习以生物力学、运动学、神经学、行为学为基础，强调患者主动参与，以任务或功能为导向，按照科学的运动技能获得方法对患者进行再教育，以恢复其运动功能。

1. 组成　包含日常生活的基本运动功能：①上肢功能。②口面部功能。③仰卧到床边坐起。④坐位平衡。⑤站起与坐下。⑥站立平衡。⑦步行。

2. 训练要点 ①目标明确，难度合理，及时调整。②任务导向性训练。③闭合性与开放性训练环境相结合。④部分和整体训练密切配合。⑤指令明确简练。⑥按运动技能学习过程设计方案。⑦避免"习惯性弃用"和误用性训练。⑧鼓励患者及其家属积极参与。⑨具有计划性和持续性，教会患者自我监测。

3. 步骤 ①分析运动的组成。②练习丧失的成分，向患者解释目的，给予患者指示，施加语言和视觉反馈，进行手法治疗。③将患者所掌握的运动与正常运动结合，不断纠正异常，使其逐渐正常化。④在真实的生活环境中练习已掌握的运动功能，使其不断熟练。

（八）运动处方

运动处方是根据参与者的体能水平和健康状况，以处方的形式确定其活动方式、活动强度、时间和频率。

1. 分类 运动处方分为耐力运动处方、力量运动处方和柔韧性运动处方。

（1）耐力运动处方：以提高心肺功能为主要目标，以有氧运动为主要方式，有利于改善正常人的运动能力。如医疗行走、健身跑、骑自行车、游泳、原地跑、登山、跳绳、上下楼梯等。

（2）力量运动处方：主要提高肌肉力量和肌肉耐力，可用于损伤所致的肌萎缩和肌无力的肌肉力量训练、矫正身体发育畸形。如器械医疗体操、抗阻训练（包含沙袋、实心球、哑铃、拉力器）等。

（3）柔韧性运动处方：可提高机体柔韧性、改善关节活动度、增强韧带的平衡性和稳定性，规律的柔韧性训练可减少运动者的韧带肌肉损伤，缓解肌肉酸痛，预防腰腿痛。

2. 要素

（1）频率：指每周锻炼的次数。每周锻炼3~5次，可使机体得到"超量恢复"，收到更好的锻炼效果。

（2）强度：在有氧运动中，运动强度取决于走或跑的速度、蹬车的功率、爬山的坡度等。在力量和柔韧性练习中，运动强度取决于阻力或助力的负荷。运动强度是否恰当，决定了锻炼效果及锻炼者的安全。

（3）时间：在耐力运动处方中，应规定有氧运动的持续时间。在力量和柔韧性运动处方中，需规定每个动作的重复次数、组数及间隔时间。

（4）形式：明确采用快走、慢跑、有氧健身操、游泳等有氧运动形式，或力量练习和柔韧性练习的形式。

（5）总运动量：运动量的大小取决于运动频率、运动强度、运动时间等。

（6）进度：运动处方的实施过程分为适应期、提高期和稳定期。

3. 原则 制订运动处方时，应遵循以下原则。

（1）掌握好适应证：对于不同疾病选择不同的运动方法，如心脏病和高血压以主动运动为主，如有氧训练、医疗体操。

（2）循序渐进：运动处方的内容由少到多，程度由易到难，运动量由小到大，使患者逐渐适应。

（3）持之以恒：大部分运动治疗需坚持一段时间才能显出疗效，因此要鼓励患者坚持运动，切忌操之过急或中途停止。

（4）个别对待：需根据不同疾病、不同对象（如性别、年龄、文化水平、生活习惯等），制订个性化的运动处方。

（5）及时调整：要定期评估，及时调整治疗方案（如内容持续时间、难易程度等），如此循环直至治疗结束。

二、物理因子治疗

（一）电疗法

应用电流治疗疾病的方法称为电疗法。根据所用电流频率的不同，分为直流电疗法、低频电疗法（0~1 kHz）、中频电疗法（1~100 kHz）和高频电疗法（100 kHz~300 GHz）。

1. 直流电疗法与直流电药物离子导入疗法 利用直流电治疗疾病的方法称直流电疗法。借助直流电将药物离子导入人体以治疗疾病的方法称直流电药物离子导入疗法。

（1）治疗作用

1）消炎镇痛、促进伤口愈合、软化瘢痕：直流电阳极可减轻水肿和渗出，消炎、镇痛；阴极可改善局部组织营养，促进伤口与溃疡愈合，软化瘢痕、松解粘连。

2）镇静和兴奋：局部治疗时，直流电阴极提高组织兴奋性，阳极降低组织兴奋性，从而达到镇静作用；全身治疗时，下行电流起镇静作用，上行电流起兴奋作用。

3）溶解血栓：较大直流电可促进静脉血栓溶解。

4）促进骨折愈合：小量的直流电阴极刺激可促进骨痂生长和骨折愈合。

（2）治疗特点：直流电药物离子导入疗法兼有药物与直流电的双重作用，导入药物离子被吸收后可直接发挥药理作用；导入局部浓度高，适用于表浅病灶；药物离子在体内蓄积时间较长，因此作用时间较长。缺点是导入药量少，仅作用于表浅部位的病变。

（3）临床应用

1）适应证：神经炎、神经损伤、神经痛、慢性溃疡、伤口和窦道、瘢痕粘连、角膜混浊、虹膜睫状体炎。

2）禁忌证：恶性肿瘤（电化学疗法时除外）、高热、意识障碍、出血倾向、急性化脓性炎症、急性湿疹，局部皮肤破损、局部金属异物、心脏起搏器周围、孕妇腰腹部，以及对导入药物过敏者。

（4）护理要点：①需皮肤完整，以免造成皮肤灼伤；②治疗后局部可应用润肤剂或氟轻松软膏，因正极下组织含水量减少，皮肤干燥。

2. 低频电疗法 应用低频电流治疗疾病的方法称为低频电疗法。常用的低频电疗法包括经皮神经电刺激疗法、神经肌肉电刺激疗法、功能性电刺激疗法。

（1）治疗作用：①兴奋神经肌肉组织；②促进局部血液循环；③镇痛，特别是软组织疼痛；④小电流促进骨折愈合、消炎、镇静和催眠。

（2）临床应用

1）适应证：①经皮神经电刺激疗法用于各种疼痛，包括偏头痛、幻肢痛、关节痛、术后切口痛，还可以用于骨不连；②神经肌肉电刺激疗法可用于肌痉挛疼痛、神经失用症、各种原因所致的失用性萎缩、肌腱移植术后、姿势性肌张力下降等；③功能性电刺激疗法可减轻痉挛，加速运动控制能力的恢复，适用于脑瘫、偏瘫、截瘫、四肢瘫等中枢性麻痹。

2）禁忌证：出血倾向、恶性肿瘤，局部金属植入，有心脏起搏器植入的胸部。

（3）护理要点：①治疗前宣教，告知患者治疗中的感觉；②帮助患者准备治疗部位，如局部创面的处理，支具、托、假肢的处置；③治疗部位如有创伤或其他有创检查（局部穿刺、注射、封闭等）时 24 h 内应停止治疗；④治疗中经常询问患者的感觉，老年人、儿童、体弱者应缩短治疗时间，减弱输入强度。

3. 中频电疗法 临床常用的中频电疗法包括等幅正弦中频电疗法、干扰电疗法和正弦调制中频电疗法等。

（1）等幅正弦中频电疗法：应用频率为 1～20 kHz 的等幅正弦电流治疗疾病的方法称为等幅正弦中频电疗法或"音频电"疗法。

1）治疗作用：①消散硬结、软化瘢痕、松解粘连；②改善局部血液循环；③促进炎症吸收；④镇痛。

2）临床应用

适应证：软组织疼痛、关节痛、神经痛、瘢痕、肠粘连、注射后硬结等。

禁忌证：急性炎症、出血性疾病、恶性肿瘤，金属异物局部，心脏起搏器，孕妇下腹部，心脏部位等。

（2）干扰电疗法：频率分别为 4 000 Hz 与（4 000±100）Hz 的两路正弦交流电通过两组电极交叉输入人体，在电场线交叉处形成干扰场，用于治疗疾病的方法称为干扰电疗法。干扰电最大电场强度发生于体内电流交叉处，作用较深，范围较大。

1）治疗作用：①促进血液循环；②镇痛；③消肿；④治疗和预防肌肉萎缩；⑤调整内脏功能；⑥调节自主神经；⑦促进骨折愈合。

2）临床应用

适应证：软组织创伤性疼痛、肩周炎、肌痛、神经炎、皮神经卡压性疼痛。特别适合内脏疾患如胃肠痉挛、尿路结石、胃肠功能紊乱、胃下垂、术后尿潴留等。

禁忌证：急性炎症病灶、深静脉血栓形成、带起搏器者、孕妇下腹部、出血倾向、结核病灶、恶性肿瘤等。

（3）正弦调制中频电疗法：使用低频调制的中频电流，调制频率为 1.5～150 Hz，载波频率为 2 000～8 000 Hz，载波波形有正弦波与梯形波。该疗法不同波形与频率变换交替出现，可减少人体电阻，增大治疗电流量，增加电流的作用深度，并可避免机体对电流的适应性。适应证和禁忌证同干扰电疗法，护理要点同低频电疗法。

4. 高频电疗法 常用的高频电疗法包括短波疗法、超短波疗法和微波疗法。

（1）治疗作用：①消炎消肿；②解痉；③镇痛（包括神经痛、痉挛性痛、张力性痛、缺血性痛、炎症性痛）；④扩张血管，促进血液循环；⑤增强免疫防御功能。

（2）临床应用

1）适应证：中、小剂量的高频电流可治疗炎症，大剂量的高频电流以温热治疗为主，减轻肌肉痉挛和疼痛。

2）禁忌证：恶性肿瘤局部、妊娠、出血倾向、高热、心肺衰竭、心脏起搏器、体内有金属异物、颅内压增高、活动性肺结核。女性月经期应暂停腰腹部治疗。

（二）光疗法

光疗法是应用人工光源或日光辐射治疗疾病的方法。利用光的热效应和化学作用来促进机体功能恢复，已逐渐成为物理因子治疗的重要组成部分。光疗法包括红外线疗法、紫外线疗法和激光疗法等。

1. 红外线疗法 应用红外线治疗疾病的方法。

（1）治疗作用：红外线作用于人体组织，使细胞分子运动加速，局部组织温度升高，血管反射性扩张充血，明显改善血液循环，增强物质代谢，改善营养状态。不同组织吸收红外线的能力不同，产生的热效应不同，从而产生不同的治疗作用，如缓解肌肉痉挛、镇痛、消炎、促进组织再生、减轻术后粘连和软化瘢痕。

（2）临床应用

1）适应证：软组织扭挫伤恢复期、肌纤维组织炎、关节炎、神经痛、软组织炎症感染吸收期、伤口愈合迟缓、慢性溃疡、压力性损伤、烧伤、冻伤、肌痉挛、关节纤维性挛缩等。

2）禁忌证：恶性肿瘤局部、出血倾向、高热、活动性结核、急性扭伤 24 h 内、急性化脓性炎症、闭塞性脉管炎、局部皮肤感觉障碍、认知功能障碍等。

（3）护理要点：①红外线照射眼部可引起白内障和视网膜烧伤，照射头面部或上胸部时，应用深色防护镜或湿润棉片防护眼部；②急性创伤局部 24 h 内不宜使用，以免加剧肿痛和渗血；③植皮术后、新鲜瘢痕处和感觉障碍者不宜使用；④治疗中患者不得随意移动，以防触碰灯具引起灼伤，医护人员应随时观察局部反应并询问患者感觉；⑤多次治疗后，治疗部位皮肤可出现网状色素沉着。

2. 紫外线疗法　应用紫外线治疗疾病的方法。根据波长将紫外线分为：①长波紫外线（UVA），波长 320～400 nm，色素沉着、荧光反应作用强，生物学作用弱；②中波紫外线（UVB），波长 280～320 nm，红斑反应和生物学作用最强；③短波紫外线（UVC），波长 180～280 nm，杀菌消毒作用强。

（1）治疗作用：杀菌、消炎、促进维生素 D_3 形成、镇痛、脱敏、促进组织再生、调节免疫功能、光致敏作用等。

（2）临床应用

1）适应证：风湿性疼痛、骨质疏松症疼痛、急性神经痛、急性关节炎、皮肤及皮下急性化脓性感染、感染或愈合不良的伤口、佝偻病、软骨病、银屑病、白癜风、肺部感染、支气管炎等。

2）禁忌证：急性湿疹、红斑狼疮、光过敏性疾病、应用光敏药物（除外光敏治疗者）。

（3）护理要点：①照射时注意保护医患双方的眼睛，以免发生电光性眼炎；②严密遮盖非照射部位，以免超面积超量照射。

3. 激光疗法　应用激光治疗疾病的方法。

（1）治疗作用：激光的治疗作用与能量有关，低能量激光可抗炎、止痛、刺激组织生长、影响内分泌功能、调节神经及免疫功能，高能量激光主要用于外科切割或烧灼。

（2）临床应用

1）适应证：低能量激光用于治疗皮下组织炎症、伤口愈合不良、慢性溃疡、窦道、口腔溃疡、脱发、过敏性鼻炎、耳软骨膜炎、带状疱疹、肌纤维组织炎、关节炎、支气管炎、支气管哮喘、神经炎、神经痛等，高能量激光用于皮肤赘生物烧灼。

2）禁忌证：恶性肿瘤（光敏治疗除外）、皮肤结核、活动性出血等。

（3）护理要点：①烧灼治疗后保持局部干燥，避免局部摩擦，尽量自然脱痂；②治疗时不得直视光源，治疗者戴护目镜，患者接受面部治疗时戴护目镜；③治疗过程中随时询问患者感觉，根据患者感觉调整照射距离，患者不得随意变换体位或移动激光管。

（三）磁疗法

磁疗法是利用磁场作用于人体患处或穴位以达到治疗目的的方法。

1. 治疗作用　①有较好的止痛作用，可抑制中枢神经系统；②有消炎作用，具有抗渗出和促进吸收的双重作用；③调节自主神经功能；④穴位治疗对早期高血压有降压作用；⑤低强度的磁疗法对骨质疏松有很好的治疗作用。

2. 临床应用

（1）适应证：骨质疏松症、软组织扭挫伤、血肿、神经痛、关节炎、神经衰弱、高血压、颈椎病、肩周炎、乳腺小叶增生、颞下颌关节炎、支气管炎、哮喘、视网膜炎、痛经等。

（2）禁忌证：高热、出血倾向、孕妇腹部、心力衰竭、极度虚弱等。

3. 护理要点 ①眼部磁疗应采用小剂量，时间不宜过长；②密切观察不良反应，如头晕、恶心、嗜睡、失眠、心慌、治疗区皮肤瘙痒、皮疹、疱疹等，停止治疗后不良反应可消失；③老年人、体弱、小儿、急性病、头部病变者应从小剂量开始，逐渐增加剂量。

（四）超声波疗法

超声波是指频率 > 20 kHz，不能引起正常人听觉反应的机械振动波。超声波疗法是超声波作用于人体以治疗疾病的方法，常用频率为 800～1 000 kHz，包括皮肤接触式治疗法、水下法等。

1. 治疗作用 超声波的机械振动作用可引起微细的按摩效应、温热效应、空化效应及多种理化效应，镇痛、软化瘢痕、缓解肌痉挛，并促进组织代谢和细胞再生、促进骨痂生长和消炎。

2. 临床应用

（1）适应证：瘢痕、注射后硬结、扭伤、关节周围炎、肌肉血肿、骨膜炎、肩周炎、腱鞘炎、强直性脊柱炎、坐骨神经痛等。

（2）禁忌证：急性化脓性炎症、局部血液循环障碍、骨结核、椎弓切除的脊髓部位、小儿骨骺部位、孕妇下腹部。头、眼、生殖器等部位慎用。

（五）低温疗法

低温疗法指应用低温治疗疾病的方法，分为 2 类：应用低于体温与周围空气温度但高于 0℃ 的低温进行治疗，称为冷疗法；应用 0℃ 以下的低温进行治疗，称为冷冻疗法，其中 –100℃ 以下的治疗为深度冷冻疗法。

1. 治疗作用 镇痛、止血、降低体温等。

2. 临床应用

（1）适应证：高热、中暑、脑损伤和脑缺氧、软组织损伤早期、鼻出血、神经性皮炎等。

（2）禁忌证：动脉血栓、雷诺病、系统性红斑狼疮、血管炎、动脉硬化、皮肤感觉障碍等。老年人、婴幼儿、恶病质者慎用。

（六）水疗法

水疗法是以水为媒介，利用不同温度、压力、成分的水，以不同形式作用于人体，防治疾病的方法。

1. 治疗作用 液态水可与身体各部分密切接触，传递理化刺激而产生治疗作用。

（1）温度作用：温水与热水浴可扩张血管，促进血液循环和新陈代谢，降低神经兴奋性，缓解肌张力，减轻疼痛；热水浴有发汗作用；不感温水浴可镇静；冷水与凉水浴可收缩血管，提高神经兴奋性，增加肌张力。

（2）机械作用：静水压可增强呼吸运动和气体代谢，压迫体表静脉和淋巴管，促使血液和淋巴液回流，减轻水肿；水的浮力可减轻负重关节的负荷，便于运动功能训练；缓慢水流有按摩皮肤作用；水射流对人体产生较强的机械冲击，可引起血管扩张、肌张力增高和神经兴奋性增高。

（3）化学作用：水中加入的药物或气体可对皮肤、呼吸道产生化学刺激作用。

2. 临床应用

（1）适应证：脊髓损伤后截瘫、脑卒中后偏瘫、肩 – 手综合征、肌营养不良、骨折后遗症、骨性关节炎、强直性脊柱炎、疲劳、类风湿关节炎、肥胖、神经衰弱等的辅助治疗。

（2）禁忌证：心力衰竭、高血压等禁用过高或过低温度浸浴疗法。

（七）生物反馈疗法

生物反馈疗法涉及物理医学、控制论、心理论、生理学等多个学科。

1. 治疗作用　人体通过神经 – 体液途径进行自我调节，以适应外环境变化，保持内环境的相对平衡。生物反馈疗法采用电子设备将人体内信息，如肌电、心率、脑电等，转变为易于感知的信号，再通过患者的学习和训练，对这些不随意活动进行自我调节控制，从而使异常活动正常化。

2. 临床应用

（1）适应证：①神经系统病变引起的局部肌肉痉挛、抽动、不全麻痹，如咬肌痉挛、痉挛性斜颈、磨牙、面肌抽动与瘫痪、口吃、职业性肌痉挛、遗尿症、大便失禁等；②焦虑障碍、恐惧症及与精神紧张有关的身心疾病；③紧张性头痛、血管性头痛；④高血压、心律不齐；⑤偏头痛；⑥其他，如雷诺病、消化性溃疡、哮喘、性功能障碍、抑郁障碍、失眠等。

（2）禁忌证：①意识不清者；②有癫痫发作病史者；③皮肤（放电极部位）破溃者；④皮肤（放电极部位）感觉减退者。

（赵丽晶）

第二节　作业治疗

一、概述

作业治疗（occupational therapy，OT）是通过有目的性和选择性的主动活动，如日常生活、手工操作技巧、休闲娱乐活动等，使有活动和参与障碍的患者的运动能力、活动参与能力得以恢复，从而提高患者在家庭和社会中的生活质量的一门康复治疗技术。世界作业治疗师联盟（WFOT）和 WHO 对作业治疗的定义也强调了其活动的目的性、选择性，以及患者主动参与的特点。

作业治疗的目标是：①维持患者现有身体功能，最大限度地发挥其残存功能；②提高患者日常生活活动能力，帮助其回归家庭；③提供职业前的技能训练，帮助其回归社会；④为患者设计及制作个体化的与日常生活及职业相关的各种自助器具；⑤通过适宜的作业活动训练，增加患者的自信心，促进其重返家庭和社会。

二、作业治疗的作用

作业治疗并不针对单一的人体运动功能，而是强调提高活动和参与能力。这些能力的提升基于患者"生物 – 心理 – 社会"模式的整体提高。所以，作业治疗的作用较运动治疗、理疗、认知训练、吞咽功能训练等更具整体性，既是其他功能治疗的综合应用，也是患者从康复医疗阶段回归家庭及社会生活阶段的过渡。

1. 提高运动技巧 在身体具有一定的运动功能的基础上，促进患者的运动能力，使之具有更高的实用性，即促进灵活、协调地运动，促进同一时间有能力进行多重运动任务。

2. 改善认知和感知功能 提高大脑的高级功能，包含定向力、注意力、认识力、记忆力、顺序、定义、概念、归类、解决问题、安全保护意识等。

3. 减少和避免失用 无论是损伤还是无损伤的肌肉，都存在不同程度的失用，丰富的活动和参与任务可以减少失用带来的影响，尽可能保存未损伤的功能。

4. 利用辅具提高潜力 通过转移工具、支撑工具、矫形工具等，患者的缺失功能可以得到最大程度的替代；同时，也避免失用和二次损伤。

5. 提高日常生活活动能力 特别是在 ADL 训练中，可以提高患者的翻身、起坐穿衣、进食、个人卫生、行走等生活自理能力。

6. 提高职业能力 与职业相关的作业治疗可以全面改善患者职业能力。

7. 提高患者活动与参与能力 调动患者的积极性，识别和管理情绪，克服自卑、孤独、无助等心理，参与到社会活动中去。

三、作业治疗的种类

1. 按工种分类 分为手工艺作业、文书类作业、治疗性游戏作业、园艺作业、木工作业、黏土作业、皮工作业、编织作业、金工作业、制陶作业、工作装配与维修作业、计算机操作作业、书法作业、绘画作业等。

2. 按任务类型分类 分为日常生活活动能力训练、工艺治疗、文娱治疗、艺术治疗、自助具或矫形器制作训练、假肢制作训练、就业前评估和作业活动等。

3. 按目的作用分类 分为减轻疼痛的作业、增强肌力的作业、增强肌肉耐力的作业、改善关节活动范围的作业、增强协调性的作业、改善步态的作业、改善整体功能的作业、调节心理精神和转移注意力的作业及提高认知能力的作业等。

4. 按功能提高分类 分为功能性作业治疗、职业作业治疗、心理性作业治疗、作业宣教和咨询、环境干预及辅助技术等。

四、训练方法

（一）作业活动能力分析

作业活动能力分析是作业治疗的前提，内容包括对患者功能、作业能力等的评估分析。作业评估方法可为访谈法、观察法和测量法等。

1. 运动功能分析 为了给患者选择合适的作业治疗活动，需要对患者的肢体运动功能进行评估分析，包括肢体的疼痛、肌力、肌张力、关节活动度等，在此基础上确定安全的关节活动范围，并设计适宜的力量要求。

2. 感知认知功能分析 感知觉是患者肢体安全运动的必备条件，也可以促进运动任务精准完成。感知认知功能分析常用 Loewenstein 作业治疗认知评测量表（LOTCA），其内容包括定向、视知觉、空间知觉、动作运用、视运动组织、思维运作、注意力与专注力等检查，大部分测试项目都是 1~4 分，得分越低，认知功能越差（表 4-1）。

3. 情绪及心理状态分析 情绪及心理状态决定了患者参与作业活动的主动性。该项功能通常采用量表或观察进行评估。在评估情绪状态时，应结合患者既往的职业及健康情况进

表 4-1　Loewenstein 作业治疗认知评测量表（LOTCA）

维度	测试项	分数							
		低						高	
定向	1. 地点定向（OP）	1	2	3	4	5	6	7	8
	2. 时间定向（OT）	1	2	3	4	5			
视知觉	3. 物体识别（OI）	1	2	3	4				
	4. 形状识别能力（SI）	1	2	3	4				
	5. 图形重叠识别（OF）	1	2	3	4				
	6. 物体一致性识别（OC）	1	2	3	4				
空间知觉	7. 身体方向（SP1）	1	2	3	4				
	8. 与周围物体的空间关系（SP2）	1	2	3	4				
	9. 图片中的空间关系（SP3）	1	2	3	4				
动作运用	10. 动作模仿（P1）	1	2	3	4				
	11. 物品使用（P2）	1	2	3	4				
	12. 象征性动作（P3）	1	2	3	4				
视运动组织	13. 复绘几何图形（GF）	1	2	3	4				
	14. 复绘二维图形（TM）	1	2	3	4				
	15. 插孔拼图（PC）	1	2	3	4				
	16. 彩色方块拼图（CB）	1	2	3	4				
	17. 无色方块拼图（PB）	1	2	3	4				
	18. 碎图复原（RP）	1	2	3	4				
	19. 画钟（DC）	1	2	3	4				
思维运作	20. 物品分类（CA）	1	2	3	4	5			
	21. Riska 无组织的图形分类（RU）	1	2	3	4	5			
	22. Riska 有组织的图形分类（RS）	1	2	3	4	5			
	23. 图片排序 A（PS1）	1	2	3	4				
	24. 图片排序 B（PS2）	1	2	3	4				
	25. 几何图形排序推理（GS）	1	2	3	4				
	26. 逻辑问题（LQ）	1	2	3	4				
注意力与专注力		1	2	3	4				

行分析。

4. **家居及社会环境分析**　患者的日常家庭环境、楼层及有无电梯、居住小区及片区环境，以及社会支持环境，均是需要分析的内容。

5. **活动与参与能力可改善程度及主观需求分析**　患者活动与参与能力的分析应包含辅具使用需求，以及辅具使用后能力提升的可能性。除此以外，还应该对患者回归家庭及社会的需求进行逐一分析。在实际案例中，患者的主观需求与客观的可改善程度可能并不一致，需要通过沟通交流和专业分析，帮助患者进行目标调整。

（二）制订作业治疗目标及计划

在作业活动能力分析的基础上，还需要对患者作业活动的阶段性目标及实施计划分阶段制订，在这个过程中应该考虑如下方面。

（1）患者应具备完成作业任务的运动能力。

（2）作业任务难度适宜，患者经过自身努力可基本完成任务，但又不至于过于简单，引起患者抵触情绪。

（3）作业任务应该按难度梯度，由简入难，分阶段实施。

（4）作业任务的选择应该具有主次。

（三）实施作业治疗

1. **治疗性作业活动** 目的是维持和提高患者的功能、预防功能障碍或残疾的加重、提高患者的生活质量。可包括上肢、手功能训练，与执行、活动、参与相关的认知能力训练，力量、耐力及稳定性训练，以及感觉统合训练，如坐位稳定性训练、多重运动及认知任务叠加等，并将这类活动融入生产性、手工艺、艺术、园艺、体育及娱乐活动。

2. **日常生活活动能力训练** 旨在提升患者日常生活活动能力，治疗师将每一项 ADL 活动分解为若干个动作成分，进行有针对性的训练，然后再组合成动作，并在生活实践中加以应用。

3. **辅具制作及适配** 应用辅具，在一定程度上消除或抵消残疾人的缺陷和不足，克服他们自身的功能障碍，在某种意义上消除残疾人重返社会的物理障碍。临床上应用的时候要遵循通用设计原则和个体化原则。作业治疗常用的辅具包括进食类、穿衣类、梳洗修饰类、阅读书写类、通信交流类、厨房用具类和转移步行类等。

4. **环境调适** 是指通过干预环境，改善患者生活的安全性、独立性及生活质量，包括普适性调适和个人性调适。主要流程包括家居环境、居住环境、社会环境等的调适。

5. **家庭适应性训练** 患者从机构康复回归家庭后，在家庭中顺利安全地生活，成为回归家庭的前提，需要及时进行家庭适应性训练，使患者尽可能完成如厕、备饭、洗漱、家务娱乐等作业活动。

6. **职业训练** 对于有职业要求的患者，还应在康复过程中，考虑患者既往及将来职业要求，及时进行针对性的驾驶、工具使用等职业模拟训练。

五、新技术及应用

随着科技的发展近年来有许多新技术应用在作业治疗中，包括虚拟现实（virtual reality，VR）技术、上肢机器人技术及远程康复技术。

（一）虚拟现实技术

虚拟现实技术是用虚拟的系统模仿真实系统的技术，是一种新兴且迅速发展的技术。它利用计算机的专业软硬件和外围设备，形成逼真的视觉、听觉、触觉、嗅觉，使用者能与虚拟世界进行体验和交互作用。虚拟现实技术已广泛应用于多感官教学、飞行员训练、医疗训练、心理治疗及康复训练等领域。在作业治疗中，最常见包括日常活动模拟环境训练、上肢功能及手功能训练、娱乐休闲活动训练、治疗性活动训练和精神心理社交技巧训练等。

（二）上肢机器人技术

外骨骼式上肢康复机器人近年来应用于各类患者上肢功能康复训练，此设备由一部甚至多部电机进行驱动，保证了机器人可动关节的独立运动，可使患者的三维运动十分精确；在作业治疗中，还可为肌力较差的上肢提供抗重力和运动助力补偿；同时多维空间的游戏活动极大地提高了患者的训练积极性。

（三）远程康复技术

远程康复又称为电子康复或在线康复，是指应用电脑交流和信息技术改善功能障碍者、残疾者生活质量，使其享受康复服务，支持其独立生活。这种远程康复服务交流包括远程监测、远程教育、远程环境控制、远程社区评估等。

（侯　莹）

第三节　言 语 治 疗

一、概述

（一）定义

言语治疗（speech therapy，ST）又称言语再学习，是通过各种手段对语言功能障碍者进行针对性治疗或矫正，以达到改善患者言语功能，最大程度获得语言沟通与交流能力的康复治疗技术。其主要形式是言语训练，也包括借助交流替代设备（如交流板、交流手册及手势语等）进行交流沟通训练。

（二）治疗原则

1. **早期开始**　一般患者发病 1~6 个月是言语治疗的最佳时期。实践证明言语治疗开始越早，患者恢复效果越好。早期发现是言语治疗的关键。

2. **全面评估**　又称全过程评估，指在患者治疗前对其进行包括听、说、读、写在内的全面评估，在治疗过程中定期评估并做好评估反馈。

3. **因人制宜**　根据患者的疾病和个人特点制订训练计划，形式可以多样。

4. **循序渐进**　言语训练过程应由简单到复杂，由单一到群体逐渐过渡。

5. **及时反馈**　强化患者治疗过程中正确的反应，纠正错误的反应。

6. **主动参与**　重点强调治疗师与患者之间、患者与家属之间的双向交流。

（三）治疗形式

1. **"一对一"训练**　治疗师和患者"一对一"训练的方式，有利于提高训练效率。

2. **自主训练**　经过"一对一"训练后，让患者学会自主练习，利用录音机、电脑等来进行需要反复练习的内容。

3. **小组训练**　根据患者不同情况编成小组，开展活动为患者提高社交机会。

4. **家庭训练**　治疗师将治疗计划介绍给患者及其家属，并示范给家属，由家属协助患者在家进行训练。

（四）适应证与禁忌证

原则上所有语言功能障碍的患者都可接受言语治疗，但由于言语训练是训练者（言语治疗师）与被训练者之间的双向交流，因此，对伴有严重意识障碍、情感障碍、行为障碍、智力障碍、重度痴呆或有精神疾病的患者，以及无训练动机或拒绝接受治疗者，不适合进行训练。

二、常用言语训练方法

患者实施言语训练的条件是意识清楚、病情稳定、能够耐受集中训练 30 min 左右。发病后的 3~6 个月是患者言语恢复的高峰期。

（一）言语肌力训练

主要是围绕构成言语发音的肌群进行肌力练习。患者先从放松训练做起，之后通过呼吸训练，控制发声和喉部的肌力和肌张力。随后可通过照镜子的方法进行鼓腮、卷舌、抬舌、腭和声带的发声训练等。

1. 放松训练 痉挛型构音障碍的患者，往往有咽喉肌群紧张、肢体肌肉张力的增高，通过放松肢体可以使咽喉部肌群也相应地放松。训练的顺序为下肢、躯干、上肢，最后是头颈部。要进行放松训练的部位包括头、颈、肩、腹、胸、背、足、腿、臀等。

2. 呼吸训练 进行呼吸训练是改善发声的基础。

（1）呼吸训练可采取的体位：仰卧位平静呼吸、侧卧位平静呼吸、坐位平静呼吸、站立位平静呼吸等。

（2）常用的训练：①增加呼气时间的训练。治疗师数 3 个数的同时，患者吸气，然后再数 3 个数的同时憋气，再数 3 个数的同时患者呼气，此后逐渐延长呼气时间直至 10 s。呼气时尽可能长时间地发"s""f"，不需出声，数周后达到并维持 10 s。②呼出气流控制训练。继续上述练习，在呼气时加强和减弱摩擦音强度，在一口气内多次改变强度，让患者充分感觉膈部的运动。

（二）听理解训练

以 Schuell 刺激促进法为核心，根据患者听理解障碍的严重程度选择合适的训练。Schuell 刺激促进法是由许尔（Schuell）等设计，对患者损害的语言符号系统应用强有力的、控制下的听觉刺激，旨在最大限度地促进患者语言功能的重组和恢复。Schuell 刺激促进法包括 6 个原则：①强听觉刺激；②适当的语言刺激；③多途径的语言刺激；④反复感觉刺激；⑤应引出反应的刺激；⑥强化正确的刺激，并矫正不当刺激。

1. 语音辨识 让患者从提前录好的声音（每组一个或多个词语音，余为社会自然音）中分辨出词语音（一般从 2 选 1 逐渐增加）。

2. 听词指图 治疗师说出若干张图片中一单词的名称，令患者指出所听到单词的图片，一般每次出示 3 张图片进行选择。

3. 听语记忆广度 用与听词指图相似的方法，治疗师说出卡片的内容，让患者按先后顺序指出所听到的单词的图片。一般同时说出 2 个图片内容，如"椅子和凳子""牙刷和杯子"等，逐渐过渡到 3~4 个单词。

4. 句篇听理解 治疗师以语句或短文叙述情景画的内容，令患者指出对应画面；或让患者听一段故事后，再回答相关问题，可以采用"是""否"模式。

5. 执行口头指令 从简单的一步指令开始训练，如"张开嘴""拿起笔"等，让患者听到后做出相应动作。

（三）口语表达训练

1. 语音训练 对伴有口颜面失用和言语失用的患者，在语音训练时需做下述 2 个方面的练习：①由构音器官的自发运动引发自主运动，言语治疗师画出口形图，告诉患者舌、唇、齿的位置及气流的方向和大小，以纠正口颜面失用。②嘱患者模仿治疗师发音，包括汉语拼音的声母、韵母和四声。原则为先发元音，如"a""u"，然后发辅音，先由双唇音开始如"b""p""m"，能发这些音后，将已学会的辅音与元音结合，如"ba""pa""ma""fa"，熟练掌握以后，采取元音＋辅音＋元音的形式继续训练，最后过渡到训练单词和句子。痉挛型构音障碍患者的喉运动异常主要是内收增强，而弛缓型则是内收减弱。

2. 减慢言语速度训练 由于痉挛或运动的不协调，使构音障碍患者的多数音发成歪曲音或韵律失常。利用节拍器控制言语速度，由慢开始逐渐加快，患者随节拍器发音可以明显增加言语清晰度，也可以让治疗者轻拍桌子，患者随着节律进行训练。

3. 改善发音灵活度训练 发音缓慢费力的患者可以反复练习发音，如发"pa、pa、pa""ta、ta、ta""ka、ka、ka"，然后过渡到发"pa、ta、ka"，反复练习。

4. 音辨别训练 首先让患者能分辨出错音，可以通过口述或放录音和采取小组训练的形式，由患者说一段话，让其他患者评议，最后由治疗师纠正。

5. 自发口语训练 让患者看情景画、漫画，鼓励其自由叙述，或鼓励其叙述身边的故事。

6. 克服鼻音化训练 鼻音化构音是软腭运动减弱后将非鼻音发成鼻音，以致清晰度降低。可采用引导气流通过口腔的方法进行训练，如吹哨子等。也可让患者两手掌放在桌面上向下推，或两手掌放在桌面下向上推，在用力的同时发"a"音。另外发舌根音"ka"也可用来加强软腭肌力，促进腭咽闭合。

7. 韵律训练 由于运动障碍，很多患者的言语缺乏语调和重音变化，表现为音调单一、音量单一和节律异常。可借助电子琴等乐器和节拍器训练患者音调、音量和节律。

8. 音节折指法训练 患者每发一个音，非偏瘫侧一个手指掌屈，发音速度与屈指的速度一致。使患者通过自身的本体感觉及视觉建立较好的反馈通路，提升说话能力。适用于痉挛型、运动失调型、弛缓型构音障碍。

9. 命名训练 首先进行听觉训练、图片与文字卡匹配作业，然后采用图片或实物，让患者呼名。如有困难，可给予视觉和听觉的提示。

10. 扩大词汇训练 通过单词复述、图片与单词匹配等作业扩大词汇，也可应用反义词、关联词、惯用语等方式鼓励患者进行口头表达，如男—女，冷—热，饭—菜等。

11. 复述训练 根据患者复述障碍的程度，对单音节、单词、词组、短句、长句等进行直接复述、看图或实物复述、延迟复述、重复复述等。

12. 实用化练习 将训练的单词、句子化为实际生活，如提问"杯子里装着什么东西？"

13. 对话训练 一般可先从患者间和患者与治疗师间的自我介绍和问候开展训练，逐渐过渡到有实际场景的模拟沟通和交流，如外卖订餐、超市购物、乘坐轨道交通等。

（四）阅读理解和朗读训练

评测患者的视觉匹配水平、单词水平、语向及篇章水平，并选择适当的阅读和朗读内容。

（五）书写训练

对于失写患者，训练时要循序渐进，训练顺序为抄写、听写、描写和自发性书写训练（看图书写、听写、功能性书写等）。根据患者情况，选择不同的书写训练内容，包含数或词书写、命名书写、便条书写等。

（六）代偿训练

部分重度患者，通过各种言语治疗仍不能讲话或虽能讲话但清晰度极低，这种情况下可根据每个患者的具体情况和实际需要，选择设置替代言语交流的方法并加以训练。目前国内常用且简单易行的方法有示意动作的训练、图画板、词板、句子板。通过简单的动作训练、绘画、交流训练强化患者的表达训练，提升沟通和交流能力。

三、常见语言功能障碍的训练

（一）失语症

失语症主要采用言语肌力训练、听理解训练、口语表达训练、阅读理解和朗读训练、书写训练、代偿训练等，康复护士需要根据康复治疗团队的言语训练计划配合开展失语症的言语训练。

（二）构音障碍

根据运动性构音障碍、器质性构音障碍和功能性构音障碍评估结果选择治疗顺序，一般情况下，按照呼吸、喉、腭和腭咽区、舌、唇和下颌运动逐个进行训练。构音运动改善后，可以开始发音训练。对于轻中度障碍的患者，训练以自身主动练习为主；对于重度障碍的患者，应以治疗师采用手法辅助治疗及训练使用交流辅助系统为主。

（三）言语失用

言语失用患者的言语治疗主要针对的是患者说话的速率和韵律，可以选择减慢言语速度训练、改善发音灵活度训练、韵律训练、音节折指法训练、复述训练、实用化练习等。

四、注意事项

1. **时间安排**　应根据患者的具体情况规划每天的训练时间。短时间、高频率的训练比长时间、低频率的训练效果好。

2. **环境要求**　室内明亮、整洁、安静、舒适。不要摆放、悬挂分散患者注意力的物品。房间面积在 $15 \sim 20 \ m^2$ 为宜。

3. **注意疲劳**　密切关注患者，一旦有疲劳迹象应及时调整时间和变换训练项目或缩短训练时长。

4. **训练目标适当**　每次训练从患者容易的课题入手，令其获得成就感而进一步坚持训练。对那些过分自信的患者可提供稍难的课题进行尝试，以加深其对障碍的认识。

5. **训练前评估**　评估患者语言功能障碍的类型及程度，从而给予针对性的训练。

6. **坚持训练**　临床研究表明只要坚持系统的、强化的言语治疗，发病后 $2 \sim 3$ 年的语言功能障碍患者仍然会有不同程度甚至明显的改善。

（张红石）

第四节　康复辅助器具

一、概述

（一）定义

康复辅助器具（rehabilitation assistive appliance）是为了帮助功能低下和需要康复的人群克服身体上、精神上和社会交往上的障碍或缺陷，提供辅助功能或促进康复过程而设计的工具、设备或产品。

（二）作用

康复辅助器具可帮助老年人、残疾人、伤病者等身心障碍群体克服听觉障碍、视觉障碍、行动障碍，提升其生活自理能力，提高生活质量，在减轻照顾者护理负担的同时，也为医疗及养老机构节省人力成本。其作用是保护、支撑、训练、测量或替代患者的身体功能（结构）和日常活动，减少并发症和社会负担，帮助他们在日常生活中更加独立、自主，提高其社会参与度。

本节主要介绍矫形器、助行器、假肢和轮椅。

二、矫形器

矫形器是一种体外附加装置，其基于人体生物力学原理，用于对躯干、四肢、踝足等部位进行支持和矫正。由于人体不同部位和康复作用需要的差异很大，矫形器的制作需要根据患者的实际情况进行个性化定制。这些矫形器穿戴在人体外表，用于矫正和辅助治疗畸形、骨关节或神经肌肉疾病，其功能包括稳定和支持、代偿、助动、固定和矫正等。

（一）基本功能

1. 稳定和支持 通过限制病变的肢体或关节活动，保持该部位肢体、关节的稳定，以恢复其承重功能和良好的运动能力。例如，对于患有小儿麻痹后遗症或下肢肌肉广泛麻痹的患者，使用膝踝足矫形器可以稳定膝踝关节，有利于步行。

2. 固定和保护 对病变肢体及关节进行固定和保护，限制其异常活动，以保持正常的对线关系，防止畸形、挛缩和促进组织愈合。如治疗骨折后会使用各种固定矫形器。

3. 预防和矫正畸形 主要用于预防和纠正骨关节畸形，特别适用于儿童。儿童生长发育阶段，骨关节有生物可塑性，矫形效果较好，这对于由软组织病变和肌力不平衡引起的骨关节畸形特别重要。

4. 减轻轴向承重 矫形器可以减轻肢体或躯体负荷，分担部分体重。例如，坐骨负重矫形器可以减轻或免除长轴承重，有助于恢复行走功能。

5. 抑制站立、步行中的肌肉反射性痉挛 如硬踝足塑料矫形器适用于脑瘫患者，可以防止步行中出现痉挛性马蹄内翻足，从而改善步行能力。

6. 改进功能 改进患者日常生活中饮食、活动和工作的能力。如腕手矫形器，有助于改善使用者的握持能力。

（二）分类

矫形器根据安装部位，可分为上肢矫形器、下肢矫形器和脊柱矫形器；根据生物力学功能，可分为固定性矫形器和功能性矫形器；根据病情变化情况，可分为预防性矫形器和矫正性矫形器等。此节主要根据安装部位来介绍矫形器。

1. 上肢矫形器 即从肩关节到手指的各式矫形器，包括肩关节矫形器、肩-肘关节矫形器、肘关节矫形器、肘-腕关节矫形器、腕关节矫形器、手部矫形器等，其材料轻便，使用灵活。主要作用在于支持、矫正和改善上肢功能和活动能力，为患处上肢提供牵引力，辅助完成精细动作，提高日常生活活动能力。

2. 下肢矫形器 包括髋关节矫形器、大腿矫形器、膝关节矫形器、踝关节矫形器、脚趾矫形器、矫形鞋与矫形鞋垫等。下肢的功能是负重和行走，因此下肢矫形器的主要作用是减少负重，限制下肢关节不必要的活动，替代肢体功能，保持下肢稳定，改善站立和行走时姿态，预防及纠正畸形。

3. 脊柱矫形器 包括头颈部矫形器、颈胸部矫形器、颈部矫形器、颈胸腰骶部矫形器、腰骶部矫形器和胸腰骶部矫形器。脊柱的主要作用是支撑躯干、维持良好姿势，使用脊柱矫形器可固定和矫正不良姿势，以预防及纠正脊柱畸形。它能有效减轻脊柱局部的疼痛，保护病变部位免受进一步损伤，同时支持麻痹肌肉，发挥预防和矫正畸形的作用。

（三）使用方法

1. 矫形器的康复处方 康复治疗组结合患者的病史、躯体功能评估结果、辅助器具评估及环境评估，由康复医师制订矫形器康复处方，主要内容有患者的基本信息，矫形器的生物学功能、治疗目的，选择矫形器的功能部件、主要材料、尺寸、固定范围、体位、施力的位置和方式、使用时间等。

2. 矫形器佩戴前后的功能训练　使用矫形器前，康复治疗组综合患者的整体情况制订个体康复训练方案。方案主要目标为增强肌力，改善关节活动范围和协调功能，消除水肿。在正式使用前，要进行试用，根据试用情况调整矫形器的结构，如对位对线、动力装置等，在医护人员的指导下提前训练患者在使用矫形器期间进行吃饭、穿衣、保持身体平衡、起立行走、上下楼梯等日常生活行为。对矫形器有长期需求的患者，应对其定期随访，以了解患者佩戴矫形器的使用情况和病情变化，检查矫形器的动力装置等结构和功能变化，根据患者需求对矫形器做相应的调整。

三、助行器

助行器是一种用以辅助步行的撑扶工具，主要用于单侧下肢缩短或病变不能支撑行走、步态异常等行动不便的患者。

（一）杖

1. 手杖　是使用上肢扶持帮助行走的工具。根据结构分为单/多足手杖、直手杖、可调式手杖、多功能手杖等。单足手杖与地面仅有1个接触点，多采用木材或铝合金制成，适用于有较好握力及上肢支撑能力的患者，如偏瘫患者可用于非偏瘫侧等。多足手杖包括三足或四足，具有更好的支持与稳定性，多用于肌力及平衡能力低下、无法使用单足手杖的患者。

2. 拐杖　有普通拐杖、腋杖、前臂杖、折叠式拐杖和平台杖等。前臂杖适用于握力较弱、前臂力量有限但不需要使用腋杖的患者；腋杖提供较稳定的支持，适用于截瘫或严重外伤的患者；平台杖主要用于严重受损的手关节，如类风湿疾病患者或无法负重的手部损伤患者，由前臂负重支撑。

手/腋杖长度（cm）=身高（cm）−41（cm）。把手的位置为站立时大转子所在的高度。在确定手杖长度时，还可让患者处于自然站立位，使其肘关节屈曲25°~30°，腕关节背伸，此时测量患者小趾前外侧15 cm处至背伸手掌面的距离即可。

（二）步行器

步行器是一类协助下肢功能障碍者（如偏瘫、截肢、全髋置换术后等）行走的工具，主要用途包括保持平衡、支撑体重和增强上肢伸肌肌力。

1. 框架式助行架　能够支撑体重，方便患者站立和行走，其大面积支撑提供了良好的稳定性。患者双手扶持框架的两侧，站立并行走。临床常见类型包括：①固定型。适用于下肢损伤或骨折无法负重的患者。使用时将双手提起两侧扶手，然后将其置于前方地面代替患足，接着健肢迈步。②交互型。该型体积小，没有脚轮，可调节高度。通过交替移动一侧再移动另一侧来行走。适用于平衡差、下肢肌力不足的患者及老年人。③两轮型。装有2个固定或摆动的前脚轮，适用于有较好的站立平衡能力，但上肢肌力差，无法提起助行器前行的患者。④步行车。拥有4个轮子，易于移动。可将前臂置于垫圈上来前进。适用于步态不稳的老年人，但需保持身体与地面的垂直以防跌倒。

2. 截瘫助行器　根据患者截瘫情况定制。可通过位于大腿矫形器内侧的互动铰链装置，在重心转移时使瘫痪肢体前后移动。适用于完全性或部分高位不完全性截瘫患者。

3. 交替式助行器　最早用于无行走能力的高位截瘫患者。适用于T4以下完全性或更高节段不完全性脊髓损伤患者，辅助截瘫患者实现独立行走目标。

四、假肢

（一）上肢假肢

上肢在日常生活和精细活动中扮演着关键角色，因此上肢假肢的要求包括外观逼真、动作灵活、功能卓越、轻便耐用、穿戴方便。

1. 康复评估　评估残肢是否存在畸形、神经瘤，皮肤的完整性、溃疡创面感染、瘢痕，关节活动度限制及肌肉群力量状况等。在应用假肢前需要适当处理上述问题。此外，准确测量残肢长度对假肢的安装和后期的功能恢复至关重要。

（1）截指与部分手的截肢：可以装配假手指以补充缺损，改善外观。对于拇指缺失或其他手指缺失者，可以考虑佩戴部分手假肢或工作用对掌装置来改善患肢功能。对于某些缺指，安装假手指不仅无法改善外观，还可能干扰手的功能，此时应酌情决定是否需要装配。

（2）腕关节离断：可选择索控式假手或钩状手。双层插入式或开窗加盖式接受腔有助于假肢的悬吊，假肢可以跟随残肢的旋前和旋后活动，因此不需要额外设置腕关节旋转机构。

（3）前臂截肢：保留肘下约 15 cm 长度，适合安装机电假手或机械假手，功能恢复效果较好。若肘下长度不足 6 cm，假肢的安装将更具挑战性，稳定性和功能恢复效果可能较差。同时，保留肘关节非常重要，即使前臂残端只有 3~5 cm，与肘上截肢相比，假肢的效果更好。

（4）肘关节离断：其结构和功能类似于上臂假肢，不同之处在于肘关节铰链装配在肘部两侧，通过肱骨髁来实现悬吊，可有较好的假肢悬吊和控制接受腔旋转功能。

（5）上臂截肢：保留约 18 cm 的长度最佳，对于高位上肢截肢应尽量保留肱骨头，以保持肩部外形，有利于假肢的稳定性和功能恢复。

（6）肩关节离断：适合安装装饰性假肢。

2. 康复训练　包括穿戴前的训练和使用假肢（手）的训练。

（1）穿戴前的训练：对于单手截肢且截肢为利手者，首先需要对另一侧进行利手的训练。从日常动作开始，逐步过渡到手指部分的各项精细协调动作训练，以实现截肢侧的功能替代。

（2）使用假肢（手）的训练：首先教会患者了解假肢的名称和用途。然后学习如何穿戴和脱下假肢。对于前臂假肢，还要指导患者学会前臂的控制和机械手的使用；对于上臂假肢，还需患者掌握前臂和手的控制、开启肘锁、屈曲肘关节及回旋肩关节；对于钩式机械手，还需要指导患者进行抓握和释放动作，再指导患者进一步学习日常生活中的其他动作。

（二）下肢假肢

下肢承担的功能包括负重、平衡、站立和步行。高质量的下肢假肢不仅要具备逼真的外观、轻便耐用和便捷操纵的特点，还应有合适的长度、出色的承重能力和生物力线，以确保截肢患者佩戴假肢后能够行走平稳、步态自然。

1. 康复评估　评估患者的皮肤情况、残肢畸形及程度、残肢长度、残端形状、关节活动度、肌力等。

（1）皮肤情况：是否有感染、溃疡、瘢痕或骨残端粘连等情况。若皮肤状况不佳，应在皮肤情况稳定好后再安装假肢；对于因糖尿病引发皮肤溃疡的患者，在有效控制血糖后再考虑安装假肢。

（2）残肢畸形及程度：评估残肢关节是否畸形，关节活动范围如何，负重线是否适当等。对于严重关节畸形或负重线不良的情况，不适合安装假肢，因其可能影响步态，妨碍行走，甚至引发脊柱侧凸和腰背疼痛。

（3）残肢长度：从胫骨平台内侧至残端测量值为膝下截肢长度，理想值约为 15 cm；从坐骨结节至残端测量值为膝上截肢长度，理想值约为 25 cm。

（4）残端形状：传统的残端形状是圆锥形，而目前采用的是圆柱形残端，更为合理，配合新型假肢接受腔，能更好地促进患者假肢功能恢复。

（5）关节活动度：评估是否有关节挛缩，关节活动范围是否受限，尤其是髋关节和膝关节。要及早进行关节活动性训练，以防止关节活动度受限，影响假肢安装。

（6）肌力：主要检查与站立和行走相关的肌肉群的肌力情况。如果主要肌力评级低于 3 级，不适合佩戴假肢。

（7）神经瘤：检查是否存在神经瘤，其大小、位置和引发的疼痛程度等。必要时，需在神经瘤切除手术后才可考虑假肢安装。

2. 康复训练

（1）临时假肢康复训练：为加速截肢患者的康复进程，近年来提倡早期给患者安装临时假肢（如截肢术后 2 周拆线后）。训练内容涵盖穿脱临时假肢、平衡训练（在平行杠内进行单足或双足站立保持平衡）、迈步训练（先从假肢侧迈半步负重，到整步负重，接着假肢负重，再训练非偏瘫侧迈步）、侧方移动训练、上下阶梯和坡道训练等。

（2）永久性假肢的安装与康复训练：通过上述临时假肢的康复训练后，残肢已经达到稳定状态，且身体平衡性、灵活性和步态已达标，此时可安装永久性假肢。具体时间一般安排在临时使用假肢的第 2～3 个月，可根据个体情况进行调整。永久性假肢的适应性训练主要关注强化下肢肌肉力量和运动功能，提升平衡、协调能力和步态。训练内容包括穿脱假肢、起坐和站立训练、平行杠内训练，以及实际生活中的实用性动作训练。

五、轮椅

（一）适用对象

轮椅适用于步行功能严重减退的患者，如截肢、骨折、瘫痪和痛症；遵医嘱禁止走动的患者；脑性瘫痪患者，特别是那些由于严重障碍无法行走的脑瘫患者，如果不需要卧床，可以使用轮椅；老年人可以通过轮椅代步，增加日常活动，提升心肺功能，改善生活质量；肢体残缺者。

（二）种类

一般来说，轮椅可分为手动轮椅、电动轮椅、运动轮椅、定制轮椅；按驱动方式，可分为自走型、护理型、单手驱动型、杠杆式、手摇式、脚推式；根据功能的不同，轮椅还可以分为普通轮椅、电动轮椅、特殊轮椅（躺式、单侧驱动式、竞技式、站立式）。

（三）轮椅的选择

在选用轮椅时，最重要的是轮椅的尺寸和主要压力点。轮椅的尺寸，要考虑座位的宽度、深度，靠背的高度及脚踏板到座位垫的距离是否合适，是否会影响乘坐者相关压力点的血液循环，引发皮肤摩擦和压力性损伤。主要的压力点，包括但不限于股骨周围、髋窝周围、臀部的坐骨结节周围。此外，还需要考虑患者的安全性、轮椅的重量、使用地点等。

1. 座位长度 测量坐下时臀部至小腿腓肠肌之间的水平距离，将测量结果减 5～6.5 cm。这样的设计可以确保小腿后方上段与坐席前缘之间有适当的间隙，避免压迫和磨损。

2. 座位宽度 测量坐下时两侧臀部最宽处之间的距离再加上 5 cm，来确定座位的最佳宽度，以确保在坐下后臀部两侧各有 2.5 cm 的空隙。合适的座位宽度可以保证稳定性和舒适性。

NOTE

当座位太宽时不易坐稳，双肢易疲劳，操纵轮椅不便；座位太窄时，患者臀部及大腿组织易受压迫，上下轮椅比较困难。

3. **座位高度**　测量坐下时足跟至腘窝的距离，再加 4 cm。适当的座位高度可以避免轮椅无法推入桌面下或者压迫坐骨结节造成不适。

4. **扶手高度**　患者坐下时上臂保持垂直，将前臂平置于扶手，测量椅面至前臂下缘的高度，再加 2.5 cm。适当的扶手高度有助于保持正确的身体姿势和平衡，并可将上肢放置在舒适的位置上。

5. **靠背高度**　不同的靠背高度会影响稳定性和上半身的活动范围。低靠背可以测量坐位面至腋窝的距离，减去 10 cm；高靠背可以测量坐位面至肩部或后枕部的实际高度。

6. **脚托高度**　与座位高度相关，至少应保持 5 cm 的距离以确保患者的安全。

7. **坐垫**　为防止压力性损伤，轮椅的椅座和靠背上可放坐垫。

8. **其他辅助件**　根据患者特殊需求设计，如增加手柄摩擦面、延伸车闸、防震装置、安装臂托的扶手及写字的轮椅桌等，以方便患者的日常活动。

（四）操作技巧

对于需要自行推动轮椅的患者来说，如果要在社区附近移动，除了熟练掌握平地上的轮椅推动方法外，还应学会后轮平衡技巧，以便在人行道和上坡路段行驶。

1. **准备姿势和动作**　保持头稍微向后仰，上身挺直。用双臂将轮椅的后轮拉到身体后方，手肘屈曲，手紧握住后轮的轮环。拇指按在轮胎上，然后轻轻向后拉起后轮。紧接着迅速而有力地向前推动，使小轮离地。

2. **保持平衡**　当需要使轮椅前倾时，上半身要稍微向后仰，同时用力推动前轮环；当需要使轮椅后倾时，上半身要稍微前倾，同时用力拉动后轮环。

（张红石）

数字资源详见新形态教材网

　　↟流程图　　🖥教学 PPT　　📝自测题

第 五 章
康复护理技术

流程图

操作视频

第一节 体位管理技术

一、体位摆放概述

体位（posture）是指患者休息和适应医疗护理需要时所采取的姿势。体位摆放是指根据治疗、护理及康复的需要对患者所采取的能保持身体姿势的康复护理方法，目的是保持躯干和肢体处于功能状态，预防并发症及继发性损害的发生。

二、体位摆放的方法

1. **脑卒中患者抗痉挛体位** 脑损伤后患者常出现痉挛、肌力减退以及各种主动运动控制和协调能力受损等情况。抗痉挛体位有利于患者恢复正常运动模式。鼓励偏瘫侧卧位，适当非偏瘫侧卧位，尽可能少采用仰卧位，尽量避免半卧位，保持正确坐姿、站姿，必要时选择矫形器。

（1）偏瘫侧卧位：偏瘫侧在下，非偏瘫侧在上。头部垫枕，背后用枕头支撑，斜侧卧 40°～60°。患臂外展前伸旋后，偏瘫侧肩部尽可能前伸，肘与腕均伸直，掌心向上；偏瘫侧下肢膝屈曲，踝背伸放在床上；非偏瘫侧上肢放松自由放置，非偏瘫侧下肢屈髋屈膝向前放于长枕上，呈迈步位（图 5-1）。

（2）非偏瘫侧卧位：非偏瘫侧在下，偏瘫侧在上。头部垫枕，偏瘫侧上肢伸展，置于枕上，高于心脏，前臂旋前，手指伸展，掌心向下；非偏瘫侧上肢自然伸展；偏瘫侧下肢向前屈髋屈膝，由枕头支持，踝关节不要垂于枕边；非偏瘫侧下肢自然放置。后背用枕头支撑（图 5-2）。

（3）床上坐位：取床上坐位时，偏瘫侧肩部、手臂、下肢用枕头支撑，髋关节屈曲。患者背后给予支撑，使脊柱伸展，髋关节屈曲 90°，防止躯干后

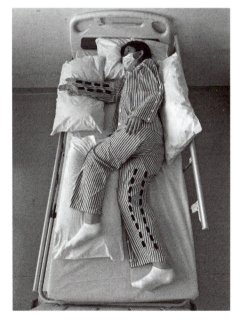

图 5-1 偏瘫侧卧位
（标记部位为偏瘫侧）

仰，达到直立坐位的姿势。还可给予桌子，桌上放一软枕，患者上肢置于软枕上，下肢微屈（图 5-3）。

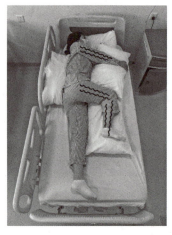 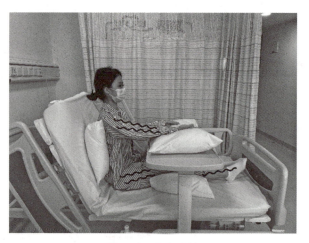

图 5-2 非偏瘫侧卧位　　　　　　　图 5-3 床上坐位

（标记部位为偏瘫侧）　　　　　　（标记部位为偏瘫侧）

2. 脊髓损伤（高位）患者体位　脊髓损伤的体位要求与脑卒中不同。

（1）仰卧位：头部垫枕，躯干自然放平，与头呈直线，肘关节伸直，前臂旋前，腕背伸，手指自然微曲；骨盆放正，由软枕支撑；髋、踝下垫枕，足保持中立位（图 5-4）。

（2）侧卧位：头部垫枕（与肩同高），保持下侧的肩关节解剖功能位，避免受压和后缩。胸前放软枕，上侧上肢自然环抱软枕；躯干后方用枕头支撑；上侧下肢屈曲位并用枕头支撑（图 5-5）。

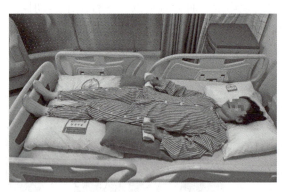 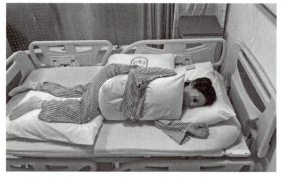

图 5-4 脊髓损伤仰卧位　　　　　　图 5-5 脊髓损伤侧卧位

3. 骨关节疾病患者的功能位摆放　骨关节疾病患者常采用绷带、石膏、矫形支具、夹板等将肢体固定于功能位，使肢体处于发挥最佳功能活动的位置。

（1）上肢功能位：肩关节屈曲 45°、外展 60°，中立；肘关节屈曲 90°，前臂中间位，即掌心向内，手位于垂直位。腕关节背伸 40°～45°，并稍内收 15°，掌指关节半屈曲，指间关节轻微屈曲，拇指在对掌中间位。

（2）下肢功能位：下肢髋关节伸直、中立，膝关节伸直或稍屈曲 20°～30°，足底和小腿纵轴呈垂直位，踝关节处 90° 中间位，防止足下垂。

4. 烧伤患者抗挛缩体位　对长期卧床的烧伤患者采用抗挛缩体位，使损伤的功能获得代偿。原则上取伸展和外展位，可使用矫形器协助。伤后 48 h 内应取平卧位，若有头面部烧伤可使床头抬高 30° 左右，背、臀、大腿内侧烧伤者注意定时翻身。颈部烧伤者保持头后仰，上肢外展。上肢伸侧烧伤时保持屈肘，前臂中立；手腕背屈，虎口张开，掌指关节屈曲，指关节伸直；下肢外展。膝部烧伤保持屈膝，足踝保持背屈。

三、体位摆放的注意事项

患者体位摆放时，室内温度适宜，注意保暖。1~2 h 变换 1 次体位。

1. 脑卒中患者抗痉挛体位摆放的注意事项

（1）床应平放，尽量避免半卧位。

（2）手中和足底不应放置任何物品，避免不良反射导致肢体痉挛。

（3）任何时候禁忌拖、拉偏瘫侧肢体，防止脱位。

2. 脊髓损伤（高位）患者体位摆放的注意事项

（1）采取轴线翻身护理技术预防脊椎二次损伤（图 5-6）。

（2）保持床单位平整、干燥，做好大小便失禁护理。

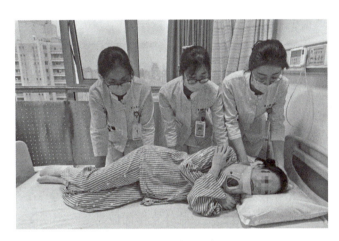

图 5-6 轴线翻身

（李 娟）

第二节 体位转移训练技术

一、概述

（一）定义

体位转移（posture transfer）是指人体从一种姿势转换到另一种姿势的过程，包括床上移动、从卧位到床边坐位、从坐位到立位、从床到椅、从轮椅到卫生间等各种转移。体位转移分为独立转移、辅助转移、被动转移 3 类。

（二）生物力学原理

1. 基底面 是指支撑一件物体的底平面。基底面越大，物体越稳定。

2. 重心线 人体的平衡点就是位于第二腰椎的重心，而重心线是垂直穿过重心点的线。当身体前屈，重心线前移出基底面就会造成不稳定姿势。

3. 正确转换姿势 操作者双脚分别向前后及外侧分开，屈膝下蹲（过程中保持腰背挺

NOTE

直），使身体重心线始终在支撑面内维持平衡，利用股四头肌的伸膝力量站起来完成转移。此姿势利用生物力学原理，比较省力，同时还可避免腰背损伤。

二、操作目的

1. 增加独立性 使瘫痪患者能独立完成各项日常生活活动，减少患者对他人和环境的依赖，提高生活质量。

2. 预防并发症 定时协助患者更换体位，预防压力性损伤、坠积性肺炎、肌肉萎缩、关节挛缩和深静脉血栓等并发症的发生，最大限度保持各关节活动度。

三、适应证

1. 因各种原因长期卧床，无法完成独立转换和生活自理的患者。

2. 脊柱损伤、颅脑损伤、小儿麻痹后遗症等上运动神经元损伤后，肢体存在瘫痪，主要参与转移动作的关键肌肉肌力≤2级者，适用辅助转移技术；主要参与转移动作的关键肌肉肌力≥3级者，适用独立转移训练。

四、禁忌证

1. 生命体征不稳定的患者。

2. 严重认知功能障碍不能配合的患者。

五、基本原则

（一）独立转移

1. 患者水平转移时，相互转移的两个平面应尽可能靠近且高度一致。

2. 相互转移的两个平面的物体应稳定，物体支撑面应具备一定硬度。

3. 掌握患者学习独立转移的时机，并教会患者采用安全、简单、省力的方式。

（二）辅助转移

1. 辅助者熟悉患者病情，并与患者相互信任。

2. 转移前要做好人员（包括辅助者及患者）、物品及环境的准备。

3. 辅助者注意使用技巧转移，指令应简单、明确。

4. 辅助应随着患者功能逐步恢复而减少，过程注意保护患者安全。

（三）被动转移

1. 辅助者熟悉患者病情，指导患者放松并建立信任关系。

2. 搬运时注意省力、安全技巧，多人协助转移时，注意统一程序及方向。

3. 搬运过程中尽量保持患者的舒适姿势，避免影响患者病情。

4. 利用器械搬运时，应检查器械是否完好，保证有足够的转运空间。

六、操作步骤

（一）操作前准备

1. 核对 双人核对医嘱及患者姓名、住院号。

2. 评估 对患者的环境、病情等综合情况进行评估。

（1）环境：安静、温湿度适宜、安全、整洁，保护患者隐私。

（2）患者：病情、意识、肌力及肌张力、关节活动度、皮肤、血压、大小便、自主活动能力、心理状况及配合程度等；身上有无管道、骨折外固定、牵引等；体位是否舒适，了解各关节是否处于合理的位置。

（3）解释与指导：向患者及其家属介绍体位转移训练的目的、方法、注意事项及配合要点，取得合作。

（4）其他准备：①人员准备。操作者规范着装，洗手、戴口罩。②物品准备。为患者准备舒适衣物，根据转移需要准备轮椅、拐杖、滑板、升降机等。

（二）操作具体步骤

1. 偏瘫患者的体位转移

（1）独立床上翻身：仰卧位翻身至偏瘫侧卧位。①横向平移：患者仰卧，健足伸至偏瘫侧腘窝后下滑至足跟，健足支撑患足向非偏瘫侧移动；非偏瘫侧屈髋、膝、肘，以非偏瘫侧肘和足为支撑点，将偏瘫侧下半身移向非偏瘫侧；抬起患者臀部，将上半身移向非偏瘫侧，最后缓慢移动头部至非偏瘫侧。②侧身：双侧屈髋、屈膝，Bobath 握手，伸肘，肩上举约 90°，非偏瘫侧上肢带动患肢摆动，先非偏瘫侧后偏瘫侧，利用惯性翻向偏瘫侧。同法可由仰卧位翻身至非偏瘫侧卧位。

（2）独立卧位坐起：①从非偏瘫侧独立坐起。患者非偏瘫侧卧位，先将患手置腹部，利用健腿横向平移患腿至非偏瘫侧床沿，再用非偏瘫侧肘关节支撑起躯干，使头、颈和躯干向上方侧屈后，伸直非偏瘫侧上肢，使躯干直立至床边坐起。②从偏瘫侧独立坐起。同上将患腿移至偏瘫侧床沿，非偏瘫侧上肢置于床面上支撑起身体，患者双手支撑床面，坐于床边，双足平放于地面。

（3）辅助从坐到立：协助患者双足分开与肩同宽，将双足跟移动到两膝的后方，患足稍前；Bobath 握手，双臂前伸环抱协助者颈部，身体前倾，屈髋。操作者面向患者站立，重心向患腿移动，固定并保护患膝，双手拉住患者腰带，告知患者抬臀、伸腿一起向前上方用力，将患者拉起，协助患者调整重心，使双腿下肢直立承重，维持站立平衡。

（4）从床到椅转移：轮椅置于非偏瘫侧与床呈 45° 角或与床头平行，制动。协助患者床边坐位，双足着地，躯干前倾；指导患者非偏瘫侧上肢握住轮椅远端的把手，借助非偏瘫侧上下肢的力量旋转坐在轮椅上，脚放于脚踏上。同理可完成从椅到床的转移。

2. 截瘫患者的体位转移

（1）协助床上向右翻身：患者仰卧位，协助者将患者下肢及臀部移至左侧，屈左髋和膝；嘱患者双上肢伸展上举，呈钟摆样运动产生惯性使躯干和下肢翻向右侧，患者利用手臂支撑于床面，调整上身处于舒适位置，辅助者协助下肢调整。同法可翻身至左侧。

（2）独立卧位坐起：患者利用向两侧翻身，完成双肘支撑床面，再将身体重心左右交替变换，同时变成手支撑，完成坐起动作。

（三）操作后事项

1. 整理 整理床单位，处理用物；洗手并签字。

2. 效果评价 语言通俗易懂，沟通有效；保护患者隐私、确保患者安全舒适；操作中、操作后观察和询问患者感受，遵循省力原则；患者掌握移动训练要点。

七、注意事项

1. 首次坐起时间不宜超过 30 min，当患者出现面色苍白、出冷汗、头晕等症状时，应立即协助患者平卧，再酌情调节训练方式。

2. 转移时关注患者及管道等的安全，动作轻柔，避免拖拽。

3. 鼓励患者尽可能发挥自己的残存能力，必要时给予协助，依次减少辅助力量，最终使患者独立完成。

4. 训练要循序渐进，持之以恒，掌握训练强度，防止疲劳。

5. 转移后确保患者舒适、稳定和安全，并保持肢体的功能位。

八、评估工具

1. Barthel 指数，见第三章第九节。

2. 徒手肌力测试，见第三章第一节。

3. 改良 Ashworth 痉挛量表，见第三章第一节。

（袁丽秀）

第三节　呼吸训练与排痰技术

一、呼吸训练

（一）概述

呼吸训练（breath training）是指通过训练技术保证呼吸道通畅，提高呼吸肌功能，促进排痰和痰液引流，改善肺与毛细血管气体交换，提高气体交换效率的方法。呼吸训练已广泛应用于呼吸系统疾病、胸腹部围手术期及其他合并呼吸功能障碍患者的康复训练中。呼吸训练主要包括缩唇呼吸、腹式呼吸、腹肌训练、呼吸训练辅助器具应用技术等。

（二）操作目的

1. 缓解呼吸困难症状，改善呼吸功能，提高呼吸效率。

2. 清除气道分泌物，保持呼吸道卫生，减少气道刺激因素。

3. 预防肺部感染，防止并发症。

4. 增强呼吸肌力量，提高患者心肺功能和活动能力，促进患者重返社会。

（三）适应证

1. 胸腹部疾病围手术期的患者。

2. 肺不张、外科手术、麻醉及机械通气等情况导致肺功能下降者。

3. 正在接受运动康复或呼吸肌训练者。

4. 需要预防卧床肺部并发症发生的患者。

（四）禁忌证

1. 意识障碍、无法配合者。

2. 支气管痉挛、气道不稳定的患者。

3. 严重缺氧、不能自主控制呼吸者。

4. 近期胸肋骨折、脊柱损伤或脊柱不稳及严重骨质疏松的患者。

5. 训练可导致病情恶化的其他临床情况。

（五）相关技术

1. 缩唇呼吸　通过缩唇形成的微弱阻力延长患者呼气时间，增加气道阻力，防止气道过早塌陷。训练时，患者用鼻缓慢吸气，由 1 默数到 3，而后嘴唇噘起如“吹口哨”状，使气体轻轻吹出，由 1 默数到 6，吸气与呼气时间比为 1∶2 或 1∶3。

2. 腹式呼吸　让患者取立位、舒适坐位或半卧位，放松胸部、腹部、肩部，一手置于胸部（两乳间），另一手置于上腹部，与缩唇呼吸相配合，鼻吸气时腹部膨出，使膈肌最大程度下降，呼吸过程中双肩保持不动。缩唇呼气，膈肌松弛，感觉腹部下沉。

3. 腹肌训练　患者取仰卧位，尽量放松身体。在患者腹部放置 0.5～1 kg 重物，闭口用鼻深吸气，膈肌下移，腹部隆起，吸气至不能再吸气时屏气 2～3 s。然后缩唇缓慢呼气，腹部尽量下沉。同时手部逐渐向腹部加压，促进气体排出。腹式呼吸要深而慢，吸气与呼气时间比为 1∶2 或 1∶3。

4. 呼吸训练器的使用　让患者取舒适坐位或半坐卧位，放松上胸部和肩部。将呼吸训练器的软管和接口进行有效连接，咬嘴连接于软管的另一端。垂直摆放呼吸训练器，含住咬嘴且保证密闭不漏气，再进行深慢吸气，吸气达到目标值后，使浮球尽可能长时间地保持在目标值刻度位置，松开咬嘴呼气。开始训练时 3～5 min/ 次，3～5 次 /d，后期训练可逐渐增加到 20～30 min/ 次。

（六）操作步骤

1. 操作前准备

（1）核对：双人核对患者姓名、住院号。

（2）评估：环境安静、舒适、安全、整洁，保护患者隐私；了解病情、意识状态、合作程度及心理反应，有无影响排痰的因素；评估患者需要，指导配合的方法，取得合作，解释操作目的、操作方法、注意事项；评估患者饮食习惯、个人习惯、日常活动安排；评估患者伤口、皮肤及管路等情况。

（3）其他准备：洗手，戴口罩。用物准备，治疗车、速干手消毒剂、枕头 1～2 个、听诊器 1 台、沙袋 1 个、呼吸训练器 1 个、血氧饱和度夹 1 台、PDA 1 台，车下放置套有双层黄色垃圾袋、黑色垃圾袋小桶各 1 个。

2. 操作具体步骤

（1）核对执行单、腕带、姓名、住院号。

（2）解释操作目的、流程，取得患者配合。

（3）评估患者病情、意识及呼吸状态。

（4）洗手，再次核对执行单、腕带、姓名、住院号。

（5）叩诊、听诊，了解患者肺部情况。

（6）缩唇呼吸：患者取端坐位，缩唇呼吸训练。

（7）腹式呼吸训练指导。

（8）腹肌训练指导。

3. 操作后事项

（1）处理用物，洗手并执行签字、记录。

（2）效果评价：操作方法正确、熟练，指导患者有效排痰，患者无不适；与患者有效沟通。

（3）协助患者取舒适位，整理床单位，按要求分类整理用物。

（4）健康教育。

NOTE

（七）注意事项

1. 评估病史、呼吸困难程度等，有无影响呼吸的因素。

2. 评估是否适宜进行呼吸训练，环境应宽敞明亮，时机合适。

3. 呼吸训练易增加颅内压、胃食管反流及呼吸困难等不良反应，需慎用。注意监测患者的血氧饱和度、呼吸频率等病情的变化情况。

4. 痰液黏稠不易咳出者，可先用雾化吸入稀释痰液。

二、排痰技术

（一）概述

有效排痰技术又称为气道分泌物去除技术，可促进呼吸道分泌物排出、维持呼吸道通畅、减少反复感染，有效改善患者肺通气功能和气体交换功能。排痰技术主要包括体位引流技术、叩击技术、振颤技术、有效咳嗽训练等方法。

（二）操作目的

1. 保持呼吸道通畅，避免痰液淤积。

2. 有效排除气道分泌物，改善肺功能。

3. 预防肺部感染，减少术后并发症。

4. 提高 ADL 能力，改善生活质量。

（三）适应证

1. 围手术期患者。

2. 急性 / 慢性肺疾病患者。

3. 继发性气道阻塞患者。

4. 中枢神经系统损伤后肌无力患者。

5. 长期卧床患者。

6. 老年人出现肺部感染症状者。

（四）禁忌证

1. 意识障碍和无法配合者。

2. 咯血和年老体弱不能耐受者。

3. 脑出血急性期、颅内动脉瘤或动静脉畸形、颅内术后 7 天以内者。

4. 严重缺氧、不能自主控制呼吸者。

5. 未引流的气胸、胸廓骨折、近期脊柱损伤或脊柱不稳及严重骨质疏松患者。

6. 低血压、肺水肿，近期有急性心肌梗死、心绞痛及血流动力学不稳定等情况者。

7. 训练可导致病情恶化的其他临床情况。

（五）相关技术

1. 体位引流技术　体位引流是依靠重力原理促使各肺段的气道分泌物引流排出的一种护理技术。引流时需要充分评估，明确需要排痰的部位，根据病变部位或病变可能的所在部位，采取相应的体位引流。引流宜在清晨或进餐后 1~2 h 进行，引流过程中注意观察患者反应，若出现咯血、头晕、发绀、呼吸困难、出汗、脉搏细速、疲劳等情况应立即停止引流。引流后指导患者适当休息，用漱口水彻底漱口，以保持口腔清洁，减少呼吸道机会性感染。

2. 叩击技术　操作者手指并拢，掌心空虚呈杯状，掌指关节屈曲呈120°，沿支气管走向，利用腕关节力量，在相应肺段的胸壁部位进行有节奏的叩击，叩击频率为 120~180 次 /min，叩击的顺序为从下至上，由外向内，叩击完毕，协助患者排痰，并安置患者。高龄或皮肤易破损者可用薄毛巾或其他保护物覆盖在叩拍处以更好地保护皮肤。

3. 振颤技术　操作者两手交叉或重叠并紧贴在患肺段胸壁皮肤上，用双臂等长收缩力量，指导患者深吸气后缓慢呼气，在吸气末沿着肋骨正常运动方向给予胸壁快速、细小的压力振动，振动后指导患者咳出痰液，必要时使用吸引器吸引。

4. 有效咳嗽训练　指导患者根据病情调整为能够成功咳嗽的体位，尤其需保持躯干直立，身体前倾，颈部稍微屈曲。指导患者行 5 ~ 6 次缓慢深吸气，深吸气末屏气 2 ~ 3 s，迅速打开声门，张开嘴，用力收缩腹肌做爆破性咳嗽 2 ~ 3 声，必要时患者用自己的手按压上腹部，帮助痰液咳出。停止咳嗽，并缩唇将余气尽量呼出。重复以上动作 2 ~ 3 次后，正常呼吸数分钟再重新开始。

（六）操作步骤

1. 操作前准备

（1）核对：双人核对患者姓名、住院号。

（2）评估：环境安静、舒适、安全、整洁，保护患者隐私；了解病情、意识状态、合作程度及心理反应，有无影响排痰的因素；评估患者需要，指导配合的方法，取得合作，解释操作目的、操作方法、注意事项；评估患者饮食习惯、个人习惯、日常活动安排；评估患者胸腹部有无伤口、皮肤及管路情况。

（3）其他准备：洗手，戴口罩。用物准备：治疗车、速干手消毒剂、枕头数个、听诊器、水杯 2 个、痰杯、PDA、纸巾，车下放置套有双层黄色垃圾袋、黑色垃圾袋小桶各 1 个。

2. 操作具体步骤

（1）核对执行单、腕带、姓名、住院号。

（2）解释操作目的、流程，取得患者配合。

（3）评估患者病情、意识及咳痰能力。

（4）洗手，再次核对执行单、腕带、姓名、住院号。

（5）叩诊、听诊，明确需要排痰的部位及摆放体位。

（6）行叩击技术，操作者手指并拢，掌心空虚呈空杯状，在相应引流肺段的胸壁上进行快速有节律的叩击，每分钟 120 ~ 180 次，每个部位 3 ~ 5 min。

（7）借助振颤机械原理促使附着在气管、支气管、肺内的分泌物松动，操作者双手交叉重叠，置于患肺胸壁，肘部伸直，指导患者进行 2 ~ 3 个呼吸循环后，在患者吸气末开始做快速振颤动作直至呼气末结束。

（8）患者取舒适放松体位，身体前倾，缓慢深吸气数次后，屏气数秒。迅速打开声门，用力收缩腹肌进行 2 ~ 3 声短促有力的爆破性咳嗽或用手按压上腹部，帮助痰液咳出。

（9）停止咳嗽，将余气呼出。循环 2 ~ 3 次，休息或正常呼吸几分钟后再重新开始。

（10）排痰结束，观察痰液的颜色、量、性质。

3. 操作后事项

（1）处理用物，洗手并执行签字、记录。

（2）效果评价：操作方法正确、熟练，指导患者有效排痰，患者无不适；与患者有效沟通。

（3）协助患者取舒适位，整理床单位，按要求分类整理用物。

（4）健康教育。

（七）注意事项

1. 评估病史、咳痰能力等，有无影响排痰的因素。

2. 评估是否适宜进行排痰训练，环境应宽敞明亮，时机合适，注意暴露部位的保护。

3. 头低足高位易增加颅内压、胃食管反流和加重肺不张患者的呼吸困难等不良反应，需慎用。注意监测患者的血压等生命体征。

4. 痰液黏稠不易咳出者，可先用雾化吸入稀释痰液。

（杜春萍　刘祚燕　谢国省）

第四节　吞咽障碍训练技术

一、概述

吞咽障碍训练是一种通过特定的技术和方法来改善吞咽功能的训练方法，可以改善患者摄食吞咽功能，通过改变或恢复经口进食的方式，帮助患者尽早拔出鼻饲管、造瘘管，预防和减少肺炎、营养不良等并发症发生，提高患者生活质量。该技术主要用于脑卒中、头颈部肿瘤、多发性硬化症等神经系统疾病导致的神经源性吞咽障碍患者。吞咽障碍训练包括管饲饮食和经口进食训练。

吞咽过程分为认知期、准备期、口腔期、咽期、食管期，无论哪一期出现问题都会导致吞咽障碍。吞咽障碍的患病率为 11.4%～84.0%，随年龄增长而增加。根据一项对 65 岁及 65 岁以上老年人的研究，约有 30% 的老年人存在吞咽障碍的问题。此外，吞咽障碍的发病率还与其他疾病和病理条件有关，如喉癌、食管炎、帕金森病等。吞咽障碍在脑卒中患者、神经肌肉疾病和神经系统损伤患者中也较为常见。

二、常用训练

（一）管饲饮食

吞咽障碍伴有意识不清者可以通过管饲饮食进行营养水分供给。鼻胃管和鼻肠管方法适用于 2 周内的管饲饮食，2 周以上的管饲饮食患者则适用于经皮内镜下胃造瘘术及经皮内镜下空肠造瘘术。吞咽障碍患者病情稳定后可尽早进行摄食 – 吞咽功能训练。

（二）经口进食训练

吞咽障碍患者的经口进食训练包括间接训练、直接训练、代偿性训练、电刺激治疗、球囊导管扩张术、生物反馈训练等。

1. 间接训练

（1）头颈控制训练：患者取坐位，身体朝前，头从正中开始向前后左右做旋转、提肩、沉肩运动，动作持续 5 s 并回到正中位置。

（2）吞咽器官训练：包括口唇运动、颊肌运动、下颌运动、舌体运动、软腭训练、喉部运动、屏气 – 发声运动。

1）口唇运动：利用单音单字进行康复训练，如嘱患者张口发出 "a，e，i，u，o，f" 的声音并做出口型。也可做缩唇、用吸管吹气、吹蜡烛、吹口哨等动作促进唇部运动，加强唇部力量。当患者口唇肌群无力时可用指尖或冰块叩击唇周，做短暂的肌肉牵拉和抗阻运动、按摩等。

2）颊肌运动：指导患者稍张口后闭口，气体充满双颊部后鼓腮，随后缓慢呼气。或指导患者洗净双手，模仿吸吮动作或做吮手指动作，可收缩颊部及轮匝肌。每日 2 次，每次重复5 遍。

3）下颌运动：指导患者完成下颌的张闭运动、侧方运动，充分运动下颌。

4）舌体运动：患者挺直腰背，稍稍张开嘴，尽可能向前伸舌，左右运动摆向口角，用舌尖舔下唇后再舔上唇，按压硬腭部，重复 20 次。

5）软腭训练：指导患者深吸气后屏气 10 s，再缓慢呼气，或发 "ge" 音。

6）喉部运动：指导患者做喉上提训练，头前伸，伸展下颌肌 2 ~ 3 s，再向颌下施加压力，低头并抬高舌背，做舌向上吸抵硬腭或发辅音的发音训练，可改善喉入口的闭合能力，扩大咽部空间，增加被动牵张力，促进食管上括约肌的开放。

7）屏气 - 发声运动：可两手用力推墙发声，或坐在椅子上，双手支撑椅面做推压运动和屏气，此时胸廓固定，声门紧闭，然后突然呼气发声，声门大开。此动作可训练声门闭锁功能，强化软腭肌力，有助于除去残留在咽部的食物。

（3）冰刺激：用冰棉签棒接触以咽腭弓为中心的刺激部位，交替刺激左右相同部位，指导患者做空吞咽动作。冷刺激可以提高软腭和咽部的敏感度，刺激并改善神经肌肉活动，增强吞咽反射，减少口腔过多的唾液分泌。

（4）吞咽辅助手法：主要包括保护气管的声门上吞咽法及超声门上吞咽法，延长吞咽时间的门德尔松（Mendelsohn）手法，以及增加吞咽通道压力的用力吞咽法等。

1）声门上吞咽法：又称自主气道保护法，用于减少吞咽前、中、后误吸。指导患者吸气，然后屏住呼吸（声带和气管关闭）进行吞咽，吞咽结束后紧接着做咳嗽动作；或者在吸气后呼出少量气体，再做屏气、吞咽和吞咽后咳嗽动作。

2）超声门上吞咽法：吞咽前或吞咽时，将杓状软骨向前倾至会厌软骨底部，并让假声带紧密地闭合，使呼吸道入口主动关闭。指导患者吸气后屏气，加强屏气动作，吞咽后咳出咽部残留物。

3）门德尔松手法：患者用力吞咽并维持吞咽动作，使喉部向上抬，增加环咽肌开放的时长与宽度，避免误吸。可指导患者进食少量食物并咀嚼、吞咽，在吞咽的瞬间用拇指和示指顺势将喉结上推于最高阶段，保持吞咽状 2 ~ 3 s，然后完成吞咽，再放松呼气。

4）用力吞咽法：指导患者在咽期吞咽时，尽量使舌向后推，全部吞咽肌发力，尽可能将所有食物推送到咽部。可以增加舌根收缩运动，有效清除食物在咽喉部的残留。

（5）咳嗽训练与呼吸训练：咳嗽训练可以增加患者腹肌肌力；呼吸训练包括腹式呼吸和缩唇呼吸，旨在恢复吞咽与呼吸协调配合。

2. 直接训练 改变患者的进食体位、食物性质（形态、大小、温度、味道及结构等）、进食位置、进食环境等，促进吞咽功能训练。

（1）进食体位：应选择安全且具有代偿作用的体位，根据病情因人而异。不能坐位进食的患者，应取仰卧位躯干抬高 30°，头颈前屈，偏瘫侧肩部垫软枕；坐位患者躯干前倾 20°，喂食者位于患者非偏瘫侧。该体位有利于舌根部运送食团，可防止食物从口中漏出，并减少鼻腔逆流及误咽的危险。颈部在仰卧时呈后屈位，易使颈椎前部肌肉紧张、喉头上举困难，在吞咽时容易发生误咽，因而颈部前屈是预防误咽的一种方法。

（2）食物性质：食物形态分为稀流质、浓流质、糊状、半固体、固体 5 类。在临床实践中，应首选糊状食物。进食食物依据吞咽障碍程度与阶段选择，遵循先易后难的原则，兼顾食物的色、香、味及温度等。可选择密度均匀、黏度适当、不易松散，在通过咽和食管时易变形但很少残留于黏膜上的食物。稠性食物比稀性食物在一定程度上更能刺激触、压觉和唾液分泌，使吞咽更加安全。

病变不同的吞咽障碍影响吞咽器官的部位也有所不同，食物的要求也随之不同。口腔准备期应进食菜泥、水果汤、浓汤等质地较软且易咀嚼的食物，必要时使用长柄勺或注射器等进食工具；口腔期应进食内聚、有黏性的食物；咽期应进食稠厚的液体，如果蔬泥和光滑湿润的软食，禁食有碎屑的糕饼类食物和缺少内聚力的食物；食管期可进食较软、湿润的食物，避免高黏性和干燥食物。

（3）进食位置：可以借用进食工具将食物放在非偏瘫侧舌后部或颊部，利于吞咽。

（4）一口量：即最适于吞咽的每次摄食入口量，分为调整进食的一口量和控制速度的一口量，正常人约 20 mL。通常从少量（3～4 mL）开始，酌情增加，如 3 mL、5 mL、10 mL。可结合声门上吞咽法，在吞咽时使声带闭合封闭喉部后再吞咽，吞咽后咳嗽，减少咽喉部的食物残渣，防止误吸。调整进食速度，一次吞咽完成后再进食下一口，避免两次食物重叠入口的现象。

（5）进食习惯及环境：定时、定量进食，能坐起来就不要躺着，能在餐桌上就不要在床边进食。保持安静、干净整洁的环境可提高进食体验。

3. 代偿性训练　是进行吞咽时采用的姿势与方法，通过改变进食姿势、工具、环境等从而代偿吞咽功能。

（1）侧方吞咽：指导患者分别左、右侧转头做侧方吞咽，减少梨状隐窝部的残留食物。

（2）空吞咽与交替吞咽：每次进食吞咽后反复做几次空吞咽，使食团全部咽下，可除去残留食物防止误咽；每次进食吞咽后饮 1～2 mL 水，既有利于刺激诱发吞咽反射，又能除去咽部残留食物，即"交替吞咽"。

（3）用力吞咽：指导患者用力向后移动舌头，推进食物通过咽腔，可增大口腔吞咽压，减少食物残留。

（4）点头样吞咽：颈部尽量前屈形似点头，同时做空吞咽动作，可去除会厌谷残留食物。

（5）低头吞咽：吞咽时颈部尽量前屈，可扩大会厌谷的空间，使会厌向后移位，避免食物溢漏入喉前庭，有利于保护气道、收窄气管入口；咽后壁后移可使食物尽量离开气管入口处。

4. 电刺激治疗　包括神经肌肉低频电刺激和肌电反馈技术，利用低频电刺激咽部肌肉，可改善脑损伤引起的吞咽障碍。

5. 球囊导管扩张术　是应用球囊导管（图 5-7），从鼻腔或口腔插至胸部食管处，通过充盈适度的气囊或水囊，对痉挛的食管入口部进行反复扩张，以缓解局部紧张，使食物易于通过的一种治疗方法。适用于脑卒中、放射性脑病等脑损伤所致的环咽肌痉挛（失弛缓症）患者。使用普通或改良双腔导管的球囊分级多次扩张治疗，将放置在环咽肌下端的导管球囊注水，自下而上拉出，通过注水量改变球囊的直径，逐渐扩张环咽肌。每日 1～2 次，环咽肌的球囊容积每

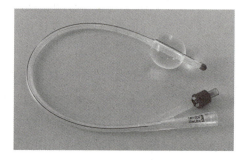

图 5-7　球囊导管

天增加 0.5 ~ 1 mL 较为适合。扩张后可给予地塞米松 +α 糜蛋白酶 + 庆大霉素雾化吸入，防止黏膜水肿，减少黏液分泌。

三、注意事项

1. 重视对患者吞咽障碍的初步筛查，密切观察进食情况。疲劳有可能增加误吸危险，若有疲劳症状，立即停止喂食。

2. 禁止患者单独进食，进食或摄食训练前后应认真清洁口腔，防止误吸特别是隐性误吸的发生。

3. 合理进行吞咽功能训练，保证患者安全进食，避免误吸。

4. 对有吞咽障碍的脑卒中患者，应尽早撤鼻饲并进行吞咽功能训练，训练体位尤为重要。

5. 操作者应掌握必要的抢救方法。康复团队协作可给患者以最好的护理，从而促进吞咽功能的恢复。

（张红石）

第五节　神经源性膀胱康复护理技术

一、概述

神经源性膀胱是指与神经系统疾病相关的膀胱、膀胱颈和 / 或其括约肌功能异常，表现为尿液储存受损和 / 或膀胱排空困难，其中储存受损的症状包括排尿频率增加、尿急和尿失禁，排空困难症状包括排尿犹豫、尿流缓慢和尿潴留等，储存受损和排空困难可同时出现。

神经源性膀胱康复护理是指对患者的储尿及排尿功能、临床表现及全身情况进行动态评估和分析，并以此为依据选择适宜的膀胱管理方法。做到早期干预、正确处理、终身护理和定期随访。主要包括神经源性膀胱功能训练技术、行为疗法、盆底肌训练、留置导尿和间歇性导尿护理管理等。

二、操作目的

1. 降低上尿路损害风险，减少膀胱输尿管反流，保护上尿路。
2. 增加膀胱顺应性，恢复膀胱正常容量，恢复低压储尿功能。
3. 减少尿失禁。
4. 恢复控尿能力。
5. 减少和避免泌尿系统感染和结石形成等并发症。
6. 提高患者生活质量。

三、间歇性导尿术

间歇性导尿术（intermittent catheterization，IC）是指在需要时将导尿管插入膀胱，排空尿液后立即将导尿管拔出的方法，被国际尿控协会（ICS）推荐为协助神经源性膀胱患者排空膀胱的首选措施，是协助膀胱排空的金标准。该技术分为无菌性间歇导尿和清洁性间歇导尿。

（一）目的

1. 使膀胱规律性充盈与排空接近生理状态，有利于保持膀胱容量和恢复膀胱的收缩功能。

2. 排出残余尿量，减少泌尿系统和生殖系统感染。

（二）适应证

1. 神经系统功能障碍，如脊髓损伤、多发性硬化、脊柱肿瘤等导致的排尿问题。

2. 非神经源性膀胱功能障碍，如前列腺增生、产后尿潴留等导致的排尿问题。

3. 部分膀胱梗阻。

4. 排尿不完全。

5. 膀胱逼尿肌过度活动被控制后存在排空障碍。

6. 用于下列检查：获取尿液检测的样本、精确测量尿量、经阴道或腹部的盆腔超声检查前充盈膀胱、尿流动力学检测。

（三）禁忌证

1. 不能自行导尿且照顾者不能协助导尿的患者。

2. 缺乏认知导致不能配合插管者或不能按计划导尿者。

3. 尿道或膀胱损伤（尿道出血、血尿），尿道畸形、狭窄，尿道炎、尿道脓肿、尿道肿瘤等。

4. 并发膀胱颈梗阻、严重前列腺增生症或尿道外括约肌严重痉挛。

5. 严重膀胱输尿管反流和肾积水。

6. 盆底肌肉或尿道外括约肌严重痉挛。

7. 严重尿失禁。

8. 严重自主神经异常反射者。

9. 有严重出血倾向。

10. 慎用间歇性导尿术：装有尿道支架或人工假体等。

（四）操作步骤

1. 操作前准备

（1）核对：双人核对医嘱、姓名、住院号，解释操作目的。

（2）评估患者：病情、既往史、意识、自理能力、心理、配合能力和辅助检查等。

（3）评估环境：安全，适宜操作。

（4）其他准备：洗手，戴口罩。用物准备：治疗车上层备治疗盘、亲水导尿管、清洁手套、生理盐水、大头棉签或湿纸巾、治疗巾、量杯或接尿器、饮水计划、排尿日记、速干手消毒剂，下层备医疗垃圾桶。

2. 操作具体步骤

（1）核对医嘱、姓名、住院号，解释操作目的。

（2）协助患者取半卧位或坐位，脱对侧裤管，两腿分开，垫治疗巾，注意保护患者隐私。

（3）清洁双手：操作者保持指甲短而干净，按七步洗手法彻底洗净双手。

（4）清洁会阴部：男性将包皮褪下，用生理盐水大棉签环形清洁；女性由上向下清洗。

（5）再次洗手并插管：用水溶性润滑剂润滑导管尖端，洗手后，戴一次性无菌手套，暴露尿道口，缓慢插入导尿管，见尿液流出后再次推进 2～3 cm，以确保尖端完全进入膀胱，将尿液排入尿壶并记录尿量。

（6）导尿并拔管：尿流速度减慢呈点滴状时水平抽出 1 cm，直至无尿液流出，水平或反折拔管，确定无尿液再次流出后缓慢拔出导尿管丢入医疗垃圾桶。

（7）清洁尿道口（男性包皮复位），撤治疗巾，洗手，协助患者整理衣裤。

（8）观察尿量、颜色、性状。

（9）健康促进与宣教。

（10）再次核对，记录。

3. 操作后事项 效果评价：正确查对无误；体现人文关怀，与患者沟通有效；操作规范熟练，安全有效。

（五）注意事项

1. 导尿时机 依据尿流动力学检查结果，综合评估最佳导尿时机。

2. 导尿频率 依据尿流动力学检查结果，识别最佳的尿液导出量，识别导尿频次，一般为每日 4 ~ 6 次，当残余尿量 < 100 mL 或小于膀胱容量的 20% 时，可停止间歇导尿。

3. 导尿管选择 大小、软硬程度应合适。

4. 会阴部清洁 男性清洁顺序为尿道口、阴茎头、冠状沟，尿道口下拉至阴囊，注意包皮复位；女性清洗时由上向下清洗大小阴唇、尿道口、至肛门。

5. 手卫生 导尿前使用流水洗手，时间 > 15 s。

6. 导尿过程

（1）动作轻柔，忌用力过快过猛致尿道黏膜损伤。

（2）遇阻碍时，暂停插管并将导尿管拔出 3 cm，嘱患者深呼吸后，缓慢匀速插入。

（3）拔管时遇阻可能是尿道痉挛所致，应等待 5 ~ 10 min 再拔管。

7. 预防尿路感染

（1）定期复查尿常规、细菌培养。

（2）定期复查尿流动力学及泌尿系统超声检查。

8. 正确执行饮水计划 导尿前 1 ~ 2 d，教会患者按计划饮水，24 h 内均衡地摄入水分，每日饮水量 1 500 ~ 2 000 mL。

9. 认真记录排尿日记 连续 7 d 记录排尿日记。

四、神经源性膀胱功能训练技术

1. 排尿习惯训练 记录患者 3 d 的排尿情况。为失禁者制订个性化如厕时间表。排尿间隔时间≥2 h，在预定时间提示并协助患者排尿。

2. 排尿意识训练 指导患者全身放松，想象处于一个安静、宽敞的卫生间听着流水声准备排尿。想象时患者试图自己排尿，由陪同人员接尿或放尿。

3. 代偿性排尿训练 排尿时通过 Valsalva 动作（屏气、收紧腹肌等）增加腹压将尿液挤出。应严格按照指征慎重选择。

4. 诱导排尿训练

（1）利用条件反射诱导排尿

1）能离床患者：协助患者到洗手间，打开水龙头诱导其排尿。

2）卧床患者：放置便器，用温水冲洗会阴。

（2）开塞露塞肛诱导排尿：开塞露塞肛，促使逼尿肌收缩，内括约肌松弛而导致排尿。

5. 盆底肌训练

（1）凯格尔运动：患者在不收缩下肢、腹部及臀部肌肉的情况下自主收缩盆底肌肉（会阴及肛门括约肌），每次收缩维持 5 ~ 10 s，10 ~ 20 次 / 组，3 组 /d。

（2）阴道重力锥训练：阴道锥置入患者阴道内、肛提肌以上，当重物置于阴道时，会提供感觉性反馈，通过收缩肛提肌维持其位置并保证阴道锥不落下，依次增加阴道锥重量，提高盆底收缩力。

五、行为疗法

1. **定时排尿** 在设定的时间点排尿，而不是对膀胱充盈感做出反应。
2. **膀胱再训练** 排尿间隔逐渐增加，或要求患者在需要排尿时将排尿延迟特定时间。

（魏 慧 张艳艳）

第六节 神经源性肠道康复护理技术

一、概述

神经源性肠道是指支配肠道的中枢或周围神经结构受损或功能紊乱导致的排便功能障碍，多表现为排便时间延长、便秘、难以排出、腹泻、腹胀、计划外排便等，且 95% 患者需要肠道处理方案来帮助排便。神经源性肠道康复护理技术是针对直肠排便功能障碍的恢复性护理技术。

二、操作目的

1. 降低患者便秘或大便失禁的发生频率。
2. 降低对药物的依赖性。
3. 建立胃结肠反射、直结肠反射、直肠肛门反射。
4. 利用重力和自然排便机制独立完成排便。

三、适应证

神经源性肠道康复护理技术适用于神经源性肠道所致的大便失禁及便秘，神志清楚并能够主动配合康复治疗的患者。

四、禁忌证

1. 严重损伤或感染、神志不清或不能配合的患者。
2. 伴有全身感染或免疫力极度低下者。
3. 显著出血倾向的患者。

五、肠道功能训练

1. **饮食指导** 规范饮水及纤维摄入，保证足够的液体摄入量（1 500 ~ 2 000 mL/d），适宜的膳食纤维摄入量，每天饮食中纤维素的含量为 20 ~ 30 g。便秘型患者应保持充足的液体摄入量，在专业人员的指导下根据自身实际调整饮食结构；失禁型患者需清淡、规律饮食，禁烟、禁酒。减少高脂肪、高蛋白食物的大量摄入，限制或避免食用导致患者胃肠胀气或改变肠道蠕动的食物。

2. 定时排便 指导患者养成每天定时排便的习惯,逐步建立排便反射,可在每天同一时间、餐后排便。反射性肠道功能障碍患者急性期每天排便 1 次,排便规律形成后,减少至每周 3 次;无反射性肠道功能障碍患者可每天排便 1 次或多次。

3. 排便体位 建议患者采用蹲位或坐位,借助重力作用进行排便,若不能取蹲位或坐位,以左侧卧位较好。

4. 腹部按摩 患者排空膀胱后,操作者充分润滑示指、中指、环指,沿结肠解剖位置顺时针环形按摩。从盲肠部开始,依结肠蠕动方向,经升结肠、横结肠、降结肠、乙状结肠顺序按摩或在乙状结肠部由近心端向远心端做环形按摩。按摩 5~10 min/次,每日 2 次。

5. 腹肌增强运动 患者取坐位或斜坡位,嘱患者深吸气,下腹部用力做排便动作或行辅助主动直抬腿训练。

6. 直肠刺激训练 患者取侧卧位,操作者戴手套,润滑示指或中指,插入直肠 4 cm 沿直肠壁做环形运动,并在 3 点、6 点、9 点、12 点钟方向缓慢牵拉肛门,诱导排便反射。每次刺激时间持续 15~20 s,可重复 2~3 次,每次间隔 1~2 min。

7. 盆底肌功能训练 患者取坐位或仰卧位,下肢并拢,双膝屈曲稍分开,轻抬臀部后进行缩肛提肛运动,维持 5~10 s,10 次/组,每天练习 2~3 组。

8. 灌肠 T6 以上的脊髓损伤患者进行小剂量药物灌肠以促进肠蠕动,减少自主神经过反射。具体操作:将导管插入直肠,给药时在肛门附近利用气囊固定导管,给药结束后释放气囊将导管拔出。

六、操作步骤

(一)操作前准备

1. 核对 双人核对医嘱、姓名、住院号,解释操作目的。

2. 评估 环境安全,适宜操作,保护患者隐私;了解患者的病情、意识状态、自理能力;评估患者饮食习惯、个人习惯、日常活动安排;评估患者心理、配合能力;对患者进行辅助检查,指导配合的方法,取得合作。

3. 其他准备 洗手,戴口罩。用物准备,治疗车上层备治疗盘、清洁手套、润滑油、治疗巾及速干手消毒剂,下层备医疗垃圾桶、生活垃圾桶。

(二)操作具体步骤

1. 核对执行单、腕带、姓名、住院号。

2. 协助患者取平卧位,戴双层手套,润滑手指去除干硬粪块。

3. 指导患者腹肌增强运动。

4. 指导患者腹部按摩。患者排空膀胱后进行腹部按摩,5~10 min/次,每日 2 次,按摩时询问患者感受。

5. 协助患者取侧卧位,暴露肛门,洗手,指导进行直肠刺激训练。

6. 指导患者使用加强腹肌运动的方法来促进排便。

7. 排便结束,抬臀,取出便盆,观察大便的颜色、性质、量。

8. 清洁肛门,脱手套,撤治疗巾,洗手;协助患者整理衣裤。

(三)效果评价

操作方法正确,熟练指导患者肠道功能训练,患者无不适,与患者有效沟通,注意爱伤观念和操作时间。

七、注意事项

1. 评估病史、肛门括约肌张力等，有无影响排便的因素。
2. 训练环境安静私密，时机合适，注意保护肛周皮肤。
3. 规范饮水，纤维摄入适量。
4. 注意监测患者的血压、生命体征。
5. 指导患者养成每日定时排便的习惯，逐步建立排便反射，计划排便宜在饭后 30 min。
6. 记录排便情况，评价肠道康复训练效果。

（魏　慧　张艳艳）

第七节　盆底肌功能训练技术

一、概述

盆底功能障碍（pelvic floor dysfunction，PFD）是指由于盆底结构异常、身体潜在疾病或受到创伤而引起的盆底功能异常，是大小便失禁、性交痛、盆腔器官脱垂、性功能障碍、腰骶部疼痛和慢性盆腔疼痛等一类疾病的总称，严重时常会影响患者的身心健康及生活质量。

盆底肌功能训练（pelvic floor muscle training，PFMT）技术是指在相关理论的指导下，综合运用康复治疗手段，对盆底肌进行治疗和锻炼，使受损伤盆底的肌肉、神经功能得到恢复的训练技术。

二、操作目的

1. 增加盆底肌收缩强度、活动耐力和支持力。
2. 增强患者对盆底的自我调控能力，改善盆底肌张力。
3. 减少患者尿失禁发生率。
4. 改善盆腔脏器的脱垂。
5. 减少大便失禁发生率。

三、适应证

盆底肌功能训练适用于盆底结构异常或疾病、创伤所致的盆底功能障碍，神志清楚并能够主动配合康复治疗的患者。

四、禁忌证

1. 神志障碍或无法配合的患者。
2. 月经期或阴道出血过多时。
3. 安装心脏起搏器的患者。
4. 盆腔恶性肿瘤。
5. 泌尿系统急性炎症，如尿道感染、急性膀胱炎、急性肾盂肾炎。

五、常用技术

1. **凯格尔运动**　在医师指导下，嘱患者取屈膝仰卧位，双手放于腹部或下肢上，感受腹部及下肢尽量放松，收缩臀部、提肛，同时紧闭尿道、阴道、肛门 3~5 s，松弛 2~6 s，重复以上动作 10 次 / 组，每日 3 组。站立位或坐位时，嘱患者双手交叉置于肩上，足尖分开呈 90°，足跟内侧与腋窝同宽，指导其收缩尿道、阴道及肛门 5 s，松弛 2~6 s，然后缓慢放松。重复以上动作 20 次 / 组，每日 3 组。提醒患者配合呼吸收缩阴道或肛门，呼气时发力，吸气时放松，训练过程中密切观察患者情况，出现身体不适时及时终止训练。

通过对肛提肌群的收缩训练以达到改善尿道、肛门括约肌功能的目的。盆底肌训练可明显改善盆底功能障碍患者的临床症状和严重程度，从而提高其生活质量。居家患者可将该锻炼穿插于日常生活，如做家务、看电视、上下班通勤等。每天累积 20 min，每周至少 2 天即为有效锻炼。

2. **肌电刺激疗法**　经过医师对盆底肌功能进行充分评估后，进行相应操作。操作前告知患者操作过程中应有的感觉，并嘱患者排空大小便，取仰卧位，将电极片消毒后放置在相应刺激部位，注意操作过程中保护患者的隐私。在盆底肌训练中，根据每个患者具体情况选择给予针对性的盆底肌肉电刺激方案和时机。

注意电刺激强度，选择以患者可以耐受且不感觉疼痛的上限为最佳。对于电刺激不敏感的患者，不能盲目增大刺激强度，而应辅以增大脉冲指数。由于电刺激过程本身存在耐受性，在操作过程中常需上调电刺激参数以达到最好的效果，临床上常以每次 1%~5% 的幅度增加刺激强度，至患者自觉肌肉自主收缩，40~60 min/ 次，3 次 / 周，可根据患者的接受程度调整时间和频次。

3. **生物肌电反馈**　盆底生物反馈治疗部位较为特殊，治疗前务必向患者解释何为盆底肌电生物反馈、治疗原理、治疗过程中可能出现的不适症状及如何配合。注意保护患者隐私，选取私密性较好的治疗环境，充分了解患者病情及治疗需要。

治疗前嘱患者排空大小便，采取仰卧位，充分评估患者盆底肌肉组织的收缩力度，有无大小便失禁或器官脱垂等情况，根据病情将消毒后的电极置于患者阴道或直肠内，根据患者病情及接受力给予不同场景的生物反馈模块，嘱患者做相应的盆底肌收缩—放松—保持，每次治疗 20~30 min，2~3 次 / 周。该治疗可及时反馈不同肌肉在运动时序、活动强度、疲劳状态的信息，有利于患者盆底肌群在生活中各种场景时保持自然收缩状态。

六、操作步骤

（一）操作前准备

1. **核对**　双人核对患者姓名、住院号。

2. **评估**　环境安静、舒适、安全、整洁，保护患者隐私；了解病情、意识状态、合作程度及心理反应，有无影响盆底功能障碍的因素；评估患者需要，指导配合的方法，取得合作，解释操作目的、操作方法、注意事项；评估患者饮食习惯、个人习惯、日常活动安排；评估患者盆底肌功能情况；女性患者评估生育史、月经来潮等；评估患者胸腹部有无伤口、皮肤及管路情况。

3. **其他准备**　洗手，戴口罩。用物准备：治疗车、治疗巾、一次性手套、纸巾、速干手消毒剂，车下放置套有双层黄色垃圾袋、黑色垃圾袋小桶各 1 个。肌电刺激疗法者需要神经肌肉刺激治疗仪、电极片，生物肌电反馈治疗者需要生物反馈仪、腔内探头、腔内电极、润滑油。

（二）操作具体步骤（以凯格尔运动为例）

1. 核对医嘱单、姓名、住院号、腕带。
2. 嘱患者排空大小便。
3. 协助患者采取屈膝仰卧位、坐位或站立位，保持臀部、腹部肌肉放松。
4. 盆底肌群定位，如指导患者通过憋尿法、指检法或想象法等方法快速定位训练肌群。
5. 仰卧位时，保持背部伸直，双手放于腹部，集中注意力于盆底肌；收紧盆底肌保持3～5 s，松弛2～6 s，10次／组，如此反复交替进行。
6. 操作完毕后，再次核对医嘱单、姓名、住院号、腕带，并询问患者训练效果。

（三）操作后事项

1. 处理用物、洗手、签字。
2. 效果评价：操作方法正确，熟练指导盆底功能障碍患者进行盆底肌功能训练；患者安全、舒适，操作过程中无意外发生；与患者沟通有效，注意护理人文关怀和操作时间。

七、注意事项

评估病史、尿道、阴道及肛门括约肌张力等，评估患者有无盆腔急性炎症、泌尿系统炎症及盆腔恶性肿瘤；评估患者是否适宜进行盆底肌功能训练，训练环境保持安静私密；操作前告知患者排空大小便，以免出现漏尿、疼痛等情况；为患者选择合适的体位，如站立位、坐位或屈膝仰卧位；盆底收缩时，勿收缩腹部、大腿等部位；锻炼过程中出现腰部肌肉酸痛提示训练方法不正确，应及时告知医师以纠正错误方法；行肌电刺激时，注意监测患者的血压等生命体征。

（郭声敏）

 数字资源详见新形态教材网

　操作视频　　流程图　　教学PPT　　自测题

第六章
临床常见疾病的康复护理

✖ 流程图

第一节　脑　卒　中

一、概述

（一）定义

脑卒中（stroke）指突然发生的、由脑血管病变引起的局限性或全脑功能障碍，症状持续24 h 以上，是脑局部血液循环障碍所致的神经功能缺损综合征。基于病理生理学基础，脑卒中可以分为 2 大类型：出血性脑卒中和缺血性脑卒中。出血性脑卒中主要包括脑内出血和蛛网膜下腔出血。缺血性脑卒中则涵盖脑血栓形成和脑栓塞，这两种情况通常被归纳为脑梗死范畴。

（二）流行病学

脑卒中是危害中老年人生命和健康的常见病，我国脑卒中年患病率为 1 596/10 万，发病率为 345/10 万，年死亡率为 159/10 万，每年新发病例约 240 万，每年死亡病例约 110 万。致残的脑卒中患者在不同程度上丧失了独立生活及工作能力，严重影响患者的身心健康，使其生活质量明显下降，给家庭和社会带来沉重负担。随着临床诊疗水平的提高，脑卒中急性期死亡率有了大幅度下降，使得人群中脑卒中的总患病率和致残率明显升高。

二、主要功能障碍

脑卒中后由于病变的性质、部位、范围不同，表现出的障碍程度也不同，主要有以下几种功能障碍。

1. **运动功能障碍**　脑卒中后最普遍且严重的一种功能障碍是运动能力受损，它是导致残疾的关键因素之一。这种运动功能障碍通常表现为身体一侧肢体的部分或完全瘫痪，也就是偏瘫现象。

2. **吞咽障碍**　脑卒中后常见的并发症之一是吞咽障碍。正常的吞咽过程包括口腔准备期、口腔期、咽部和食管期。脑卒中患者常出现的吞咽障碍可能涉及这些阶段的任何一处，可能是单独发生，也可能是多个阶段同时受影响。这种障碍可能导致食物误吸进入肺部，进而引发吸入性肺炎；或者由于摄入量不足，患者可能出现营养不良、电解质不平衡和其他相关健康问题。

3. **感觉障碍**　多数脑卒中患者有不同程度和不同类型的感觉障碍。感觉障碍可分为浅感觉和深感觉障碍，脑卒中后可出现痛温觉、触觉、运动觉、振动觉、位置觉、实体觉、图形觉和两点辨别觉减退或丧失，也可出现感觉过敏或异常感觉。

4. 认知障碍　通常涉及记忆问题、注意力缺失及思维能力的损害。此外，还可能包括失认症，例如视觉、听觉或触觉的失认，躯体忽视以及对身体形象的障碍。失用症也可能出现，它涵盖了观念性、结构性或运动性失用，以及步行失用。

5. 语言功能障碍　指口语、书面语、手势语等交流能力的缺陷。脑卒中后语言功能障碍主要表现为交流障碍，包括失语症、构音障碍等。

6. 心理障碍　涉及个体内心的感受、思想、情感及精神状态等方面，出现异常或功能失调。脑卒中患者常见的心理障碍包括抑郁、焦虑和情感障碍。

7. 日常生活活动能力障碍　脑卒中患者由于运动功能、吞咽功能、感觉功能、认知功能、言语功能等多种功能障碍并存，常影响日常生活活动能力及生活质量，影响日常生活的独立性。

8. 其他功能障碍　主要包括面神经功能障碍、废用综合征、误用综合征。

三、康复护理评估

（一）脑损害严重程度的评估

1. 格拉斯哥昏迷评分（Glasgow coma score，GCS）　根据患者睁眼情况（1~4分）、肢体运动（1~6分）、言语表达（1~5分）3个方面来判定患者脑损害的严重程度。GCS≤8分呈昏迷状态，为重度损伤，9~12分为中度脑损伤，13~15分为轻度脑损伤。

2. 临床神经功能缺损程度评分标准　该标准是我国目前临床使用最广泛的用于评测脑卒中临床神经功能缺损程度的量表之一，评分为0~45分，0~15分为轻度神经功能缺损，16~30分为中度神经功能缺损，31~45分为重度神经功能缺损。

3. 美国国立卫生研究院脑卒中量表（NIH stroke scale，NIHSS）　该量表被临床广泛认可，常用于评估脑卒中后神经功能损伤程度，包含11个评测项目，分数越低表明神经功能的损害越轻微，反之，分数越高则意味着神经功能的损害越严重（表6-1）。

表6-1　美国国立卫生研究院脑卒中量表

项目	得分
1. 意识与定向力	
① 意识水平	
清醒	0
嗜睡	1
昏睡	2
昏迷	3
② 定向力问题（现在的月份和自己的年龄，回答必须正确，接近的答案不得分）	
两个问题均回答正确	0
一个问题回答正确	1
两个问题均回答不正确	2
③ 定向力命令（睁眼闭眼，非偏瘫侧手握拳与张开）	
两个任务执行均正确	0

续表

项目	得分
一个任务执行正确	1
两个任务执行均不正确	2
2. 凝视（只评测水平凝视功能）	
正常	0
部分凝视麻痹	1
完全性凝视麻痹	2
3. 视野	
没有视野缺失	0
部分偏盲	1
完全偏盲	2
双侧偏盲	3
4. 面瘫	
正常	0
轻度面瘫	1
部分面瘫	2
完全性面瘫	3
5. 上肢运动（如果坐位，上肢前屈至90°，手掌向下；如果卧位，上肢前屈45°，观察是否在10 s内跌落）	
保持10 s	0
不到10 s	1
不能抗重力	2
直接跌落	3
截肢或关节融合	9
6. 下肢运动（常在卧位检测，下肢抬高30°，观察是否在5 s内跌落）	
保持5 s	0
不到5 s	1
不能抗重力	2
直接跌落	3
截肢或关节融合	9
7. 肢体共济失调（指鼻试验和足跟膝胫试验）	
无共济失调	0
上肢或下肢共济失调	1
上下肢均共济失调	2
截肢或关节融合	9
8. 感觉	
正常	0
部分缺失	1
明显缺失	2
9. 语言	
没有失语	0
轻中度失语	1
重度失语	2

续表

项目	得分
完全性失语	3
10. 构音障碍	
正常	0
轻度至中度障碍	1
重度障碍	2
11. 忽视	
没有忽视	0
存在一种类型的忽视	1
存在一种以上类型的忽视	2

（二）运动功能评估

运动功能评估主要采用 Brunnstrom 评估法、Fugl-Meyer 评估法与平衡功能评估法。

1. Brunnstrom 评估法 将脑卒中偏瘫运动功能恢复分为 6 个阶段，根据患者上肢、手和下肢肌张力与运动模式的变化来评估其运动功能恢复状况。应用该评估法能精细地观察肢体完全瘫痪后，先出现共同运动，然后再分解成单独运动的恢复过程（表 6-2）。

表 6-2 Brunnstrom 6 个阶段评估表

阶段	运动特点	上肢	手	下肢
I	无随意运动	无任何运动	无任何运动	无任何运动
II	引出联合反应	仅出现协同运动模式	仅有极细微的屈曲	仅有极少的随意运动、共同运动
III	随意出现的共同运动	可随意发起协同运动	可有钩状抓握，但不能伸指	在坐和站立位上，有髋、膝、踝的协同性屈曲
IV	共同运动模式打破，开始出现分离运动	出现脱离协同运动的活动：肩 0°，肘屈 90° 的条件下，前臂可旋前、旋后；肘伸直的情况下，肩可前屈 90°；手臂可触及腰骶部	能侧捏及松开拇指，手指有半随意的小范围伸展	在坐位上，可屈膝 90° 以上，足可向后滑动。在足跟不离地的情况下踝能背屈
V	肌张力逐渐恢复，有分离精细运动	出现相对独立于协同运动的活动；肩伸直时肩可外展 90°；肘伸直，肩前屈 30°~90° 时，前臂可旋前旋后；肘伸直，前臂中立位，上肢可举过头	可作球状和圆柱状抓握，手指同时伸展，但不能单独伸展	健腿站，患腿可先屈膝，后伸髋；伸膝下，踝可背屈
VI	运动接近正常水平	运动协调近于正常，手指指鼻无明显辨距不良，但速度比非偏瘫侧慢（≤5 s）	所有抓握均能完成，但速度和准确性比非偏瘫侧差	在站立位可使髋外展到抬起该侧骨盆所能达到的范围；坐位下伸直膝可内外旋下肢，合并足内外翻

2. Fugl-Meyer 评估法 主要包括肢体运动、平衡和感觉积分，以及关节被动活动度积分（包括运动和疼痛总积分），见表 6-3。

3. 平衡功能评估法

（1）三级平衡检测法：临床常用，Ⅰ级平衡，指在静态不借助外力的条件下，患者可以保持坐位或站立位平衡；Ⅱ级平衡，指在支撑面不动（坐位或站立位）条件下，患者的身体某个或几个部位运动时可以保持平衡；Ⅲ级平衡，指患者在有外力作用或外来干扰的条件下，仍可保持坐位或站立位平衡。

（2）Berg 平衡量表：是脑卒中临床康复与研究中最常用的量表。共有 14 项内容，包括：①坐→站；②无支撑站立；③足着地，无支撑坐；④站→坐；⑤床→椅转移；⑥无支撑闭眼站立；⑦双足并拢，无支撑站立；⑧上肢向前伸；⑨从地面拾物；⑩站立位转身向后看；⑪转体 360°；⑫双脚交替踏台阶；⑬双足前后位，无支撑站立；⑭单脚站立。每项 0~4 分，满分 56 分，得分高者表明平衡功能好，得分低者表明平衡功能差，<40 分预示有跌倒的风险。

表 6-3 Fugl-Meyer 评估量表

内容	最大积分
肢体运动、平衡和感觉	
运动总积分	100
上肢总积分	66
下肢总积分	34
平衡总积分	14
感觉总积分	24
关节被动活动度	
运动总积分	44
疼痛总积分	44
Fugl-Meyer 总积分	226

（三）吞咽功能评估

1. **洼田饮水试验** 是临床常用的鉴别有无吞咽障碍的方法，但格拉斯哥昏迷评分<13 分或在帮助下不能维持坐位的患者不能用此种方法评估。方法：让患者在坐位状态下，饮 30 mL 常温水，观察饮水全部时间并记录，具体内容详见第三章第六节。

2. **吞咽能力评估** 根据误咽的程度及食物在口腔内的加工能力，将吞咽能力分为 7 级（表 6-4）。

表 6-4 吞咽能力评估标准

分级	描述	临床表现
1 级	唾液误咽	唾液引起误咽，应做长期营养管理，吞咽训练困难
2 级	食物误咽	有误咽，改变食物的形态没有效果，为保证水、营养摄入应做胃造瘘，同时积极康复训练
3 级	水的误咽	可发生水的误咽，使用误咽防治法也不能控制，但改变食物形态有一定的效果，故需选择食物，为保证水的摄入可采取经口、经管并用的方法，必要时做胃造瘘，应接受康复训练
4 级	机会误咽	用一般摄食方法可发生误咽，但采取一口量调整、姿势效果、吞咽代偿法（防止误咽的方法）等可达到防止水误咽的水平，需要就医和吞咽训练
5 级	口腔问题	主要是准备期和口腔期的中度和重度障碍，对食物形态必须加工，饮食时间长，口腔内残留多，有必要对食物给予指导和监察，应进行吞咽训练
6 级	轻度障碍	有摄食、吞咽障碍，咀嚼能力不充分，有必要制成软食、调整食物大小，吞咽训练不是必须的
7 级	正常范围	没有摄食、吞咽问题，不需要康复治疗

3. **吞咽影像学检查** 是目前最可信的吞咽功能评估方法。调制不同黏度的造影剂，让患者于不同体位下吞服，在荧光屏幕下摄录吞咽全过程，然后进行反复和全面的观察、分析并评价（表 6-5）。

表 6-5　吞咽影像学检查障碍程度评分

分期	吞咽障碍程度	得分
口腔期	不能把口腔的食物送入咽喉，从口唇流出，或者仅由重力作用送入咽喉	0
	不能形成食块流入咽喉，只能把食物形成零零碎碎状流入咽喉	1
	不能一次把全部食物送入咽喉，一次吞咽动作后，有部分食物残留在口腔内	2
	一次吞咽就把全部食物送入咽喉	3
咽喉期	不能引起咽喉上举、会厌的闭锁、软腭弓闭合，吞咽反射不充分	0
	在咽喉凹及梨状窝存有大量的食物	1
	少量潴留残食，且反复多次吞咽才能把残食全部吞下	2
	一次吞咽就可以把食物送入食管	3
误咽程度	大部分误咽，但无呛咳	0
	大部分误咽，有呛咳	1
	少部分误咽，无呛咳	2
	少部分误咽，有呛咳	3
	无误咽	4

（四）感觉功能评估

评估患者的痛温觉、触觉、运动觉、位置觉、振动觉、实体觉、图形觉和两点辨别觉是否减退或丧失。目的是了解感觉障碍的程度和部位。详见第三章第三节。

（五）认知功能评估

评估患者的注意、记忆、思维、学习、执行功能等。常用的方法有简明精神状态检查量表、韦氏成人智力量表、韦氏记忆测试、洛文斯顿作业治疗认知评定成套测验和电脑化认知测验等。详见第三章第三节。

（六）言语功能评估

言语功能评估旨在通过交流互动、直接观察、应用专业量表和利用仪器检查等多种手段，全面了解被评估者的言语状况，以确定是否存在语言功能障碍，并对其类型、性质及严重程度做出准确判断。此外，评估还将决定是否需要进行言语治疗，以及选择合适的治疗和护理方案。详细的内容和方法介绍参见第三章第四节。

（七）心理 – 社会评估

评估患者的心理状况，包括其人际交往能力和对生活环境的适应力，同时识别患者是否有抑郁障碍、焦虑障碍、恐惧症等心理障碍的存在。此外，还需评估患者的社会支持网络是否完善且能提供有效的帮助。详见第三章第十二节。

（八）日常生活活动能力评估

脑卒中患者由于运动功能、感觉功能、认知功能等多种功能障碍并存，导致日常生活活动能力严重障碍。日常生活活动能力评估是脑卒中患者临床康复常用的功能评估，方法为 Barthel 指数。详见第三章第九节。

（九）生活质量评估

生活质量评估分为主观取向、客观取向和疾病相关的生活质量共 3 种，常用量表有 WHOQOL-100 量表和 MOS SF-36 量表等。脑卒中疾病专用生活质量量表有疾病影响调查表、脑卒中影响测验 -30（SA-SIP30）、Frenchay 活动指数（FAI）等。

四、康复护理问题

（1）自理能力缺陷。

（2）躯体活动障碍。

（3）语言功能障碍。

（4）焦虑/抑郁。

（5）社会交往障碍。

（6）有受伤危险。

（7）有废用综合征的危险。

五、康复护理原则与目标

1. 康复护理原则　选择早期合理康复护理时机；制订动态康复护理计划；循序渐进、贯穿始终，鼓励患者及其家属主动参与和配合；进行心理护理与日常生活指导，积极预防并发症，做好脑卒中的二级预防。

2. 康复护理目标

（1）短期目标：采取有效的沟通方式表达自己的需求和情感，保持情绪稳定；积极配合肢体功能和语言等康复训练；有效预防压力性损伤、肺炎、尿路感染、深静脉血栓形成等并发症。

（2）长期目标：以物理治疗、作业治疗为主的综合措施，通过采用个性化的康复护理技术，最大限度地促进脑卒中患者功能障碍的恢复，充分发挥和强化残存功能，减轻后遗症；通过代偿和使用辅助工具，重返家庭和工作岗位，回归社会。

六、康复护理措施

在评估患者功能水平基础上制订并实施康复护理措施，积极进行康复护理评价，根据评估效果及时修订康复护理措施，持续质量改进，为下一步制订康复护理措施提供依据。

（一）运动功能障碍的康复护理

1. 弛缓性瘫痪期　指发病 1～3 周，患者意识清楚或轻度意识障碍，生命体征平稳，但受影响的肢体肌力、肌张力和腱反射均处于非常低的状态。在不影响临床抢救，不造成病情恶化的前提下，应早期介入康复护理，预防并发症及继发性损害。

（1）体位与患肢摆放：定时翻身（每 2 h 1 次）是预防压力性损伤的重要措施，开始以被动为主，当患者掌握翻身动作要领后主动完成。偏瘫侧卧、非偏瘫侧卧及仰卧 3 种体位的具体摆放参见第五章第一节。

（2）肢体被动运动：目的是预防关节活动受限，促进肢体血液循环和增强感觉的输入。脑卒中后偏瘫侧肢体主动运动不能或减弱，肌张力低。为保持关节一定的活动度，预防关节肿胀和僵硬，促进偏瘫侧肢体主动运动早日出现，以被动运动偏瘫侧肢体为主。

1）肩关节：外展 90°，肘关节屈曲 90°，进行肩关节内旋、外旋运动；肩关节前屈、后伸运动。

2）肘、前臂：操作者一手扶持患者肘关节，另一手持患者手部，做肘关节屈伸训练；肘关节屈曲 90°，靠于体侧，进行前臂旋前、旋后运动。

3）腕、指关节：操作者一手握持患者前臂，另一手握持手指，做腕关节屈、伸、尺侧偏、桡侧偏运动，或由内向外绕腕运动；进行屈、伸手指运动，注意拇指各方向的被动运动。

4）髋关节：仰卧位时，有两种被动活动形式：一种形式非偏瘫侧髋关节和膝关节屈曲；另一种形式偏瘫侧髋关节屈曲。

5）膝关节：仰卧位，一种方法是操作者一手扶持患者膝部，另一手握持踝部，做膝关节屈、伸运动；另一种方法是操作者一手扶持患者膝部后方，另一手握持踝部上方做内旋、外旋运动（可有 15° 活动范围）。

6）踝关节：操作者一手托抬患者腘窝，使膝关节屈曲，另一手握住患者足跟，用前臂将足底压向踝背屈方向，有效牵拉跟腱。

7）髋、膝、踝三关节被动挤压：患者仰卧位，操作者用一手托抬患者腘窝，屈曲患者髋关节、膝关节，另一手握住足跟，并用该侧前臂将足压向头部，髋膝关节充分屈曲，踝关节充分背屈，并保持一定的挤压力。通过髋、膝、踝三关节的充分挤压，增加本体感觉冲动，进而预防下肢伸肌痉挛。

（3）主动运动：通过躯干肌的活动训练，促进肩胛带和骨盆带的功能恢复。

1）上肢自主运动：做 Bobath 握手动作，可防止或减轻偏瘫侧上肢失用性萎缩，维持肩、肘关节活动度和抑制上肢痉挛。

2）体位变换：平卧位会强化伸肌优势，非偏瘫侧卧位会强化偏瘫侧屈肌优势，偏瘫侧卧位会强化偏瘫侧伸肌优势，不断变换体位可使肢体的伸屈肌张力达到平衡，可预防痉挛模式出现，预防压力性损伤和肺部感染。每 2 h 变换体位 1 次，先非偏瘫侧再偏瘫侧翻身运动（图 6-1，图 6-2）。

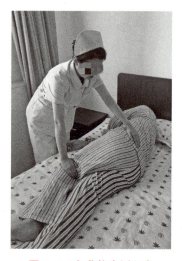
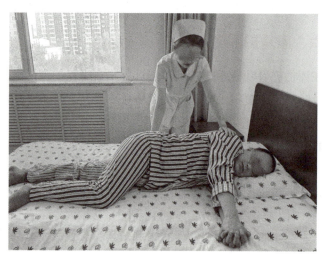

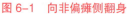

图 6-1　向非偏瘫侧翻身　　　　　图 6-2　向偏瘫侧翻身

3）桥式运动：进行翻身训练的同时，注意加强患者伸髋屈膝肌的练习，对纠正站立位时，因髋关节不能充分伸展而出现的臀部后突所形成的偏瘫步态十分重要（图 6-3，图 6-4）。

2. 痉挛期　一般在弛缓性瘫痪期后 2～3 周开始，肢体开始出现痉挛并逐渐加重，可持续 3 个月左右。此期康复护理的主要目标是通过抗痉挛体位来预防痉挛模式和控制异常的运动模式，促进分离运动的出现。

（1）抗痉挛训练：多数患者中，偏瘫侧上肢以屈肌痉挛占优势，下肢则倾向于表现出伸肌痉挛。抗痉挛训练方法见图 6-5。

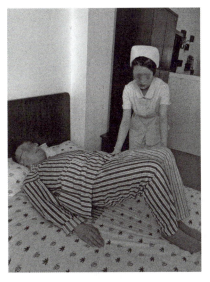
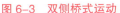

图 6-3　双侧桥式运动

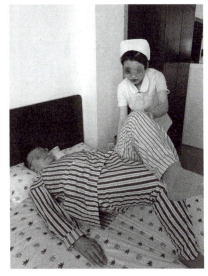

图 6-4　单侧桥式运动

（2）坐位训练：病情允许下，应尽早开始床上坐位训练。长期卧床的患者，尤其是老年人，易发生多种严重并发症，如深静脉血栓形成、坠积性肺炎、压力性损伤等。

3. **恢复期**　此期患者早期偏瘫侧肢体和躯干肌力较弱，平衡能力不足，坐起后常不能保持良好的稳定状态，故此期先进行平衡训练。

（1）平衡训练：分为左右和前后训练。完成基础的静态平衡训练之后，患者将进入自动动态平衡的练习阶段。在这个阶段，患者需要让躯干能够在各个方向（如前后、左右、上下）进行不同幅度摆动的运动。最终，患者将进行他动动态平衡训练，这意味着在他人施加的外力作用下，如推动或拉拽，患者仍能控制自己的平衡状态（图 6-6）。

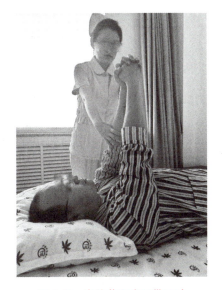

图 6-5　肩关节和肩胛带运动

在偏瘫患者坐位时，常见的情况是脊柱向非偏瘫侧弯曲，且身体重心偏向非偏瘫侧臀部。为了纠正这种情况，操作者应当站在患者对面，一只手放在患者的偏瘫侧腋下，以辅助偏瘫侧上肢的肩胛骨提升，并使肩关节外展、外旋，肘关节伸直，腕关节背伸，以便患者的患手能够支撑在床面上。与此同时，另一只手放在患者的非偏瘫侧躯干或偏瘫侧肩上，以此来调整患者的姿势，确保其脊柱处于伸展状态，并实现身体重心向偏瘫侧转移，达到偏瘫侧负重的目的。

（2）步行训练：一旦患者达到自动动态平衡，患腿能够承受体重的一半以上，且可向前迈步时即可进行步行训练。训练方法有步行前准备、扶持步行、改善步态训练、复杂步态训练、上下楼梯训练。

（3）上肢控制能力训练：包括臂、肘、腕、手的训练。

（4）改善手功能训练：患手反复进行抓、取物品及放开训练，纠正错误运动模式。

（二）吞咽障碍的康复护理

昏迷患者病初 1~2 天禁食，待病情稳定后进行鼻饲。多数患者仅在初期需要鼻饲，严重的吞咽障碍者需要终身鼻饲或用其他方法替代进食。早期进行吞咽训练，可改善吞咽障碍，预

NOTE

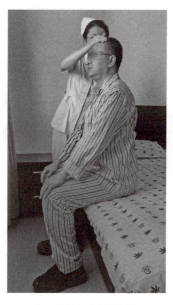
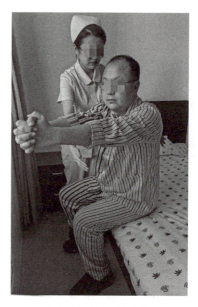

（a）坐位左右平衡训练　　　　　　　（b）坐位前后平衡训练

图6-6　坐位平衡训练

防因吞咽障碍导致的误吸、营养不良等并发症。详见第五章第四节。

（三）认知障碍的康复护理

认知障碍给患者的生活和治疗带来困难，认知训练对患者的全面康复起着重要作用。训练应紧密结合患者的功能活动和解决实际问题的能力。

（四）语言功能障碍的康复护理

语言是沟通交流的重要手段，应尽早开始言语训练。与患者进行语言或非语言交流，通过交谈和观察，全面评估语言功能障碍的程度，并列举语言功能恢复良好者案例，加强心理疏导，增强其言语训练的信心。详见第四章第三节。

（五）心理和情感障碍的康复护理

1. **进行有效沟通**　首先建立良好的护患关系，多关心与尊重患者，耐心倾听、解答患者提出的问题，积极消除患者的顾虑。

2. **做好心理疏导**　消除诱因，建立正常的情绪反应模式；鼓励患者以不同方式倾诉内心苦闷，建立主动认知模式；安慰并激励患者，积极暗示，增强心理应激能力。

3. **认知行为干预**　根据认知过程影响情绪和行为的理论，通过认知和行为来改变患者的不良认知和功能失调性态度。可运用放松技巧：操作者根据"代偿"和"升华"心理防御机制，用符合患者心理的赞赏，巧妙转移患者不良心境，如转移注意力、想象、重构、自我鼓励、放松训练等。也可采用音乐疗法，通过欣赏旋律优美、节奏舒适的轻音乐引起患者的注意和兴趣，达到心理上的自我调整。

（六）日常生活活动能力的康复护理

日常生活活动能力的训练应尽早开始，通过持续不断的训练，争取生活自理，提高患者的生活质量。训练内容包括进食方法、个人卫生、穿脱衣裤鞋袜、床椅转移、洗澡等。为完成日常生活活动能力训练，可选用一些特别设计的辅助工具，如便于进食的特殊器皿、改装的牙刷及辅助穿衣的用具等（图6-7）。

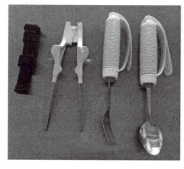（a）餐勺与餐筷
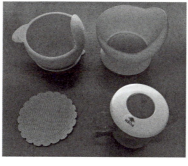（b）碗具
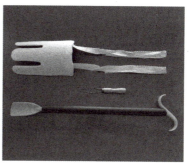（c）辅助穿衣用具

图 6-7 日常生活活动能力训练

七、康复护理效果评价

（1）充分发挥残存功能，借助辅助工具自理能力有所提高。

（2）肢体活动障碍缓解，日常生活活动能力得到改善。

（3）通过训练及应用图片等交流交换系统，能进行非言语及言语交流。

（4）焦虑/抑郁心理减轻。

（5）无二次损伤。

（6）未出现废用综合征现象。

八、康复护理指导

1. **计划指导** 耐心向患者及其家属介绍所患疾病的有关知识、危险因素及预防，协助制订教育计划，指导正确功能训练，重新建立病损后的生活和工作目标，为患者重返社会打下良好基础。

2. **用药指导** 耐心解释各类药物的作用机制、不良反应及注意事项，指导患者遵医嘱正确用药；出院后指导合理用药、积极进行锻炼并定期随诊。

3. **示范指导** 对体位摆放及肢体运动方法进行示范，逐渐教会患者及其家属，鼓励患者积极进行自我康复训练，最大限度发挥潜能。

4. **答疑指导** 鼓励患者及其家属提出问题，操作者针对问题积极给予答复和解决，让患者及其家属得到最渴望的相关知识，使其积极主动地参与康复训练。

5. **随机指导** 针对患者及其家属不同时期的健康问题及心理状态进行非正式的随机教育，可利用晨、晚间护理及探视时间等介绍脑卒中相关知识。

6. **出院指导** 向患者及其家属提供相关的科学知识，协助指导锻炼的方法，定期随访，督促患者持之以恒地进行康复训练。

（林　萍　单晓航）

<h1 style="text-align:center">第二节　脊　髓　损　伤</h1>

一、概述

（一）定义

脊髓损伤（spinal cord injury，SCI）是指各种原因导致的脊髓受损，造成损伤平面以下运动、感觉和自主神经暂时或永久性的功能障碍。颈段脊髓损伤造成四肢、躯干及盆腔功能障碍称为四肢瘫；胸段及以下脊髓损伤造成躯干、下肢及盆腔脏器功能障碍称为截瘫，包括圆锥和马尾损伤。脊髓损伤所致的损伤神经不能再生，以及环路破坏、神经元死亡所造成的神经环路相关结构和功能不可逆丢失，是脊髓损伤领域尚未完全攻克的难题。

（二）流行病学

全世界脊髓损伤的发生率平均为（10～40）/100万。中国和美国均为脊髓损伤高发生率国家（每年＞40/100万）。我国脊髓损伤流行病学研究显示，脊髓损伤患者以男性为主，40～60岁患者占比最大。导致脊髓损伤的原因包括交通事故、跌倒、高空坠落、重物砸伤、与运动和娱乐活动相关的损伤及暴力伤等，其中以交通事故为主，其次为高空坠落。随着我国社会经济的发展及老龄化社会的到来，跌倒可能会替代交通事故成为我国未来SCI患者的主要致病因素。

（三）分型

1. 根据脊髓损伤后的病理改变分型

（1）原发性脊髓损伤：又称创伤性脊髓损伤，是指在损伤之初由于脊柱骨折或脱位引起的对脊髓及其周围神经形成的压迫、剪切、撕裂和牵拉损伤。

（2）继发性脊髓损伤：是指非直接由外力作用所致的脊髓损伤。

2. 根据脊髓损伤原因分型

（1）外伤性脊髓损伤：此为最常发生的类型，指由于外伤（如高处坠落、重物砸伤、车祸伤等）导致的脊髓损伤，如脊柱的骨折脱位导致的脊髓损伤。

（2）非外伤性脊髓损伤：包括血管堵塞导致的、脊髓缺血引起的、脊髓炎引起的，以及脊髓病变、脊髓血管瘤或者肿瘤等导致的脊髓损伤。

二、康复护理评估

（一）脊髓损伤的神经功能评估

1. **损伤平面的评估**　脊髓损伤神经学分类国际标准（international standards for neurological classification of spinal cord injury，ISNCSCI）的基本思想是，通过检查身体双侧28个皮节的感觉功能和上下肢10块关键肌的运动功能来评价脊髓功能的完整性（图6-8）。它是公认的用于脊髓损伤相关神经损害的临床记录、交流、分类和结果评价的标准。脊髓损伤患者的功能恢复通常以运动平面为依据。

（1）运动平面（motor level）评估：运动平面是指身体两侧均具有正常运动功能的最低脊髓节段。正常运动功能意味着该脊髓节段支配的肌肉力量达到3级或以上，同时，上一节段关键肌肉力量必须达到5级或以上。由于左右两侧的运动平面可能不一致，因此需要分别评估。某些情况下，无法通过徒手检查获取某些脊髓平面相应肌节的肌力，只能假设其运动平面与感

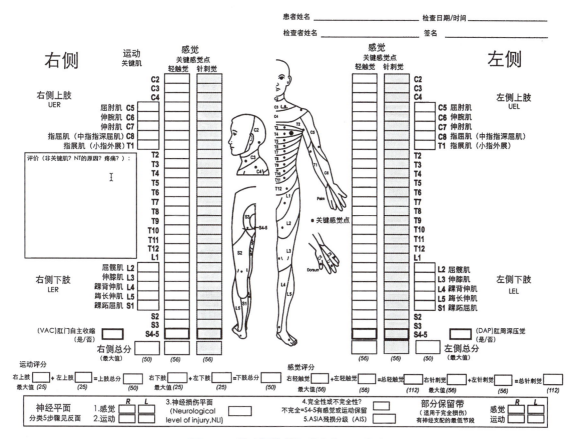

图 6-8　脊髓损伤神经学分类国际标准

觉平面相同，并以感觉损伤平面来确定。

（2）感觉平面（sensory level）评估：由身体两侧有正常的针刺觉（锐 / 钝区分）和轻触觉的最低脊髓节段进行确定。确定感觉平面时，须从 C2 节段开始检查。若 C2 感觉异常，而面部感觉正常，则感觉平面为 C1。若身体一侧 C2 至 S4 ~ S5 轻触觉和针刺觉均正常，则该侧感觉平面应记录为"INT"，即"完整"，而不是 S5。感觉检查时，由于左右两侧的感觉平面可能不一致，因此需分别评估。

（3）神经损伤平面（neurological level of injury，NLI）评估：NLI 是指在身体两侧有正常的感觉和运动功能的最低脊髓节段，该平面以上感觉和运动功能正常（完整）。实际上，身体两侧感觉、运动检查正常的神经节段常常不一致。因此，在确定神经损伤平面时，需要确定 4 个不同的节段，即 R（右）- 感觉、L（左）- 感觉、R- 运动、L- 运动。单个 NLI 为这些平面中的最高者。

美国脊髓损伤协会（ASIA）以最低骶节（S4 ~ S5）有无残留功能为标准判断损伤是否为完全性（表 6-6）。残留感觉功能时，刺激肛门皮肤与黏膜交界处有反应或刺激肛门深部有反应；残留运动功能时，肛门指检肛门外括约肌有自主收缩。完全性脊髓损伤：S4 ~ S5 既无感觉也无运动功能；不完全性脊髓损伤：S4 ~ S5 有感觉或运动功能。

（二）运动功能评估

1. 运动评分　脊髓损伤患者的肌力评估不同于单块肌肉，要综合评估。ASIA 和国际脊髓学会（ISCoS）采用运动评分（motor scores，MS），选择 10 个关键肌群进行评估（表 6-7）。评估时分左、右两侧进行。评估标准：采用徒手肌力测试（MMT）测定肌力，每一条肌肉所得

表 6-6　ASIA 脊髓损伤分级

级别	脊髓损伤类型	运动、感觉功能
A	完全性	鞍区 S4～S5 无任何感觉和运动功能保留
B	不完全性感觉损伤	神经平面以下包括鞍区 S4～S5 无运动但有感觉功能保留，且身体任何一侧运动平面以下无三个节段以上的运动功能保留
C	不完全性运动损伤	损伤平面以下有运动功能保留，且损伤平面以下超过一半的关键肌肌力小于 3 级（0～2 级）
D	不完全性运动损伤	损伤平面以下有运动功能保留，且损伤平面以下至少有一半的关键肌肌力大于或等于 3 级
E	正常	感觉和运动功能均正常

表 6-7　SCI 运动评分

右侧的评分	平面	代表性肌群	左侧的评分
5	C5	屈肘肌群	5
5	C6	伸腕肌群	5
5	C7	伸肘肌群	5
5	C8	中指屈肌群	5
5	T1	小指展肌群	5
5	L2	屈髋肌群	5
5	L3	伸膝肌群	5
5	L4	踝背伸肌群	5
5	L5	长伸趾肌群	5
5	S1	踝跖屈肌群	5

分与测得的肌力级别相同，1～5 分不等。左、右侧最高分各 50 分，总分为 100 分。评分越高肌肉功能越佳。NT 表示无法检查，如果任何因素妨碍了检查，如疼痛、体位、肌张力过高或失用等，则该肌肉的肌力被认定为 NT。然而，如果这些因素不妨碍患者充分用力，检查者的最佳判断为排除这些因素后患者肌肉肌力为正常（仰卧位 MMT 为 5 级），则该肌肉肌力评级为 5 级。

2. **痉挛评估**　临床上多采用改良 Ashworth 痉挛量表。检查者徒手牵伸痉挛肌进行全关节活动范围内的被动运动，通过感觉到的阻力及其变化情况把痉挛分成 0～4 级。

（三）感觉功能评估

采用 ASIA 和 ISCoS 的感觉评分（sensory scores，SS）来评估感觉功能。选择 C2～S5 共 28 个节段的关键感觉点，分别检查身体两侧的针刺和轻触觉，感觉正常得 2 分，异常（减退或过敏）得 1 分，消失为 0 分。单侧一种感觉最高得 2×28＝56 分，左、右两侧两种感觉最高得 56×2×2＝224 分。分数越高表示感觉越接近正常，无法检查为 NT。

（四）日常生活活动能力评估

患者可采用改良 Barthel 指数来评估日常生活活动能力。

（五）心理-社会评估

脊髓损伤患者因有不同程度的功能障碍，会产生严重的心理负担及社会压力，正确评估患者及其家庭对疾病和康复的认知程度、心理状态、家庭及社会支持程度，对疾病康复有直接影响。临床常用 Zung 抑郁自评量表和 Zung 焦虑自评量表进行评估。

（六）功能恢复预测

对完全性脊髓损伤的患者，可根据其运动损伤平面预测其功能恢复情况（表 6-8）。

表 6-8 SCI 损伤平面与功能恢复的关系

损伤平面	不能步行	轮椅依赖程度			轮椅独立程度		独立步行
		大部分	中度	轻度	基本独立	完全独立	
C1 ~ C3	√						
C4		√					
C5			√				
C6				√			
C7 ~ T1					√		
T2 ~ T5						√	
T6 ~ T12							√①
L1 ~ L3							√②
L4 ~ S1							√③

注：①可进行治疗性步行；②可进行家庭性步行；③可进行社区性步行。

三、康复护理问题

（1）日常生活活动能力下降。

（2）呼吸功能障碍。

（3）电解质紊乱：低钠血症。

（4）神经源性膀胱。

（5）神经源性肠道。

（6）焦虑 / 抑郁。

（7）神经病理性疼痛。

（8）皮肤压力性损伤。

（9）深静脉血栓形成。

（10）直立性低血压。

（11）自主神经反射亢进。

（12）体温调节异常。

（13）痉挛。

（14）骨质疏松。

（15）异位骨化。

四、康复护理原则与目标

1. 康复护理原则 早期以急救、制动固定、防止脊髓二次损伤及药物治疗为原则，促进残留脊髓功能的恢复；恢复期以康复治疗为中心，加强姿势控制、平衡、转移及移动能力的训练，改善预后，降低死亡率。

2. 康复护理目标 通过积极的康复锻炼措施，改善瘫痪肢体的功能，提高患者的生活质量及日常生活活动能力，助力患者早日回归家庭及社会。

五、康复护理措施

（一）日常生活活动能力下降的护理

1. 体位变换　脊髓损伤患者应适时变换体位，预防压力性损伤的发生。一般每 1 ~ 2 h 变换 1 次，使用气垫床可延长体位变换时间。体位变换时，注意维持脊柱的稳定性，避免因脊柱的不对称性而造成二次损害；避免拖、拉、拽等动作。同时，体位变换时需仔细检查患者全身皮肤有无局部压红、破溃、皮温增高等。

2. 良肢位摆放　急性期卧床阶段正确的体位摆放，不仅有利于损伤部位的愈合，而且有利于预防压力性损伤、关节挛缩及痉挛的发生。

（1）仰卧位：对于四肢瘫痪患者，在上肢的位置摆放时，应在双肩胛骨下方放置枕头，以抬高肩部并向前挺胸，避免肩后缩。双臂应置于身体两侧，肘部伸直。手指应自然弯曲，手掌可以握住毛巾卷。下肢应保持髋关节伸直，并轻微外展。双脚底部可以垫上软枕，保持踝关节背屈 90° 的中立位置，预防足下垂的发生（图 6-9）。

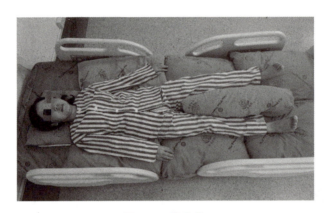

图 6-9　仰卧位

（2）侧卧位：四肢瘫患者应保持颈椎中立位，将下侧肩关节托出以避免受压和后缩，肘关节、腕关节自然伸展，手指自然屈曲，在躯干背后放一枕头给予支撑。四肢瘫及截瘫患者的下肢体位摆放相同（图 6-10）。

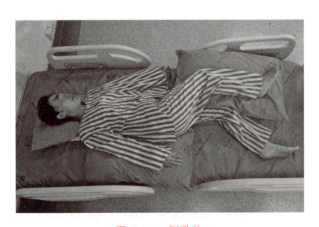

图 6-10　侧卧位

3. 关节主动运动　强化患者残存的肢体肌力是关键，不仅能提升患者的运动功能，还有助于增强日常生活活动能力，为患者重返社会奠定基础。针对不同的肌肉群和不同的肌力水平，需要采取个性化的训练方法。训练应以循序渐进的方式进行，切忌急于求成，造成损伤。患者应逐步从被动运动过渡到主动运动，并且应尽快开展独立的功能性上肢力量训练。

4. 关节被动运动 被动运动可促进血液循环，维持关节和组织的最大活动范围，预防关节挛缩和肌肉萎缩。患者伤后即可开始训练，每个肢体的关节从近到远端的活动时间应大于10 min，每个关节都要进行数次的全范围的活动，每天 1～2 次。对外伤和脊柱骨折导致的脊髓损伤，脊柱稳定性差的患者，应禁止脊柱的屈曲和扭转活动。

5. 日常生活活动能力训练 包括进食、梳洗、如厕、更衣、沐浴、交流、家务、外出等训练。训练前患者应排空大小便，如患者携带导尿管、便器等，在训练前应妥善固定好。

（二）呼吸功能障碍的护理

由于高位脊髓损伤会导致不同程度的呼吸肌失神经支配，引起呼吸肌功能丧失或减退，以呼吸肌无力为特征，因无法产生有效咳嗽而导致肺和气道分泌物积聚、肺不张、肺炎等呼吸系统并发症。脊髓损伤的水平越高，导致的呼吸肌失神经支配越严重。C3 以上节段损伤时，呼吸肌功能完全丧失，需持续机械通气支持。C3～C5 损伤时，膈肌功能存在部分失神经支配、部分功能受损和辅助呼吸肌功能受损。

1. 病房环境 保持室内空气新鲜，定时开窗通风。密切监测患者血压、心率、呼吸频率等。

2. 氧气吸入 密切监测患者血氧饱和度，必要时行动脉血气分析，根据结果调整用氧浓度、时间及方式，及时纠正机体缺氧状态。

3. 加强呼吸道护理 协助患者翻身拍背或机械辅助排痰，以促进痰液的松动及排出；患者不能自行咳嗽或排痰时，立即经口鼻或气管切开处吸出分泌物。吸痰过程中严密监测患者血氧饱和度。

4. 气管切开护理 每日行气管切开护理，更换套管垫及气管切开内套管。如切口局部痰液或渗出物较多，应增加气管切开护理次数，保持局部干燥。每次吸痰或更换气管垫或清洗内套管时，必须检查套管在位情况及系带松紧度，不宜太紧或太松，以能伸进 1 手指为宜。

5. 呼吸肌训练 即运用阻抗负荷或阈值压力负荷等方法对呼吸肌进行有计划的训练，以提高呼吸肌的强度和耐力，进而改善呼吸功能。

6. 辅助咳嗽 通过双手在膈肌下方施加压力，帮助患者模拟腹肌的作用，从而辅助其完成咳嗽。

（三）低钠血症的护理

急性颈脊髓损伤常继发水、电解质紊乱，尤其是低钠血症。低钠血症可能导致细胞水肿、内环境紊乱。在补钠过程中，应根据患者反应情况和自身耐受情况，确定合理的钠溶液浓度和滴注速度，避免患者出现机体应激或不耐受反应，并根据患者血液钠离子浓度，及时调整补钠剂量。

1. 密切观察患者病情 掌握低钠血症的临床表现，密切观察患者的意识、生命体征、尿量、神经系统体征等变化情况。轻、中度低钠血症患者的临床症状主要表现为精神萎靡、食欲减退、乏力、头晕、恶心、呕吐、嗜睡、幻听等精神异常，重度低钠血症可表现为昏迷、谵妄、痰液分泌物增多。

2. 饮食指导 患者受伤后，因创伤、心理、胃肠功能紊乱等原因导致食欲欠佳，应鼓励患者进食，强调饮食对增强机体抵抗力、促进机体恢复的意义。可指导患者进食含盐高的食物，制订饮水计划，并根据出入量和电解质变化随时调节饮水量。

3. 对症处理　对于轻度低钠血症患者要进行口服补钠治疗，对于中、重度低钠血症患者，需要先严格控制摄水量，再根据血钠浓度对每日补钠量进行计算，计算后进行补钠治疗。

（四）神经源性膀胱的护理

脊髓损伤可导致神经调控机制紊乱，进而导致下尿路功能障碍引起膀胱储存和排空功能异常，患者出现储尿和 / 或排尿问题，称为神经源性膀胱。相关内容及康复护理参见第五章第五节。

（五）神经源性肠道的护理

神经源性肠道是指脊髓损伤后肠道失去中枢神经支配造成感觉运动障碍，使结肠活动和肛门直肠功能发生紊乱，导致通过结肠时间延长，肛门括约肌失去自主控制，直肠平滑肌与盆底横纹肌协调性被打乱，表现为便秘、大便失禁等肠道并发症。相关内容及康复护理参见第五章第六节。

（六）心理护理

脊髓损伤后由于躯体功能障碍、生活无法自理、病痛长期折磨，大多数患者难以接受由健康人到残疾人角色转变的现实，由此产生诸多心理问题，进而导致心身疾病的发生。患者大都经历震惊、否定、抑郁反应、对抗独立及适应阶段。以上各阶段多数时候无法截然划分，可能交叉出现。康复护士应运用心理治疗方法减轻患者的心理障碍，减少焦虑、抑郁、恐慌等神经症状，帮助患者建立良好的人际关系，促进人格的正常成长，更好地面对生活及适应社会。

（七）神经病理性疼痛的护理

神经病理性疼痛是 SCI 后神经元重塑的副产物，是脊髓局部机械性压迫、缺血、炎症导致的神经系统损伤引起的病理性反应，常由触觉和冷、热刺激引起，常于 SCI 后 1 年内产生，其症状重，持续时间长，处理困难，对情绪、睡眠、生活质量、社会活动、休闲娱乐以及就业产生负面影响。

临床护理工作中应经常与患者交流，向患者及其家属介绍其目前的病情，帮助其树立战胜疾病的信心。及时倾听患者的主诉，去除导致疼痛的各种诱因，按医嘱正确服用镇痛药物，向患者及其家属说明药物的镇痛作用及副作用。

（八）皮肤压力性损伤的护理

由于脊髓损伤患者存在不同程度的运动和感觉障碍，躯体移动能力受限、长期卧床，更容易发生压力性损伤。研究发现，脊髓损伤患者压力性损伤发生率为33%。压力性损伤好发于脊髓损伤瘫痪区域的骨隆突部，如骶尾部、大粗隆部、坐骨结节部、跟骨部、肩胛骨部、棘突部、头后部。压力性损伤重在预防，采取科学、规范的预防措施可降低其发生率。

（九）深静脉血栓形成的护理

深静脉血栓形成是脊髓损伤的常见并发症，脊髓损伤急性期深静脉血栓的发生率约为15%。常用的预防措施如下。

1. 基本预防　指导患者踝泵运动和股四头肌肌力训练，按摩下肢腿部比目鱼肌和腓肠肌，挤压与放开各 1 s 交替进行。病情允许情况下应尽早下床活动；严禁在腘窝及小腿下单独垫枕，应将患者膝关节以下至足后跟都放置于垫枕上；卧床患者每日饮水量需达 2 000～2 500 mL；戒烟、戒酒，避免高胆固醇饮食；在保证营养及水分充分摄入的同时，尽量多吃蔬菜和水果，少吃含脂肪高的食品。

2. 物理因子治疗预防　是中危、高危和极高危患者的首选预防方法。气压式四肢血液循环促进治疗通过对套在肢体末端的袖套充气和放气来促进血液流动和深静脉血回流。

3. **药物预防**　即用低分子肝素钠/钙、华法林、利伐沙班、阿司匹林、丹参、低分子右旋糖酐等抗凝血药物降低血液黏滞性，预防血栓形成。用药期间严密观察用药后效果及不良反应，同时监测患者凝血时间及 INR 值。

（十）体位性低血压的护理

脊髓损伤患者早期站立训练时，因交感神经反应丧失，静脉扩张，血压不能随体位及时调整，造成体位性低血压（postural hypotension，PH）。在高位脊髓损伤（T6 以上）患者中，体位性低血压的发生率达 75%。康复护理的方法如下。

（1）尽早开始体位适应性训练，根据患者体位性低血压症状调节倾斜角度，通过逐渐增加最大耐受角度，使患者适应由卧位到直立位的体位变化。体位适应性训练时应评估患者脊柱稳定性，注意对脊柱的保护，可穿戴颈托、胸腰椎支具等，避免二次损伤。

（2）严密观察患者生命体征，患者主诉等。

（3）摄入充足的钠盐和水分，保证血容量；避免久坐久站。

（4）避免使用易引起血压下降的药物，如使用抗高血压药或利尿药时，随时监测血压。

（5）少食多餐，进食不宜过饱，餐后避免马上活动。

（6）患者在改变体位前可穿弹力袜，腹部采用弹力腹带。

（7）坐轮椅时腰部前倾可缓解体位性低血压。

（8）注意观察患者有无低血压症状，如头晕、面色苍白等，一旦发生，立即使患者平卧，抬高双下肢。如患者乘坐在轮椅上，立即将轮椅向后倾斜，以减轻症状。

（十一）自主神经反射亢进的护理

自主神经反射亢进（autonomic hyperreflex，AH）是一种多见于 T6 及以上脊髓损伤人群中的急性病症，在慢性脊髓损伤患者中发病率较高，常由损伤平面以下部位刺激诱发，最常见的是下尿路感染，其次是大便滞留，主要表现为突然的血压升高、面部潮红、头痛、损伤平面以上皮肤出汗、心动过缓或过速。康复护理措施如下。

（1）使患者立即坐直位或抬高床头，减少搬动患者，并保持病房安静。

（2）及时检查膀胱是否过度充盈，大便是否有干结填塞，注意衣着、鞋袜、矫形器有无压迫或不适，积极去除诱因。

（3）据医嘱吸氧，密切监测血压变化情况。

（4）若处理后收缩压仍然高于 150 mmHg 时，可给予硝苯地平（心痛定）10 mg 舌下含服，以快速降压。

（5）若 10 min 后仍然未缓解，可再次给药。使用硝苯地平（心痛定）应注意预防低血压的发生。

（6）遵医嘱给予镇静药、阿托品等。

（7）向患者及家属讲解发生自主神经反射亢进的原因，消除患者紧张情绪。

（十二）体温调节功能障碍的护理

脊髓损伤后，体温调节中枢对体温调节失去控制，对周围环境温度的变化丧失了调节能力。高热时，调节室温保持在 22℃ 左右，指导患者多饮水，给予温水擦浴、冰枕物理降温，必要时按医嘱应用退热药物，并观察降温效果，防止降温过快、过低。对体温过低的患者，调节室温维持在 22~26℃，给患者增加衣服和盖被，喝温热饮料，使用热水袋局部保暖时注意观察，以防烫伤，同时注意心率及血压的变化。

（十三）痉挛的护理

痉挛是以肌肉的不自主收缩反应和速度依赖性的牵张反射亢进为特征的运动障碍，应及时发现并去除促使痉挛恶化的因素，如采取避免引起肌紧张的体位、控制感染、稳定情绪、保持环境温度恒定；运用物理治疗，如关节活动范围训练、站立训练；联合肌松药物治疗，口服巴氯芬或替扎尼定等药物；肉毒毒素注射；痉挛持续，康复训练和药物治疗不缓解的，可行脊髓后根切断术。

（十四）骨质疏松的护理

脊髓损伤后，由于长时间卧床和缺乏功能性锻炼，患者的骨骼代谢会发生快速变化，导致骨量减少和骨结构损害，增加了骨折的风险。早期干预策略包括使用药物（如二磷酸盐类药物）及物理治疗（例如被动站立训练、功能性电刺激和脉冲电磁场治疗等）。此外，定期检测骨密度对于积极预防和治疗骨质疏松症、防止病理性骨折同样重要。应指导患者摄入富含钙的食物，例如虾皮、海带、紫菜、牛奶和新鲜蔬菜等，并在可能的情况下，让患者多晒太阳促进小肠对钙磷的吸收。

（十五）异位骨化的护理

异位骨化是在关节周围软组织中出现成骨细胞并生成骨组织的现象。这种状况通常在脊髓损伤后的 1～6 个月出现。异位骨化多发生在脊髓损伤水平以下的区域，尤其是髋关节，其次是膝、肘和肩关节。进行被动活动关节时，动作应轻柔，禁止粗暴用力，患者的活动也不要过于激烈。超声波或磁热疗法能促进局部炎症的吸收，也可使用活血化瘀、舒筋通络、消肿止痛作用的中药进行热敷。

六、康复护理指导

脊髓损伤患者的康复是终身的，出院后需继续康复锻炼及护理。因此，必须将脊髓损伤的基本知识、生活自理所需的技巧教给患者及其照顾者以提高其自我管理能力，特别是不完全性脊髓损伤患者的自我护理知识与技巧的掌握，对提高其独立水平有很大的帮助。

（一）自我护理

1. 学会自我护理　协助患者和家属在住院期间完成"替代护理"到自我护理的过渡，重点是教育患者学会如何自我护理，如床上翻身，床-轮椅、轮椅-床转移等。

2. 培养良好的卫生习惯　住院期间，培养患者养成良好的卫生习惯，保持会阴部清洁，保持肛门周围皮肤清洁，干燥无破损。掌握家居环境的要求，出院后嘱患者做好自我病情监测并定期复查，发现任何异常，及早就医。

3. 用药指导　指导患者遵医嘱按时准确服药，尤其注意抗痉挛药物停药时应逐渐减量，抗高血压药、降血糖药等特殊药物坚持服用，不得自行随意停药或减量，需更改或停止药物时，需就医咨询。

4. 大小便管理　掌握排尿、排便管理方法，学会自己处理大小便，高颈髓损伤的患者家属要学会协助患者处理大小便问题。

5. 制订长远康复计划　教会家属掌握基本的康复训练知识和技能，维持患者关节活动度，避免肌肉萎缩、关节僵硬，防止二次残疾等。

（二）饮食调节

注意饮食调节，制订合理的膳食计划，保证维生素、纤维素、钙及各种营养物质的合理摄入。戒烟、戒酒，戒辛辣刺激性食物。适当饮水，保持充足的液体摄入。

（三）心理调适

教育患者培养良好的心理素质，正确对待疾病，充分利用残存功能去代偿致残部分功能，尽最大努力去独立完成各种生活活动，成为一个身残志坚、对社会有用的人，鼓励患者树立战胜疾病的信心。

（四）居家无障碍环境

为了使脊髓损伤患者在家能顺利完成日常生活活动，方便轮椅的出入，居家环境具体要求如下。

（1）出入口的室内外地面宜相平，若有高度差时，应用坡道连接，坡度不超过5°。

（2）门最好采用推拉门或自动门，门开启的净宽不得少于0.8 m。

（3）调整床和坐便池的高度，便于轮椅转换。

（4）家庭卫生间宽度不能少于0.8 m，卫生间的门与坐便距离不少于1.2 m，在便池邻近的墙上安装承受身体重量的安全抓杆。

（5）厨房用具的台面需要调低，水龙头开关要求装有长柄，易开关，方便使用。

（6）浴室内轮椅面积不应少于1.2 m×0.8 m，邻近墙面应装有安全抓杆。

（7）床旁、厨房、沙发、饭桌旁均安装扶手，以利于完成转移动作。

（8）家用电器带有遥控装置，可使用专门设计的"环境控制系统"。

（五）回归社会

（1）与社会康复和职业康复部门合作，帮助患者准备重返社会，并支持其家庭和工作场所进行必要的设施改造，以便更好地适应患者的生活和工作需求。

（2）在康复医师的支持下，为患者提供性康复教育。残疾人的性教育对于维护家庭和谐至关重要，完整的家庭和家属的支持是残疾人最强大的精神支柱。

（杜春萍　张建梅　杨　杰）

第三节　周围神经病

一、概述

（一）定义

周围神经病（peripheral neuropathy）是指原发于周围神经的退变、疾病或损伤，主要症状为躯体运动、感觉和自主神经功能障碍及反射改变。

（二）分类

1. **周围神经损伤（periphera nerve injury，PNI）** 是指由于外力作用引起的涉及神经丛、神经干或其分支的损伤。这些损伤包括拉伸、压迫、撞击、切割、枪弹伤害、撕裂及医疗操作造成的损伤。主要的病理改变是在损伤部位远端的神经纤维中发生的瓦勒氏变性现象。

2. **神经病** 泛指周围神经由于炎症、中毒、缺血、营养缺乏、代谢障碍等引起的病变，又称神经炎，轴突变性是其常见的病理改变。

（三）常见的周围神经病

常见的周围神经病有吉兰－巴雷综合征（Guillain Barré syndrome，GBS）、桡神经损伤、臂丛神经损伤、尺神经损伤、正中神经损伤、腕管综合征、坐骨神经损伤、腓总神经损伤、胫神经损伤、糖尿病周围神经病、三叉神经痛、坐骨神经痛、肋间神经痛、特发性面神经麻痹等。

二、康复护理评估

（一）健康史评估

评估患者一般情况，包括患者的年龄、性别、婚姻、民族、文化程度、职业及日常生活情况；评估患者有无糖尿病、外伤、手术等病史；有无过敏史、用药史；引导患者阐述发病可能的原因。

（二）身体形态评估

当周围神经完全损伤时，由于与麻痹肌肉相对的正常肌肉的牵拉作用，使肢体呈现特有的畸形。如桡神经损伤后，手部呈现典型的垂腕和垂指畸形；尺神经损伤后，呈现典型的爪形手畸形。应观察患者畸形、肌肉萎缩、肿胀的程度及范围，必要时用尺测量或容积仪测量对比。

（三）运动功能评估

当周围神经受到损伤时，损伤神经所支配的肌肉出现弛缓性瘫痪，肌张力降低甚至消失，随着病程延长，肌肉逐渐出现萎缩症状。

1. **肌力评估**　采用 MMT 评估肌力。

2. **关节活动范围评估**　可用关节活动度（ROM）检查评估关节活动范围。评估上肢时应注意手的灵活性和精细动作的能力，评估下肢时要做步态分析，评估运动障碍的程度和残存的潜力。

3. **运动功能恢复评估**　英国医学研究院神经外伤学会将神经损伤后的运动功能恢复情况分为 6 级（表 6-9），简单易行，是最常用的方法。

表 6-9　周围神经损伤后运动功能恢复分级标准

恢复等级	标准
0 级（M0）	肌肉无收缩
1 级（M1）	近端肌肉可见收缩
2 级（M2）	近、远端肌肉均可见收缩
3 级（M3）	所有重要肌肉均能做抗阻力收缩
4 级（M4）	能进行所有运动，包括独立的和协同的运动
5 级（M5）	正常

（四）感觉功能评估

周围神经损伤后，其分布区域的感觉完全丧失或减退，患者主观上有麻木、刺痛、灼痛、感觉过敏等，应对患者的感觉功能进行评估，评估可分为浅感觉检查、深感觉检查、复合感觉检查。

1. **直接评估**　采用英国医学研究委员会的感觉功能分级标准（表 6-10），将感觉功能检查分为 5 级。

2. **恢复评估**　可参考英国医学研究委员会的感觉功能恢复分级标准（表 6-11）。

（五）反射功能评估

反射功能评估常用反射有肱三头肌反射、肱二头肌反射、肱桡肌反射、膝反射、踝反射等。周围神经病后，可出现深反射、浅反射减弱或消失，早期偶有深反射亢进。反射检查时需

表 6-10　感觉功能分级标准

等级	标准
1 级（S1）	无感觉
2 级（S2）	神经单一分布区有深痛觉
3 级（S3）	神经单一分布区有浅痛觉及触觉
4 级（S4）	神经单一分布区有浅痛觉及触觉且重叠感消失
5 级（S5）	在神经单一分布区恢复两点鉴别能力

表 6-11　感觉功能恢复分级标准

恢复等级	标准
0 级（S0）	感觉无恢复
1 级（S1）	支配区皮肤深感觉恢复
2 级（S2）	支配区浅感觉和触觉部分恢复
3 级（S3）	皮肤痛觉和触觉恢复，且感觉过敏消失
4 级（S3$^+$）	感觉达到 S3 水平外，二点辨别觉恢复
5 级（S4）	完全恢复

患者充分配合，并与对侧进行比较。

（六）自主神经功能评估

周围神经损伤后，其支配的皮肤早期由于血管扩张而引起温度升高、皮肤潮红，约 2 周后血管收缩，导致皮肤温度降低，出现皮肤苍白、汗腺停止分泌、皮肤干燥等症状。

（七）日常生活活动能力评估

常用改良 Barthel 指数对患者进行 ADL 评估。

（八）电生理评估

电生理评估对周围神经病诊断具有重要价值。包括神经肌电图检查、神经传导速度测定、体感诱发电位检查。

三、康复护理问题

（1）肢体肿胀。
（2）运动功能障碍。
（3）感觉障碍。
（4）焦虑。

四、康复护理原则与目标

1. 康复护理原则　病损早期，康复的主要原则是去除病因，消除炎症和水肿，减少对神经的损伤，预防挛缩、畸形的发生，为神经再生打好基础。恢复期主要为促进神经再生、保持肌肉质量、增强肌肉力量及促进感觉功能恢复。

2. 康复护理目标

（1）短期目标：主要是及早消除炎症、水肿，促进神经再生，防止肢体发生挛缩畸形。
（2）长期目标：使患者最大限度地恢复原有功能，恢复正常的日常生活和社会活动，重返工作岗位或从事力所能及的工作，提高生活质量。

五、康复护理措施

（一）肢体肿胀的护理

1. 改善循环　可采用抬高患肢，弹性绷带包扎，患肢做轻柔的向心按摩与被动运动，热敷、红外线、温水浴等方法也可改善局部血液循环，减轻组织水肿和疼痛。

2. 冷疗　通过刺激受损部位血管收缩达到控制水肿、减少炎症渗出、减轻疼痛的作用。冷疗的温度一般控制在 10～15℃，冷疗法的类型包括冰袋、冰毛巾、冰按摩、冷水涡流浴、化学冷喷雾和冷热水交替浴。

（二）运动功能障碍的护理

1. 保持受累肢体各关节功能位　可应用支具、矫形器、石膏托等将受损肢体各关节保持在功能位。如垂腕时，将腕关节固定于背伸 20°～30° 功能位（图 6-11），足下垂时将踝关节固定于 90°（图 6-12）。

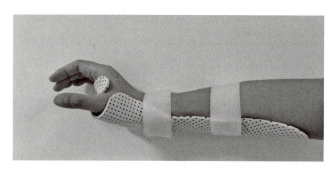

图 6-11　腕关节功能位

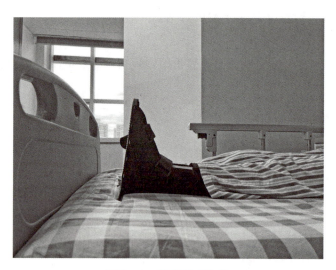

图 6-12　踝关节功能位

2. 受损肢体的主动、被动运动　周围神经病后常出现关节挛缩和畸形，故受损肢体各关节早期应做全范围、各轴向的被动运动，每天至少 1～2 次，以维持受损各关节的活动范围。如受损程度较轻，鼓励患者进行主动运动。

3. 疼痛护理　疼痛是周围神经病患者常见的主诉之一，为避免患者因疼痛而拒绝锻炼，应做到以下几点：①观察患者疼痛的部位、痛点、敏感区、性质、程度、持续时间、发作频率及伴随症状，了解疼痛的原因与诱因；②及时准确地评估，为治疗和护理提供依据，让患者参与疼痛评分，根据评分结果给予指导；③鼓励患者运用指导式想象、听轻音乐、阅读报刊杂志等方式分散注意力，以消除紧张情绪。经上述方法无效时遵医嘱给予镇痛药物治疗。

4. 电刺激疗法　电刺激应用于周围神经病中有两方面的目的：一是预防发生不可逆转的失神经性肌萎缩，改善预后；二是促进神经再生，缩短失神经支配的时间。常用的有低频电刺激疗法，有报道称经皮神经电刺激在糖尿病多发性周围神经病产生的疼痛和肌筋膜扳机点疼痛的治疗中疗效长达 3 个月。电刺激治疗时注意不应在植入性刺激器或临时刺激器周围使用，不应在开放切口或皮肤擦伤周围使用。另外，应注意谨慎在皮肤麻木和认知障碍患者中使用，注意治疗局部皮肤的观察和护理，预防感染和电化学灼伤。

5. 肌力训练　包括静态的等长收缩训练和动态的等张收缩训练。受累神经支配的肌肉肌力在 0~1 级时，进行被动运动，应注意循序渐进；受累神经支配的肌肉肌力在 2~3 级时，可进行助力运动、主动运动及器械性运动，但运动量不宜过大，以免肌肉疲劳。随着肌力的增强，逐渐减少助力；受累神经支配的肌肉肌力在 3$^+$~4 级时，可进行抗阻练习，以争取最大肌力恢复，同时进行速度、耐力、灵敏度、协调性和平衡性的专门训练。

6. 日常生活活动能力训练　在进行肌力训练时，应注意尽早进行日常生活活动能力训练，如练习洗脸、梳头、穿衣、伸手取物、踏自行车等。不断增加训练的强度和时间，增强身体的灵活性和耐力，达到生活自理、提高生活质量的目的。

7. 作业训练　根据功能障碍的具体部位与严重程度、肌力与耐力情况，制订相应的作业治疗方案。上肢周围神经病患者可安排手工、编织、打字、泥塑等操作，下肢周围神经病者可进行踩缝纫机、踏自行车等训练。随着肌力的恢复，应逐渐增加患肢的训练强度。

8. 术后护理　对于保守治疗无效而又有手术指征的周围神经病患者应及时进行手术治疗，术后注意观察患者感觉、运动功能恢复情况。

（三）感觉障碍的护理

1. 感觉训练

（1）感觉过敏：可采用脱敏疗法。可用各种不同材料不同质地的物品刺激，如毛毯、毛巾、毛刷、米粒、沙子、小玻璃珠等；振动，叩击，如用铅笔橡皮头、叩诊锤叩击敏感区以增加耐受力。

（2）感觉减退或消失：采用实体觉功能训练，用不同物体放在患者手中而不靠视力帮助进行感觉训练。开始让患者识别不同形状、大小的木块，然后用不同织物来识别和练习。

2. 受损部位的保护　病损肢体感觉丧失，易继发损伤。因此，应注意保护受损部位，如戴手套、穿棉袜等，预防局部皮肤烫伤或冻伤，禁忌接触过高或过低温物体。长时间卧床或轮椅使用者，要注意定时更换体位并保护骨隆突等易受压部位皮肤，预防局部组织发生压力性损伤。

（四）心理护理

1. 沟通交流　周围神经病患者通常因担心经济负担，担心疾病不能恢复及由此而发生的家庭和社会生活问题而伴有心理问题。护士应当通过积极的沟通与交流，关怀患者，了解患者心理状态，利用语言及非语言沟通技巧缓解患者心理压力，如聆听、咨询、示范等方式来消除或减轻患者焦虑，调动患者的主观能动性，积极地参与康复治疗。

2. 做好宣教　及时告诉患者症状、体征缓解情况，用实际疗效鼓励患者坚持康复治疗；在各项操作前向患者做好解释与宣教，减轻其焦虑心态。

（五）常见周围神经病康复护理

1. 吉兰-巴雷综合征（GBS）　是一类免疫介导的急性炎性周围神经病。临床特征为急性起病，临床症状多在 2 周左右达到高峰，表现为多发神经根及周围神经损害，常有脑脊液蛋白-细胞分离现象，多呈单时相自限性病程。

该病最常见的亚型是急性炎性脱髓鞘性多发神经根神经病，影响运动和感觉神经，占 GBS 病例的 95%。GBS 是一种进展性、对称性四肢无力，伴有或不伴有感觉异常；起病急，半数以上患者发病前 2～4 周有上呼吸道或消化道感染史，随即出现手指、足趾麻木或无力，1 d 内迅速蔓延至双下肢，然后上升，双侧呈对称性。通常 3～4 d 发展为站立及步行困难。最明显的无力发生在 2～4 周。25% 的病例由于呼吸肌无力需要机械通气支持。脑神经和自主神经系统也会受到影响。深部酸痛可能先于虚弱，影响背部、臀部和大腿后部。GBS 的死亡率为 10%。患者的康复开始于急性期，包括预防挛缩，主动的肺部护理和早期活动。

（1）综合治疗与护理：保持呼吸道通畅，防止继发肺部感染是治疗的关键。呼吸肌受累时咳嗽无力、排痰不畅，必要时气管切开，呼吸机辅助呼吸。需加强护理，勤翻身，以防压力性损伤。面瘫者需保护角膜，防止溃疡。因本病可合并心肌炎，需密切观察心脏情况，补液量不宜过大。

（2）运动治疗：运动功能恢复是 GBS 患者康复过程中的一个关键问题。运动治疗主要包括关节活动度的维持、肌肉萎缩的预防、肌力及耐力训练、借助助行器进行渐进性步行训练。

（3）言语治疗：严重 GBS 患者会出现颅神经病变，导致构音障碍和吞咽障碍，需要进行言语治疗来改善言语功能，以及训练安全吞咽技能（包括预防误吸及窒息）。依赖呼吸机的患者需要有替代交流手段，有气管切开的患者应进行发音训练。

（4）大小便功能障碍护理：GBS 患者会出现下运动神经源性膀胱和肠道功能障碍。膀胱反射消失、膀胱感觉障碍、膀胱括约肌不能放松是常见的临床表现，从而引起排尿困难、尿潴留、尿频及急迫性尿失禁。应给予定时排尿、间歇导尿等。有压力性遗尿或混合性尿失禁的女性患者应进行盆底肌肌力训练，生物反馈及电刺激也常作为盆底肌训练的辅助治疗。因为制动或药物的影响，GBS 早期常会出现便秘，指导患者合理饮食、补充充足的水分、保持规律的排便，必要时应用通便药物。

2. 臂丛神经损伤　临床上根据受伤部位可分为上臂丛损伤、下臂丛损伤和全臂丛损伤。较轻的臂丛损伤会引起肩部剧烈的烧灼痛，并伴有短暂的无力。产伤性臂丛神经损伤多发生在难产的新生儿中。护理上应做好良肢位摆放、关节活动度和肌力训练、疼痛护理。

3. 桡神经损伤　通常表现为垂腕，肱桡肌受累时肘关节屈曲无力，手背和前四指感觉异常。在恢复期间，可使用一个起到支撑作用的夹板，使腕背伸 20°～30°，指关节伸展、外展。

4. 尺神经损伤　表现为尺侧腕屈肌萎缩，小鱼际肌、骨间肌、蚓状肌、拇内收肌萎缩，手指内收、外展受限，指间关节伸直受限，手精细功能受限，第四、五指感觉障碍，爪形手可在严重的病例中发现。为防止小指、环指和掌指关节过伸畸形，可使用关节折曲板，使掌指关节屈曲至 45°，也可使用弹簧手夹板，使蚓状肌处于良好位置，屈曲的手指处于伸展状态。

5. 正中神经损伤　表现为屈腕肌、屈指肌、大鱼际肌萎缩，拇指、示指屈曲及拇指对掌功能受限，第一至三指感觉障碍。为矫正"猿手"畸形，防治肌腱挛缩，可使用支具使受累关节处于功能位。告诫患者避免接触过热、过冷及尖锐物品，其次不要过度用力或长时间抓持物品，要经常检查手部皮肤有无受压征象，如红、肿、热等情况。

6. 腕管综合征　典型表现包括前四指的感觉异常，这种症状在夜间、驾驶或握物时加重，在挥手后减轻，并且伴有鱼际肌无力或萎缩，叩击腕横韧带区常引起感觉异常（Timel 征）和屈腕试验（Phalen 征）阳性。腕管综合征的治疗包括运动方式的改变，使用腕部 0°～5° 伸展夹板，口服非甾体抗炎药，局部皮质类固醇注射和外科减压术等。如患者已产生反射性交感神经营养不良，可进行手部按摩、冷热水交替浴及腕、指关节助力与主动关节活动范围练习。

7. 腓总神经损伤　是下肢最常见的神经损伤。其发病原因包括不恰当的夹板或肿瘤导致的腓骨头长期受压，长时间下蹲引起神经牵拉，膝外伤，前筋膜室综合征等。最显著的临床表现是踝关节背屈无力，并导致足下垂及跨越步态，小腿外侧下 2/3 和足背的感觉减弱。护理上应减轻膝关节外侧负荷，指导患者避免膝关节长时间屈曲和习惯性腿交叉，穿"丁"字鞋矫正患者足下垂。保守治疗无效时行手术治疗，手术治疗包括神经松解、减压，神经修复和神经、肌腱转移。

8. 糖尿病周围神经病　是糖尿病最常见的慢性并发症之一。最常见的类型是糖尿病远端对称性多发性神经病变。下肢较上肢严重，感觉神经较易受累，病情进展缓慢。患者常先出现肢端感觉异常，如袜子或手套状分布，伴麻木、烧灼、针刺感或踩棉花感，有时伴痛觉过敏；随后有肢体疼痛，呈隐痛、刺痛，夜间及寒冷季节加重；后期累及运动神经，可有肌力下降以至肌萎缩和瘫痪。

（1）严格控制血糖：积极严格地控制高血糖并保持血糖稳定是预防和治疗糖尿病周围神经病最重要的措施，合理用药、饮食及运动治疗，均可以防止、延缓糖尿病周围神经病进程，并在一定程度上逆转临床症状和改善神经传导速度。注意防止低血糖。

（2）无力症的护理：糖尿病单神经炎，可与其他任一神经病损处理相同。如糖尿病神经炎，需要用伸腕支具，其他治疗与桡神经损伤相似。

（3）感觉缺失的护理：典型表现是足底发干，皮肤皲裂，感染，严重时甚至需要截肢。应指导患者自我护理，如剪趾甲、保持足底皮肤湿润与清洁，禁忌热水泡足，避免外伤和烫伤。不穿过紧的鞋子，每天观察足部皮肤的颜色、温度等情况，以便及时发现并处理潜在的问题。

（4）自主神经功能障碍的护理：如出现神经性的大小便功能障碍，可采用截瘫患者常用的方法进行训练。男性患者常有勃起功能障碍，可以通过植入假体或阴茎支撑装置解决。

9. 坐骨神经损伤　常见的坐骨神经损伤的原因包括髋骨骨折、髋骨后脱位和髋关节手术。坐骨神经损伤的治疗主要是支持性措施；急性期疼痛发作时，可以通过卧床休息 2～4 周、冷或热敷、止痛药物、物理治疗等方式缓解。

六、康复护理效果评价

（1）受累肢体肿胀消失，疼痛症状得到改善。

（2）患者运动及感觉障碍得到缓解，日常生活活动能力得到提高，能够恢复正常生活与工作。

（3）患者焦虑恐惧的心理减轻或消失，能够与他人正常交往并且保持积极乐观的生活态度。

（4）患者能积极主动学习周围神经病相关知识，并且主动配合各项护理操作。

七、康复护理指导

1. 疾病知识指导　指导患者及其家属了解疾病的病因、进展、常见并发症及预后；保持情绪稳定和健康心态；加强营养，增强体质和机体抵抗力，避免淋雨受凉、疲劳和创伤等诱因，防止复发。

2. **康复指导**　加强肢体功能锻炼和日常生活活动训练，减少并发症，促进康复。肢体被动和主动运动均应保持关节的最大活动度；运动锻炼过程中应有家人陪同，防止跌倒、受伤。周围神经病恢复过程长，需要数周或数月，家属应理解和关心患者，督促患者坚持运动锻炼。

3. **安全指导**

（1）教育患者不要用无感觉的部位去接触危险的物体，如运转中的机器，或搬运重物等。

（2）做饭及吸烟时易被烫伤，有感觉缺失的手要戴手套保护。

（3）如坐骨神经或腓总神经损伤，应保护足底，穿柔软舒适的鞋子，防止足的磨损。

（4）无感觉区域易发生压力性损伤，只用支具、夹板或石膏固定时应注意观察皮肤是否发红或破损，如石膏、夹板松脱、碎裂，立即就诊。

4. **认知教育**　给予患者治疗的信心，让患者认识到不能全部凭借医师和治疗师来实现受伤肢体的完全康复，应发挥主观能动性，积极进行康复治疗。

（徐德梅）

第四节　颈　椎　病

一、概述

（一）定义

颈椎病（cervical spondylosis）是由颈椎椎间盘退行性病变及由此继发的颈椎组织病理变化累及周围组织结构（神经根、脊髓、椎动脉、交感神经等）引发的一系列临床症状和体征。

（二）病因及流行病学

颈椎椎间盘退行性病变是颈椎病发生及发展的最基本原因，长期慢性劳损，如不当工作姿势、不良睡眠体位及不当的锻炼等是颈椎病发病的主要原因，颈椎先天性椎管狭窄、颈椎先天性畸形也是颈椎病发病的病因。

颈椎病在人群中的发病率很高，是中老年人群的常见病与多发病，近年来发病年龄趋向年轻化。37%患有颈部疼痛的人至少在12个月内都会伴有持久性的颈部疼痛，5%患有颈部疼痛的成年人群将因为疼痛而丧失部分功能。好发部位依次为第五六颈椎、第六七颈椎、第四五颈椎。

（三）分型

根据组织结构受累出现相应临床表现不同，一般将颈椎病分为5种类型：颈型（软组织型）、神经根型、脊髓型、交感神经型及椎动脉型。同时具有2种或2种以上表现者为混合型颈椎病。

二、临床特点

（一）临床表现

1. **颈型**　又称软组织型，青壮年多发。患者以颈项不适、僵硬、疼痛为主，约半数患者有活动受限。

2. **神经根型** 是颈椎病中常见的类型。主要表现为颈部活动受限，肩、颈部疼痛。依据神经支配区域，常出现一侧上肢或手疼痛和麻木。

3. **脊髓型** 主要表现为颈肩痛伴有四肢麻木、肌力减弱或步态异常、不稳，有踩棉花感。一般缓慢起病后逐渐加重或时轻时重。

4. **交感神经型** 该类型的主要症状包括头晕、头痛、头部沉重感及偏头痛，此外，还可能出现眼花、耳鸣、耳聋、心律失常、肢体或面部区域性麻木、出汗异常等一系列交感神经症状。

5. **椎动脉型** 主要表现为体位性眩晕、恶心、呕吐，四肢无力、共济失调，甚至猝倒，但意识清醒。症状严重或病程长者，可出现脑干供血不足，进食呛咳，咽部异物感，说话吐字不清。

（二）体征

1. **颈型** 主要体征有颈项僵直，颈肌紧张，患椎棘突间有压痛，颈部两侧、两侧冈上窝、两侧肩胛区可有压痛，头颈部活动时颈部肌肉痛。查体主要是一侧或双侧斜方肌压痛，棘突和棘间可有压痛，一般较轻。

2. **神经根型** 主要表现为上肢与手的麻木、无力等，病程长者患肢肌肉可有萎缩。患肢上举、外展和后伸有不同程度受限。检查可见患者颈部活动受限，棘突、棘突旁或沿肩胛骨内缘有压痛点，颈痛并向患侧前臂或手指放射，可出现压头试验和臂丛神经牵拉试验阳性。

3. **脊髓型** 病情较严重的患者主要表现为四肢麻木、肌力减弱或步态异常等上下肢功能障碍，ADL 能力受限。检查可见患者颈部活动受限不明显，肢体远端常有不规则的感觉障碍、肌张力增高、腱反射亢进和病理反射阳性。

4. **交感神经型** 患者主要为情绪不稳定、焦虑、恐惧、多虑等心理表现，一般不影响四肢功能，但影响日常生活活动。检查可见患者主观症状多，客观体征少。

5. **椎动脉型** 患者四肢功能一般不受影响，头晕、偏头痛是主要症状，严重者出现椎基底动脉供血不足的症状。

（三）影像学检查

1. **颈型** X 线平片多表现为颈椎生理曲度减小，MRI 示椎间盘退变。

2. **神经根型** X 线平片多表现为颈椎生理曲度改变，椎节不稳，椎间孔狭窄，钩椎关节增生等。CT、MRI 表现为椎间盘突出。

3. **脊髓型** X 线平片显示颈椎生理曲度改变、椎间隙狭窄。CT、MRI 示椎间盘突出、脊髓受压，重者有脊髓变性的表现。

4. **交感神经型和椎动脉型** X 线片可见钩椎关节增生、椎体不稳。

三、康复护理评估

颈椎病的评估可从疼痛、关节活动度、感觉、肌力、压痛点、反射等方面单项进行，也可根据临床症状、工作和生活能力进行综合评估。

（一）疼痛评估

针对疼痛程度可采用 VAS 等。详见第三章第五节。

（二）颈椎活动范围评估

针对颈椎活动范围可采用方盘量角器测量颈椎屈曲、伸展、侧弯及旋转度。

（三）功能障碍评估

临床上常用综合性量表进行功能障碍评估，如神经根型颈椎病评价表、日本骨科协会评分量表（JOA 量表）和颈椎功能障碍指数量表（NDI 量表）。

1. 神经根型颈椎病评估 日本学者对神经根型颈椎病从症状、体征及工作生活能力和手功能进行综合评价，正常值为 20 分，见表 6-12。

表 6-12   神经根型颈椎病评价表

维度	项目	评分
症状	A. 颈肩部的疼痛与不适	
	a. 没有	3
	b. 时有	2
	c. 常有或有时有	1
	d. 常很严重	0
	B. 上肢疼痛与麻木	
	a. 没有	3
	b. 时有	2
	c. 常有或有时有	1
	d. 常很严重	0
	C. 手指疼痛与麻木	
	a. 没有	3
	b. 时有	2
	c. 常有或有时有	1
	d. 常很严重	0
体征	A. 椎间孔挤压试验	
	a.（－）	3
	b. 颈肩痛（＋）颈椎运动受限（－）	2
	c. 颈肩手痛（＋）颈椎运动受限（－） 或颈肩痛（＋）颈椎运动受限（＋）	1
	d. 颈肩手痛（＋）颈椎运动受限（＋）	0
	B. 感觉	
	a. 正常	2
	b. 轻度障碍	1
	c. 明显障碍	0
	C. 肌力	
	a. 正常	2
	b. 轻度障碍	1
	c. 明显障碍	0
	D. 腱反射	
	a. 正常	1
	b. 减弱或消失	0

续表

维度	项目	评分
工作生活能力和手功能	A. 工作生活能力	
	a. 正常	3
	b. 不能持续	2
	c. 轻度障碍	1
	d. 不能完成	0
	B. 手功能	
	a. 正常	0
	b. 仅有无力、不适而无功能障碍	−1
	c. 有功能障碍	−2

2. 脊髓型颈椎病评估 采用日本骨科协会评分量表（JOA 量表），从上下肢运动功能、感觉和膀胱等方面对脊髓型颈椎病进行评价，满分 17 分，见表 6–13。

表 6–13 日本骨科协会评分量表（JOA 量表）

项目	评分
Ⅰ. 上肢运动功能	
0. 不能自己用筷子或匙进食	0
1. 可以用匙进食，但不会使用筷子	1
2. 勉强可以用筷子进食	2
3. 平常可以用筷子进食，但不灵活	3
4. 正常	4
Ⅱ. 下肢运动功能	
0. 不能行走	0
1. 走平路需用手杖或其他支持物	1
2. 平地不需手杖或其他支持物，但上下楼梯时用	2
3. 平地、上下楼梯时均不需支持物，但不灵活	3
4. 正常	4
Ⅲ. 感觉	
A. 上肢	
0. 有明确的感觉障碍	0
1. 轻度的感觉障碍或有麻木感	1
2. 正常	2
B. 下肢	
0. 有明确的感觉障碍	0
1. 轻度的感觉障碍或有麻木感	1
2. 正常	2
C. 躯干	
0. 有明确的感觉障碍	0
1. 轻度的感觉障碍或有麻木感	1
2. 正常	2

续表

项目	评分
Ⅳ. 膀胱	
0. 尿闭	0
1. 重度排尿困难（残尿感、屏气排尿、淋漓）	1
2. 轻度排尿困难（尿频、排尿迟缓）	2
3. 正常	3

（四）特殊体格检查

1. 神经根牵拉试验　检查者一手扶患者偏瘫侧头颈部，另一手握偏瘫侧腕部，双手向相反方向牵拉，刺激已受压的神经根，患者出现放射痛与麻木感，常见于神经根型颈椎病（图6-13）

2. 压头试验　患者取坐位，头后仰并偏向偏瘫侧，检查者手掌在其头顶加压或叩击，出现颈痛并向偏瘫侧手臂放射叮判定为阳性，常见于神经根型颈椎病（图6-14）

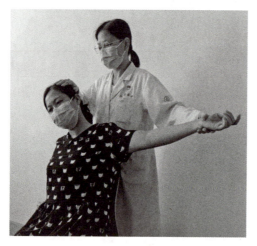

图6-13　神经根牵拉试验

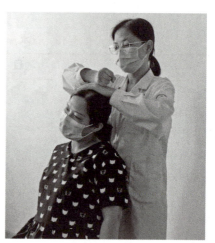

图6-14　压头试验

四、康复护理问题

（1）疼痛。

（2）焦虑。

（3）活动受限。

（4）躯体移动障碍。

五、康复护理原则与目标

1. 康复护理原则　以非手术治疗为主，注重疾病预防。避免日常生活和工作中的不良姿势，坚持颈部肌肉和关节活动度的训练，保护颈部，防止外伤发生。

2. 康复护理目标

（1）短期目标：患者疼痛、焦虑和抑郁情绪有所减轻，心理舒适感增加。

（2）长期目标：加强患者颈部姿势的调整及颈部肌肉训练，改善颈部关节活动度，使不舒适症状减轻或得到控制。

六、康复护理措施

（一）心理护理

对患者进行心理疏导，耐心倾听患者的诉说，理解、同情患者的感受，使其了解病因，保持良好的心理状态，积极配合治疗，增强疾病康复的信心和持之以恒的决心。创造安静、无刺激的环境，限制患者与具有焦虑情绪的病友及亲友接触。帮助患者树立正确的心态，掌握科学的手段防治疾病。

（二）疼痛护理

1. 镇痛药物　首选非甾体抗炎药，肌松药、抗抑郁药、麻醉性镇痛药根据病情，按医嘱应用。

2. 物理治疗

（1）通过对颈部进行超短波、磁疗、红外线等治疗，促进血液循环，降低炎症因子水平，缓解炎症，改善粘连，缓解疼痛。

（2）指导患者做颈椎病操，改善颈部血液循环，减轻疼痛。

（3）手法治疗，包括关节松动术和推拿按摩术，是治疗神经根型颈椎病的主要方法，其作用是疏通经脉，减轻疼痛、麻木，缓解肌紧张与痉挛。实施中手法应得当，切忌粗暴。

（三）躯体移动障碍的护理

1. 颈托和围领　是颈椎病患者在进行治疗与恢复过程中常用的支持性装置，其主要功能是减少颈椎的活动，起到制动效果。然而，长期佩戴可能导致患者颈部和背部肌肉力量减弱，关节活动范围减小。因此，颈托和围领适用于颈椎病急性期、颈椎微创手术之后或在颈部错位经过手法治疗之后。在使用时，选择能将颈椎维持在中性位置的合适高度。

2. 颈椎牵引　适用于脊髓型以外的各型颈椎病，通过对颈椎牵伸的生物力学效应，增大椎间隙和椎间孔，解除血管神经受压，改善神经根袖内血液循环，消除淤血、水肿；使椎动脉伸展，变得通畅；放松痉挛肌肉，减小颈椎应力；改善颈椎曲度，解除后关节处可能存在的滑膜嵌顿，减轻症状。一般采用枕颌带牵引，坐、卧位均可进行牵引。

（1）坐位牵引：患者体位多取靠坐位，使颈部自躯干纵轴向前倾 10°～30°，避免过伸。牵引体位应使患者感觉舒适，首次牵引时多数用 6～7 kg，开始时用较小重量以利患者适应。每次牵引持续时间通常为 20～30 min，每日牵引 1～2 次，10～20 天为 1 个疗程。

（2）仰卧位牵引：若患者坐位牵引疗效不显著或症状较重、体弱不耐久坐时可采用。用枕垫保持适当姿位，牵引重量一般为 2～3 kg，每次牵引持续时间通常为 20～30 min。由于持续卧床有诸多不利，症状好转后即应改为坐位牵引。

七、康复护理效果评价

（1）患者恐惧焦虑的心理减轻或消失，休息及睡眠质量提升。

（2）颈部疼痛症状得到改善。

（3）患者能积极学习并主动获取颈椎病相关知识，积极配合各项护理操作。

（4）患者恢复正常的生活与工作。

八、康复护理指导

1. 正确选用枕头　颈椎病的症状受到颈部姿势的显著影响，尤其是睡眠姿势。颈椎具有自然的生理曲度，从侧面观察呈现轻度的向前凸起，而从正面看则是呈直线排列。因此，推荐以仰卧为主，头部应放置在枕头的中心位置。侧卧可以作为辅助睡姿，但要左右轮换。理想的枕头应该具备以下特质：其曲线设计要贴合颈椎的自然生理弧度；枕头内部的填充物能够全面支撑颈椎，确保颈椎在睡眠中得到充分的放松和休息；枕芯需具备良好的透气性能，以避免因湿气而加剧颈部的不适感。此外，枕头还应具有适宜的高度和舒适的硬度。枕头的高度应根据个人身高和颈部长度来调整，一般情况下，仰卧时枕头中央在受压下的高度应在 8 cm 左右，不主张高枕或低枕。仰卧或侧卧时，使头与颈保持在一个水平上，以利于颈肩部肌肉放松。

2. **纠正不良姿势**　防止慢性损伤，纠正生活、工作中的不良姿势。保持正确坐姿：自然端坐，头部保持略前倾；桌椅间高度比例适宜，桌面高度原则上以能使头、颈、胸保持正常生理曲线为准，避免头颈部过度后仰或过度前倾前屈；避免长时间处于同一姿势，一般 1 ~ 2 h 变换 1 次体位。长期伏案工作者应定时改变头部体位，合理调整头与工作面的关系，不宜长期低头伏案看书或工作，也不宜长期仰头工作。工作中注意纠正头、颈、肩、背的不良姿势，不要偏头耸肩，谈话、看书时要正面注视，不要过度扭屈颈部。

3. **坚持锻炼**　适度的运动锻炼有助于调整颈部组织之间的关系，规律性地牵拉相关神经和肌肉，促进颈部活动能力的恢复，提高颈椎的稳定性。长期坚持此类锻炼对巩固治疗效果、防止疾病复发具有积极的作用。医疗体育锻炼的方式应根据个人的情况量身定制，主要包括颈椎和颈肩关节的运动。在锻炼时，应关注颈部的运动量及强度，每次运动时间为 30 ~ 40 min，以感到舒适为佳。颈椎操特别有助于强化患者颈部肌肉，提升其运动能力，保持颈椎的稳定性。

（李桂玲）

第五节　肩　　痛

一、概述

（一）定义

肩痛（shoulder pain）是肌肉骨骼疾病中常见的症候群，发病率约为 3.0%，其中女性为 3.6%，男性为 2.8%，随年龄的增长，发病率增加，45 ~ 64 岁人群占 40.2%。

（二）病因

肩关节并不是一个独立的关节，而是多关节复合体。肩关节复合体由胸锁关节、肩锁关节、盂肱关节组成。连接肩胛骨和胸壁的肩胛胸壁关节，是维持肩胛骨稳定的主要结构，对肩关节复合体的结构和稳定，也起到至关重要的作用。肩关节复合体的稳定保障了"胸骨 – 锁骨 – 肩胛骨 – 肱骨"正常悬吊机制的维持，避免了肩胛骨与肱骨的撞击和肩关节软组织的牵拉损伤；反之，各种损伤肩关节复合体稳定性的因素，均可能造成该复合体的结构及功能受损，并导致肩痛。

（三）临床表现

本病临床表现多样，典型症状有以下 4 种。

1. **高激惹性剧烈疼痛**　急性肩关节囊炎时，肩关节囊及关节腔内急性炎症，患者的肩痛具有高激惹性及疼痛剧烈的特点。患者可能因为肩膀被轻拍而剧痛难忍，并抗拒触碰；而当患者主动或被动活动肩关节时，也常因疼痛剧烈而无法启动；不仅如此，患者坐位静息状态或卧位休息时也可能体会到持续而难以忍受的疼痛。

2. 关节活动受限 活动受限的肩关节被称为"冻结肩"，源于损伤性炎症后的粘连。患者在完成从颈前、颈后、背后三个路径摸对侧肩胛骨的动作时，往往不能充分完成，过程中可伴或不伴疼痛。虽然在"冻结肩"的阶段，肩痛已不是患者最主要的困扰，但当患者活动肩关节时，仍常出现疼痛。

3. 活动性肩痛 部分患者肩关节活动时，在特定姿势或角度时，出现可重复的肩部疼痛，疼痛位置易分辨，且固定；当静息时，则感受不到持续的疼痛；也没有夜间痛的困扰。患者可能因为疼痛，避免进行某些姿势或角度的运动。该疼痛常源于肱骨头附近的肩袖组织与肩胛骨的撞击。

4. 肩部不适 此类患者虽然没有明显的疼痛或活动受限，但在日常生活中，常能感到肩锁关节在活动时产生的弹响，患者双侧肩胛骨及肱骨位置也往往不对称。

（四）诊断要点

1. 体格检查 首先为骨性标志的测量，包括肩胛骨内旋（过大为翼状肩）及前倾角度、肱骨头半脱位程度等；其次为肌肉饱满程度、皮肤弹性、有无水肿等软组织检查。

2. 肩肱节律检查 肩关节活动时，角度增大到一定程度，肩胛骨、锁骨会出现相应的回旋、上抬运动。如肩肱节律，当肩关节外展 30°、前屈 60° 时，肩胛骨开始出现上回旋。肩关节在前屈、后伸、内收时，肩胛骨也会出现相应的位置变化，如果运动角度过小或过大，均可增大撞击或其他损伤的可能性。

3. 盂肱关节附属运动检查 根据凹凸定律，当肱骨头这类凸面关节面进行成角运动时，为了保证肱骨头位置的稳定性，肱骨头滑动的方向与成角方向相反。即肩前屈时，肱骨头应同步向后滑动；肩后伸时，肱骨头应同步向前滑动；内收及外展时亦然。当肩胛带的肌肉骨骼发生损伤时，这种附属运动则会缺失。

4. 动态肩关节超声检查 不仅可以鉴别肩关节组织的病理损伤，测量各结构的位置关系的改变，还可以在肩关节动态活动过程中定位撞击发生的部位，判断组织的损伤程度，从而找到避免疼痛的治疗方案。

5. 肩关节磁共振检查 可以清晰地观察肩部整体结构，判断组织损伤的部位、严重程度和毗邻关系，还能准确测得不规则组织的三维形态和体积；缺点是肩关节磁共振只能测到卧位的静止形态，不能在动态影像中明确组织损伤的原因。

二、主要功能障碍

1. 疼痛 是主要的症状。疼痛的原因复杂，肩关节疼痛需与复杂性区域性疼痛、神经病理性疼痛相鉴别，可通过疼痛的部位和性质进行判断。疼痛常导致患者主动减小关节活动度，疼痛剧烈患者还会出现睡眠不足、焦虑、害怕社交等问题。

2. 活动受限 患者存在如厕后清洁、整理对侧衣物、伸手够物等困难。为达到抓取目的，常使用耸肩、躯干旋转等方式代偿。除此以外，活动受限还导致偏瘫侧上肢出现失用性萎缩。对于神经肌肉功能障碍继发的活动受限，还会影响神经肌肉功能的康复进程。

三、康复护理评估

1. 病史采集 主要包括肩痛的发病时间、发病原因或诱因，既往史，发病前从事的工作等，了解疼痛的治疗史、疼痛部位、疼痛程度。

2. 疼痛评估 可采用 VAS、NRS 等。详见第三章第五节。

3. 关节活动度评估 包括主动运动范围和被动运动范围。临床常用卷尺和旋转测量盘来测量肩外展、前屈、后伸、外旋、内旋及指耳间距等指标。

4. 肌力评估 长期因疼痛而制动、缺乏锻炼等可导致肌肉萎缩无力、肌力下降，可用徒手肌力测试或握力计等测试仪器进行评估。

5. 肩关节功能评估 包括肩关节活动范围、日常生活活动能力评估等。

四、康复护理原则与目标

1. 康复护理原则 科学评估；全病种全周期化护理；护理方案生活化、细化、实用化，患者容易理解和操作；团队共同协作；患者积极主动参与；避免疼痛和医源性损伤。

2. 康复护理目标

（1）短期目标：减轻疼痛，改善功能，缓解焦虑。

（2）长期目标：预防复发，提高生活质量，尽快回归社会。

五、康复护理措施

1. 肩痛筛查方案 肩痛人群按症状及体征的不同进行分类（图 6-15）。

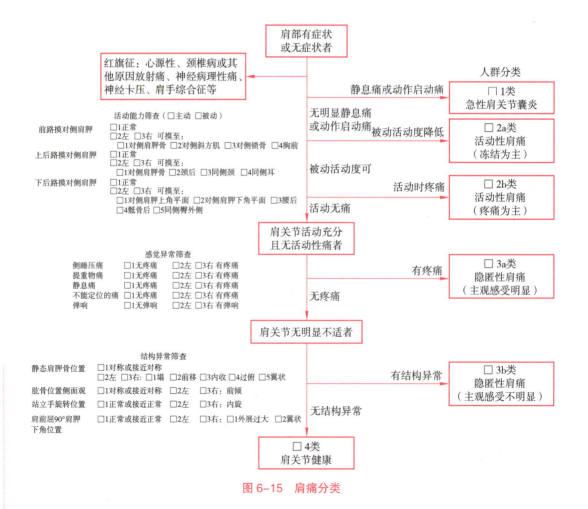

图 6-15 肩痛分类

2. **肩痛护理及预防方案** 由于疾病所处的阶段不同，护理及预防的方案也不同，详见表6-14。实际工作中所能用到的护理及预防方法并不仅限于该表。

表 6-14 肩痛护理及预防方案

类别	护理及预防方案		人群分类			
	鼓励	避免	1	2	3	4
预防方案						
一级预防	平卧：肩胛骨尽量贴床对称放平 侧卧：不压迫偏瘫侧肩胛骨 坐位：坐骨结节负重，骨盆中立，腰背直而松，收颔低头，前臂轻放桌上，避免肩关节支撑躯干 静止立位：双侧肩胛轻度外旋、下降 提物时：肩肘微屈用力，不在放松时垂吊重物 遛狗时：牵绳的手插口袋或裤腰，防止无防备下被牵拉 背包时：包带宽，双肩背 开车时：双手对称性扶把，双手轮流用力，不单手旋转方向盘 多进行各类综合性运动	长时间侧卧位单肘支撑身体 长时间坐位上肢支撑 长期高强度单一上肢运动 背包带过细 打"瘦肩针"	–	√	√	√
二级预防	学习筛查方案，自我判断症状严重程度变化趋势，如症状不断加重应及时就医 肩关节前屈、后伸、内收、外展时应具有充分的盂肱关节附属运动 维持肩胛骨的稳定性及肩肱节律	认为小问题不用管，疼痛明显才需注意 认为姿势与疼痛无关 认为肩痛不可防不可治 俯身握重物悬吊甩动 肩关节有弹响后仍用弹响侧单肩背包	–	√	√	–
护理方案						
防撞击护理	动态超声定位撞击 及时恢复肩肱节律及盂肱关节附属运动 及时恢复神经肌肉控制及肌肉活动能力 口服非甾体抗炎药并局部冷敷 肌腱病使用冲击波治疗	肩关节活动时撞击肩胛骨 疼痛急性期热疗 因害怕失去功能而忍痛运动 反复或持续转动肩胛骨 活动肩关节时，肩胛骨固定过多，协调运动不足	–	√	–	–
防冻结护理	解除粘连的关节松动手法治疗、注射或手术 肌力训练防止肌肉萎缩 解除粘连过程中，恢复肩肱节律及盂肱关节附属运动 关节松动术前热疗，术后冷疗	忍痛强制进行肩关节成角运动 过度快速牵拉肩关节软组织	–	√	–	–
急性炎症期护理	关节腔或滑囊注射 口服非甾体抗炎药并局部冷敷	热疗 忍痛锻炼 被动牵拉	√			

第1类：急性肩关节囊炎人群。最需急迫解决的是止痛和减轻急性期炎症，避免二次损伤。由于红、肿、热、痛症状明显，具有高激惹性，所以该人群不适合主动或被动运动。

第2类：活动性肩痛人群。肩痛及损伤已不可预防，但可以在专业的机构中进行治疗、护理，并进行二级预防。

第3类：隐匿性肩痛人群。采用一级预防，正确使用肩关节；适当增加二级预防，防止组织损伤及疼痛加重。

第4类：肩关节健康人群。按一级预防方案合理使用肩关节，适当进行综合锻炼，并避免生活中的肩关节损伤。

在实际工作中，应该详细分析疾病病理变化及患者特点，从而制订及时、全面、有效的护理及预防方案。

（侯　莹　颜慰安）

第六节　腰　　痛

一、概述

（一）定义

腰痛（low back pain，LBP）是指腰骶部的急性或慢性疼痛，伴或不伴有下肢疼痛。腰痛不是一个单独的疾病诊断，而是以腰部疼痛为主要特点的临床症候群。腰痛具有病因复杂、终身患病率高、病程长、易复发等特点，严重影响患者的日常生活和心理健康。关于命名，"腰痛""下背痛""下腰痛"等不同译名一直在不同专业中使用，但根据《国际疾病分类（第10版）》（ICD-10），其规范术语应为"腰痛"（M54.502）。

根据引起腰痛的解剖部位及原因，可将腰痛分为特异性腰痛（specific low back pain，SLBP）、非特异性腰痛（non-specific low back pain，NSLBP）和根性腰痛（radicular pain）。根据发病时间，分为急性腰痛和慢性腰痛。

在所有腰痛患者中，以非特异性腰痛所占比例最高（90%以上），特异性腰痛发生率低，有明确的病因。非特异性腰痛和根性腰痛是康复护理的重点。

（二）流行病学

系统评价表明腰痛的年患病率为22%～65%。腰痛的发病与多种因素有关，如性别、年龄、教育和职业等。腰痛往往反复发作，初始发作后，44%～78%的患者会出现反复发作，而26%～37%的患者甚至可能因腰痛而丧失工作能力。对急性腰痛患者1年随访中，65%的患者有1次以上复发，2年随访中复发率为22%～35%。腰痛在所有年龄组均可发病，40～69岁人群患病率最高，为28%～42%。

腰痛的影响因素众多，年龄超过30岁、肥胖或体重指数较高、妊娠、运动量小及其他心理因素，均为腰痛患病风险升高的危险因素。另外，对身体素质要求较高的职业（如重体力劳动、运动员）与腰痛的发病有关。个体因素包括基因、性别、年龄、身体结构、力量和柔韧性、生活方式等因素。

二、康复护理评估

（一）病史采集

病史采集对于腰痛的诊断至关重要，采集的内容包括疼痛的部位、疼痛的程度、发病时间、发病原因、对疼痛的态度、治疗史、既往史、发病前从事的工作及其他信息。

（二）身体功能障碍评估

1. 躯干肌肉力量与耐力测试 躯干肌群在维持脊柱功能和稳定方面至关重要。腰痛患者常伴有运动控制和躯干肌力的下降，因此需要对躯干屈伸肌、腹斜肌、腹横肌、髋外展肌、髋屈肌等进行评估。

2. 腰部活动度检查 大部分患者都有不同程度的腰椎活动受限，且活动时症状明显加重，尤以前屈受限多见。当腰痛患者维持躯干稳定的肌肉力量失去平衡后，会出现躯干的过度运动，生理曲度出现异常。

3. 特异性试验 包括直腿抬高试验、Slump 试验、股神经张力试验等。直腿抬高试验是腰痛患者常用的一项检查方法，在坐骨神经痛、腰椎间盘突出症（L4 ~ L5，L5 ~ S1）患者中阳性率可达 90% 以上，可以在一定程度上反映腰痛患者病情的轻重和神经根受压的程度。Slump 试验是检查腰骶疼痛的一个激发试验，疼痛会放射到腿部尤其是大腿后侧的腰痛患者更应该进行此试验。股神经张力试验是评价高位腰神经根病变的常用方法，其假阳性也可见于大腿前侧肌肉紧张或受伤，以及髋关节内和周围的骨性或关节病变的患者。

4. 影像学检查 对于有腰椎间盘突出神经根病病史和体检阳性结果的患者，MRI 检查是最为合适的无创影像学检测手段，CT 为次选手段。X 线平片能够显示腰部整体的骨性结构，也是常用的检查手段。

5. 量表评估

（1）Oswestry 功能障碍指数（Oswestry disability index，ODI）：是用来评估腰痛患者的治疗和功能障碍的指标，目前应用非常广泛，并在脊柱外科领域作为评估和观察治疗效果的金标准。

（2）Roland-Morris 功能障碍调查表（Roland-Morris disability questionnaire，RDQ/RMDQ）：从疾病影响量表的 136 个条目中选择了 24 个与腰痛密切相关的问题，包括行走、站立、弯腰、卧床、穿衣、睡眠、生活自理、日常活动 8 个方面。

（3）Quebec 腰痛障碍评分量表（Quebec back pain disability scale，QBPDS）：在腰痛的评估中被广泛应用，主要是评估腰痛患者在日常生活活动时每项活动的困难程度。对腰痛患者是一项适用且有效的测定工具，可用于腰痛患者的评估。

（4）日本骨科协会评分量表（JOA 量表）：对腰背疾病的多维状态进行测量，包括 25 个问题，涵盖腰痛、腰部功能、行走能力、社会生活及心理状态 5 个方面，比 RDQ 和 ODI 量表更加全面。

6. 疼痛评估 包括疼痛的程度和疼痛的性质。可以用视觉模拟评分法（VAS），并且应动态观察其变化，反映病程变化及治疗情况。对于经过治疗无法缓解的持续性疼痛或有加重倾向的严重疼痛，应排除其他疾病的可能。

（三）心理 - 社会评估

因长时间的急、慢性腰腿疼痛及下肢感觉异常，腰痛患者易产生焦虑、紧张和压抑等心理症状，护士应了解患者及其家属对疾病的认知程度，评估患者是否存在工作环境恶劣、工作不满和社会支持无益等情况，可采用 Zung 抑郁自评量表和恐惧回避心理问卷进行评估。

三、康复护理问题

（1）疼痛。

（2）躯体活动障碍。

（3）焦虑。

四、康复护理原则与目标

1. 康复护理原则　控制症状、治疗原发疾病，根据个体化和安全化原则制订不同的康复护理方案。

2. 康复护理目标

（1）短期目标：减轻疼痛，改善功能，缓解焦虑，提高生活质量。

（2）长期目标：维持疗效，预防复发，提高社会参与度。

五、康复护理措施

（一）疼痛护理

1. 用药护理　药物治疗是控制疼痛的最常用方法，包括口服药物、外用药物及硬膜外药物注射。

（1）口服药物护理：目前用于治疗腰痛的药物有非甾体抗炎药、肌松药、皮质类固醇、阿片类镇痛药、抗抑郁药、抗癫痫药、营养神经药物、活血化瘀药物等。用药前询问患者有无相关药物过敏史，向患者告知药物口服注意事项；用药时严格遵守查对原则，药物用法及剂量准确；用药后严密观察患者不良反应，评价用药效果，及时反馈医师；对老年吞咽障碍或年幼患者应注意防止呛咳，必要时联系医师更改给药方式。

（2）外用药物护理：可外用具有消炎止痛作用的中/西药贴剂或擦剂改善疼痛。应保证用药部位皮肤清洁，无红肿、破损、瘢痕等；确保用药部位准确，并嘱患者注意保护用药部位药物，防止药物掉落或擦蹭；观察用药部位皮肤用药后的情况，监测药物疗效，及时反馈医师。

2. 物理因子治疗护理　物理因子治疗是腰痛非手术治疗中不可或缺的治疗方法，可有效缓解各类疼痛，改善局部血液循环，缓解无菌性炎症，松解软组织及神经根粘连，松弛紧张痉挛的肌肉及软组织。一般根据患者的症状、病程及部位选择不同的治疗方法。如直流电离子导入疗法、低频调中频电疗法、高频电疗法、热疗法、磁疗、石蜡疗法、激光等。

在进行物理因子治疗时，应提前做好宣教，保证治疗肢体做好创面、姿势、位置的准备，并嘱患者不可随意移动肢体，防止意外伤害。光疗时应严格控制光疗距离并严密遮盖非光疗区域；热疗时应严格控制热疗温度与时间，以防烫伤。物理因子治疗过程中应当随时关注、询问患者状态，密切观察不良反应，若出现不良反应，应及时反馈医师调整治疗方案。

（二）躯体活动障碍护理

1. 卧床休息　急性腰痛患者疼痛较剧烈时，宜短时间卧床休息，绝对卧床最好不超过1周，长期卧床可造成肌肉失用性萎缩、心血管疾病等，卧床休息后宜适度活动。

2. 腰围制动　急性腰痛患者，因局部的急性炎症反应和刺激，可有不同程度的肌肉痉挛，佩戴腰围可减少腰部活动，起到加强保护和支持的作用。合理使用腰围，还可减轻腰背肌肉劳损，减轻腰椎周围韧带负担，在一定程度上缓解和改善椎间隙内的压力。

护士应协助患者正确佩戴腰围，做好宣教。腰围上达肋骨，下达髂骨，松紧度以贴身为宜；腰围佩戴时间一般每日不超过8h，卧位休息时可解除；腰围不应长期使用，以免造成腰背部肌力下降和关节活动度降低，从而引起肌肉失用性萎缩，对腰围产生依赖性。非手术治疗患者腰围佩戴时间一般不超过1个月，手术治疗患者术后一般佩戴时间为3个月。在佩戴期间患者可根据身体和疼痛情况做一定强度的腰腹部肌力训练。

3. 腰椎牵引 牵引是利用方向相反的力量达到分离关节面、牵伸周围软组织和改变骨结构之间角度的一种治疗方法。脊柱牵引自古就有，现代脊柱牵引技术历史近百年，逐渐成为腰痛康复治疗的常用手段。在牵引时一定要注意根据病情选择合适的牵引方式、重量及牵引时间。

腰椎牵引前不宜进食过多，做好牵引前宣教，告知患者牵引的目的及注意事项。牵引时注意询问患者腰部是否有疼痛感、观察呼吸及各项生命体征等，以便及时调整治疗参数。

4. 运动治疗指导 腰痛初期 1~2 周不推荐进行运动治疗。如疼痛症状缓解，可指导患者从第 3 周起循序渐进地进行有氧运动、腰腹肌的核心肌力训练及腰和下肢的柔韧性训练。

（1）徒手运动：急性期以躯干肌、四肢肌肉等长收缩练习为主，可适当增加五点支撑、三点支撑、桥式支撑等训练。恢复期训练着重增加核心肌群稳定训练，可进行腰椎前屈/后伸练习、体侧弯练习、Williams 体操等训练方法。下面介绍常用的训练方法。

1）背部前伸：俯卧位，抬起胸部。双手可放在垫子上做支撑，或伸向前面，或放于头后。

2）鸟犬式：从跪姿开始，同时抬起一侧胳膊和对侧腿，直到整个身体处于一条直线上。然后放下一侧胳膊和对侧腿，在另一侧做同样的动作。

3）臀桥：仰卧位，屈膝，抬起臀部，同时挺胸挺腰，直到身体从颈部到膝部成一条直线。

4）前臂侧卧撑：前臂放在垫子上，肩部与肘部重叠。双腿伸直，双足叠放在一起。抬起身体呈侧位平板支撑姿势，将臀部向上和向下移动。

5）前臂与膝平板支撑：俯卧位，前臂平放在地板上，保持肘部在肩膀正下方。锻炼身体核心，将身体抬离地板，保持前臂和膝盖在地板上，身体从头部到膝部成一条直线，保持臀部位置，避免上下摆动。

（2）器械运动：包括不稳定踏板、康复训练球、弹性阻力带、平衡训练仪、悬吊系统、压力生物反馈训练等。

（3）有氧运动：步行、游泳、慢跑、体操、瑜伽等全身大肌肉参与的中等强度的持续有氧运动，可增强全身肌肉肌力及耐力，重塑生物力学平衡，改善全身运动及平衡功能，有效防止腰痛复发。

5. 中医功法 五禽戏、易筋经、八段锦、太极拳等功法可明显提高患者腰腹肌群力学性能和活动度，改善日常生活活动能力，降低失能程度，防止腰痛的复发。上述方法建议急性期疼痛缓解后指导患者选择一种方法进行训练。

（三）心理护理

腰痛患者通常伴有对疼痛的心理恐惧和焦虑，应采用认知行为疗法进行治疗与护理。

1. 沟通交流 在护理期间，应当多与患者交流，关怀患者，了解患者的心理状态，利用语言和非语言沟通技巧缓解患者的心理压力。

2. 做好宣教 及时告诉患者症状、体征的缓解情况，用实际疗效鼓励患者坚持康复治疗；在各项操作前向患者做好解释与宣教，减轻其焦虑心态。

3. 生物－心理－社会康复护理 腰痛受多种因素的影响，包括躯体、心理、社会等，可对慢性腰痛患者进行生物心理社会综合康复护理。

（四）术后康复护理

1. 生命体征观察 做好手术患者回病房的交接工作，及时了解手术情况，观察患者的意识、体温、呼吸、血压、脉搏及疼痛情况。及时与医师沟通，处理异常情况。

2. **自我运动治疗**　术后鼓励患者做下肢"踝泵"练习，防止深静脉血栓形成。手术 2 日后可让患者做下肢的直腿抬高，增加神经根的滑动，防止术后神经根粘连。根据手术方式，鼓励患者早下床站立及活动。早期避免腰部过度活动，日常生活活动时需要佩戴腰围。术后 3 ~ 6 周，逐步减少腰围佩戴时间并开展腰背肌训练。

3. **引流管的观察**　经常挤压引流管，保持其通畅，并防止引流管受压、扭转和逆流。观察引流液的颜色、性质、量。一般引流物为暗红色血性液体，50 ~ 200 mL/d，若引流出过多的血性液体，可能有活动性出血。若引流液颜色变淡，量过多且患者伴有头晕、呕吐，提示有脑脊液漏，应及时通知医师处理。

4. **呼吸训练及肌力训练**　应在术后早期进行。

5. **物理因子治疗**　术后应早期进行物理因子治疗，以缓解疼痛，如光疗、脉冲磁疗、中频电疗（非刀口部位）等。

6. **术后宣教**　日常生活中，还应做好宣教，告知患者注意不要做重体力工作；尽量着平底鞋外出，术后 3 个月以内勿穿高跟鞋；术后禁止吸烟，以免影响手术局部血液供应，加速水分流失；避免久坐久站；避免做双手环臂抱膝的动作。

六、康复护理效果评价

（1）腰痛症状得到改善，腰部原发疾病得到有效控制。
（2）患者休息及睡眠质量提升，营养状况正常。
（3）患者焦虑恐惧心理减轻或消失，能够与他人正常交往并且保持积极乐观的生活态度。
（4）患者能积极主动获取并学习腰痛相关知识，并且主动配合各项护理操作。
（5）患者肢体活动障碍缓解，日常活动不再受限，能够恢复正常生活与工作。

七、康复护理指导

1. **稳定情绪，培养健康习惯**　慢性腰痛反复发作，较难自愈，应做好患者及其家属的沟通，稳定患者情绪，缓解焦虑；指导患者使用应对技巧，为其提供积极的社会心理干预和支持；早期指导患者进行渐进式放松或正念减压，使其克服恐惧心理及不健康行为。指导患者建立健康的生活习惯，规律饮食、控制体重，鼓励其进食低盐、低脂肪、高蛋白、高钙、高维生素饮食；保证充足睡眠；指导患者保持活动，逐渐增加运动量，尽早恢复工作。

2. **合理运动，增强腰部和腹部肌力**　根据患者工作岗位特点，提供最适宜的运动建议。急性期时宜短时间卧床休息，但卧床不要超过 1 周。卧床期间指导患者卧位做直腿抬高、臀桥和上肢负重训练等。疼痛缓解后，根据患者的具体需求、偏好和能力指导患者在疼痛耐受范围内进行适度的正常活动和功能锻炼，如游泳、步行、慢跑、太极、普拉提、瑜伽等运动，增加腰部活动范围，缓解及预防腰痛复发。

3. **正确姿势，缓解腰椎压力**

（1）生活指导：指导腰痛患者正确的坐、站、卧姿，手臂支撑坐姿、双脚悬空坐姿、放松坐姿、后倾坐姿、前倾坐姿的椎间盘压力依次增大，因此日常坐位时，应指导患者挺胸收腹，使椎间盘受到的压力最小；站立时需保证头和脊柱在一条直线上，以免加重某侧肌肉的紧张度，引起腰背疼痛；指导腰椎间盘突出急性期患者卧硬板床休息，翻身时全身以脊柱为轴缓慢移动，下床时采用俯卧位，双腿依次着地后再全身站起。

（2）工作指导：指导腰痛患者避免久坐，若因工作需要久坐时应使用高背座椅，并在下背部以靠垫支撑；工作时需弯腰搬重物时，先蹲下，保持上身直立，再站起；取低处物品时，可下蹲取物，避免弯腰取物；因工作需要常弯腰者，应当定时做挺腰、挺胸等动作，以缓解腰椎压力。

4. 提高认知，促进患者康复 向患者及其家属介绍腰痛相关知识，提供康复训练技巧，从而使其认识到康复训练的重要性，提高疾病认知和康复训练依从性。

（岳寿伟　魏　慧）

第七节　骨　折

一、概述

（一）定义

骨折（fracture）是指骨的完整性和连续性的中断。

（二）病因

1. 直接暴力 暴力直接作用于局部骨骼，使受伤部位骨折，通常伴有不同程度的软组织损伤，如小腿被车轮碾压的部位出现骨折。

2. 间接暴力 暴力通过传导、杠杆、旋转和肌肉收缩等方式使受力点以外的骨骼部位发生骨折，如跌倒时以手掌撑地，因上肢与地面的角度不同，暴力向上传导可导致桡骨远端骨折或肱骨髁上骨折；骤然跪地时，股四头肌猛烈收缩，可致髌骨骨折。

3. 疲劳性骨折 长期、反复、轻微的直接或间接外力可致肢体某一特定部位骨折。如长途行军易致第三跖骨及腓骨下 1/3 骨干骨折。

4. 病理性骨折 骨髓炎、肿瘤等疾病导致骨质破坏，在轻微外力作用下即发生的骨折，称为病理性骨折。

（三）分类

1. 根据骨折程度和形态 分为横行骨折、斜行骨折、螺旋形骨折、粉碎性骨折、嵌插骨折、压缩性骨折、凹陷骨折及骨骺损伤、裂缝骨折、青枝骨折。见图 6-16。

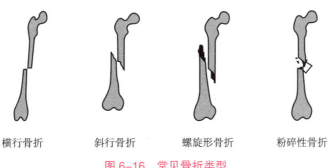

横行骨折　　　斜行骨折　　　螺旋形骨折　　　粉碎性骨折

图 6-16　常见骨折类型

2. 根据骨折处是否与外界相通 分为闭合性骨折和开放性骨折。

3. 根据骨折端稳定程度 分为稳定性骨折和不稳定性骨折。

4. 根据骨折原因 分为创伤性骨折、疲劳性骨折和病理性骨折。

（四）影像学检查

1. X 线检查 对骨折的诊断和治疗具有重要价值，是骨折的常规检查。检查时一般应包括正侧位片（邻近一个关节在内），有时需要拍摄对侧肢体相应部位的 X 线片进行对比。

2. CT 或 MRI 检查　必要时可做 CT 或 MRI 检查。

二、康复护理评估

（一）全身与局部状况评估

主要围绕患者的生命体征、精神心理状况、局部疼痛、皮肤颜色、肢体肿胀及感觉等方面进行评估。大多数骨折只会引起局部症状，但严重骨折如骨盆骨折、股骨骨折和多发性骨折，可导致全身反应的发生。

1. 全身状况

（1）发热：骨折后体温一般正常；股骨骨折、骨盆骨折等出血量较大，血肿吸收时可出现吸收热，但一般不会超过 38℃；开放性骨折出现高热时，应考虑感染的可能。

（2）休克：多由于出血所致，特别是严重的开放性骨折或并发重要内脏器官损伤时可导致休克甚至死亡，出血量常超过 2 000 mL。

2. 局部状况

（1）疼痛：外伤性炎症反应所致，疼痛反射易造成肌肉痉挛；局部的疼痛加重，由疼痛反射引起交感性动脉痉挛而致损伤局部缺血；骨筋膜室综合征早期可出现持续性剧烈疼痛、进行性加重；骨折愈合欠佳，超过骨折愈合期后仍有疼痛或压痛。纵向叩击痛：由骨长轴远端向近端叩击和冲击时可诱发骨折部位的疼痛。

（2）肿胀和瘀斑：骨折处血管破裂出血形成血肿，软组织损伤导致水肿，这些都可使患肢严重肿胀，甚至出现张力性水疱和皮下瘀斑。由于血红蛋白的分解，皮肤可呈紫色、青色或黄色。

（3）功能障碍：局部肿胀和疼痛使患肢活动受限，完全骨折时受伤肢体活动功能可完全丧失。

（4）特有体征

1）畸形：骨折段移位可使患肢外形改变，多表现为缩短、成角或旋转畸形。

2）反常活动：正常情况下肢体非关节部位出现类似于关节部位的活动。

3）骨擦音或骨擦感：两骨折端相互摩擦时可产生骨擦音或骨擦感。

以上特有体征三者具有其一即可诊断为骨折。三者都不出现也不能排除骨折，如裂缝骨折和嵌插骨折。

（二）运动能力评估

1. 关节活动度　评估受累关节、非受累关节的关节活动度。

2. 肌力　着重评估受累关节周围肌肉的肌力。

3. 肢体长度评估　可了解骨折后肢体缩短或延长情况，对于儿童骨折可了解愈合后是否影响生长发育。测量时将患肢与健肢放在对称位置，以相同的解剖标志为起止点，双侧对比测量。测量方法如下。

（1）上肢长度：肩峰至桡骨茎突（或中指指尖）。

（2）上臂长度：肩峰至肱骨外上髁。

（3）前臂长度：肱骨外上髁至桡骨茎突或尺骨鹰嘴至尺骨茎突。

（4）下肢长度：髂前上棘至内踝下缘或大转子至外踝下缘。

（5）大腿长度：大转子至膝关节外侧间隙。

（6）小腿长度：膝关节内侧间隙至内踝下缘或膝关节外侧间隙至外踝下缘。

4. 肢体周径评估 有助于判定肢体水肿、肌肉萎缩的程度。两侧肢体取相对应的同一水平测量比较，有肌肉萎缩或水肿者选取表现最明显的平面测量。测量方法如下。

（1）上肢周径：通常在双侧肩峰下 10 cm 或 15 cm 处，测量两侧肱二头肌周径。

（2）大腿周径：通常在髌骨上 10 cm 或 15 cm 处测量。

（三）日常生活活动能力评估

上肢骨折患者重点评估生活自理情况，如穿衣、洗漱、清洁卫生、进餐、写字等；下肢骨折患者着重评估步行、负重等功能。

三、康复护理问题

（1）焦虑、恐惧。

（2）疼痛。

（3）躯体移动障碍。

（4）潜在并发症：周围神经损伤、骨筋膜室综合征等。

四、康复护理原则与目标

1. 康复护理原则 基本原则是复位、固定、功能训练。复位、固定是治疗的基础，功能训练是康复治疗的核心。

2. 康复护理目标

（1）短期目标：消除肿胀，预防感染；防止关节粘连，恢复关节活动度。

（2）长期目标：恢复关节功能；恢复日常生活活动能力；防止各种并发症，减少后遗症的发生，提高患者整体生活能力。

五、康复护理措施

（一）心理护理

患者因意外受伤，担忧骨折预后，易产生焦虑、恐惧心理。应给予耐心开导，介绍骨折的治疗和康复训练方法、可能的预后等，给予悉心的照顾，以减轻或消除患者的心理问题。鼓励患者调适好心理状态，积极参与康复训练，但也不能急于求成，正确地按指导进行康复训练。

（二）骨折后康复训练

1. 骨折愈合早期（骨折后 1~2 周） 此阶段肢体肿胀、疼痛，骨折断端不稳定，容易再移位。训练重点是消肿止痛、保护骨折部位、预防肌肉萎缩、维持关节活动度。

（1）疼痛护理

1）局部冰敷：能降低疼痛传入神经纤维的兴奋性，减轻局部的炎症反应，减轻水肿，减轻疼痛，必要时可给予止痛药物。

2）物理因子治疗：主要作用是减轻疼痛、水肿，加快组织修复。采用无热量超短波疗法（无金属内固定者）、脉冲磁疗、紫外线疗法、低频电疗法、超声波等。

3）肢体肿胀的处理：遵循 PRICE（保护——protection，P；休息——rest，R；冰敷——ice，I；包扎——compress，C；患肢抬高——elevation，E）治疗方案，保护受伤肢体、制动、冰敷，同时给予弹性绷带或弹力袜轻轻包扎患肢，促进静脉回流，抬高患肢远端高于近端，防止肢体肿胀。

（2）躯体移动障碍护理

1）肌力训练：骨折复位固定后有节奏地开始肌肉等长收缩练习，尽最大力量收缩，然后放松，每日训练3次，每次5~10 min，以不引起疲劳为宜。可以预防肌肉失用性萎缩，利于骨折愈合。

2）关节活动度训练：固定关节2~3周后，每日短时解除外固定，保护下进行受累关节的无负重主动运动，并逐步增加关节活动范围，运动后重新固定；术后麻醉反应解除后即可进行患肢非固定关节及非偏瘫侧肢体训练的被动及主动训练，上肢应注意肩关节外展、外旋及手掌指关节、指间关节的屈伸练习，下肢应注意踝关节的背屈运动。每日训练3次，每次5~10 min，逐渐增加关节活动范围。

3）日常活动及呼吸训练：建议患者尽早进行离床活动，对于绝对卧床患者，每天进行床上保健操，以改善整体健康状况，预防压力性损伤等并发症的发生。长期卧床的患者，特别是老年人和严重骨折的患者容易出现坠积性肺炎，可以通过呼吸训练和背部叩击排痰训练来预防。

2. 骨折愈合中期（骨折后3~8周） 此阶段，患肢疼痛减轻，肿胀逐渐消退，骨折断端开始纤维连接，并逐渐形成骨痂。康复训练目的促进骨痂形成，增加关节活动范围，提高肢体活动能力，改善日常生活活动能力，并尽可能恢复部分工作能力。

（1）物理因子治疗：红外线、蜡疗等热效应治疗可作为手法治疗前的辅助治疗，促进血液循环、软化瘢痕；紫外线照射可促进钙盐沉积和镇痛；脉冲磁疗加速骨折愈合；超声波疗法能软化瘢痕、松解粘连。

（2）关节活动度训练：鼓励患者进行受累关节各个运动轴方向的主动运动，对于关节周围组织挛缩、粘连者进行轻柔处理，每个动作重复多遍，每日3~5次，遵循循序渐进原则。当外固定去除时，可先采用主动助力运动，随着关节活动范围的增加逐渐减少助力。若关节挛缩、粘连严重，且骨折愈合情况许可时，可进行被动运动，动作应平稳、缓和、有节奏，运动方向与范围符合其解剖及生理功能，以不引起明显疼痛及肌肉痉挛为宜，避免再次骨折。可配合器械或支架进行辅助训练。

（3）肌力训练：外固定解除后，可逐步由等长收缩练习过渡到等张收缩练习、等张抗阻练习。肌力为0~1级时，可采用水疗、按摩、生物反馈电刺激、经皮神经电刺激、被动运动等；肌力为2~3级时，以主动运动或主动助力运动为主，辅以水疗、经皮神经电刺激等；当肌力达到4级时，应进行抗阻练习，但需保护骨折处，避免再次骨折。

（4）日常生活活动能力训练：尽早进行作业治疗，逐步进行职业训练，注重平衡性和协调性练习，改善患者的日常生活活动能力。

3. 骨折愈合后期（骨折后8~12周） 此期骨性骨痂已逐步形成，已达到临床愈合，但可能仍存在关节活动范围受限、肌肉萎缩等问题。本期训练的目的是消除残存肿胀、减轻瘢痕粘连，最大限度地恢复肢体功能。

（1）肌力训练：逐步进行等张抗阻训练、等速训练。

（2）关节活动度训练：继续进行关节被动、主动和主动助力运动，若仍存在关节活动度受限，可进行关节功能牵引、关节松动技术等。

关节功能牵引时，将受累关节近端固定，远端沿正常的关节活动方向加以适当力量进行牵引，牵引力量以患者感到可耐受的酸痛，但不产生肌肉痉挛为宜，每次10~15 min，每日2~3次。关节中度或重度挛缩者，可在牵引后配合使用夹板或支具，进行持续牵伸，减少纤维组织回缩，维持治疗效果；僵硬的关节，可配合热疗进行手法松动，即关节松动技术。

（3）负重练习：根据骨折的类型、固定的方式及骨科医师的随访决定何时开始负重练习，并遵循由不负重过渡到部分负重、充分负重的原则进行训练。若患者能充分负重，可做提踵训练、半蹲起立练习等。

（4）步态训练：逐步进行不负重、部分负重、充分负重的步行练习，并从双拐步行过渡到非偏瘫侧单拐、单手杖、脱拐步行。加强站立位平衡训练、重力转移训练，由双侧重力转移过渡到单侧重力转移、由矢状面不稳定平面过渡到冠状面，以训练患者的平衡能力。

（5）日常生活活动能力及工作能力训练：根据病情，逐步进行日常生活活动能力训练和职业训练，尝试重返家庭或工作岗位。

六、康复护理效果评价

（1）患者焦虑与恐惧减轻，情绪稳定。
（2）骨折部位疼痛减轻或消失。
（3）能够在不影响外固定的情况下有效移动。
（4）未发生并发症，或并发症被及时发现和处理。

七、康复护理指导

1. **饮食与营养** 鼓励患者多食蔬菜和水果；骨质疏松老年人宜给予高钙饮食，必要时补充维生素 D 和钙剂、专业的骨质疏松药物；适量的高蛋白、高热量饮食有助于骨折愈合和软组织修复；其他如含锌、铁、锰等微量元素的动物肝脏、鸡蛋、麦片等可适当补充。

2. **自我管理** 指导患者观察远端皮肤有无发绀、发凉、疼痛和感觉异常等，及早发现潜在的并发症并就医；指导患者尽早生活自理；做好皮肤的清洁护理，避免局部发生感染及压力性损伤。

3. **适度功能锻炼** 指导患者进行活动度、肌力等功能训练，遵循循序渐进的原则，锻炼以不感到很疲劳、骨折部位无疼痛为度。

4. **定期随访** 术后 1 个月、3 个月、6 个月进行骨科随访，拍摄 X 线片了解骨折愈合情况。

（李桂玲）

第八节 手 外 伤

一、概述

（一）定义

手在生活和劳动中容易遭受创伤，常有不同程度的皮肤缺损及骨关节、神经、肌腱和血管的损伤，手外伤后因瘢痕挛缩、肌腱粘连等会导致不同程度的功能障碍或丧失。

（二）流行病学

手外伤的发生有明显的年龄和性别差异，以 15～50 岁青壮年占绝大多数，尤其以 20～30 岁年龄组的发生率最高，男性多于女性。主要因青壮年为社会生产主要劳动力，从事的工作强度大、涉及的工种多，受伤机会也就多。手部功能主要由手指承担，尤其是拇指、示指和中指三指，占手部功能的 80% 以上。这提醒人们要特别注意手指的保护，加强和提高对手指损伤的治疗，尽量争取完全的功能恢复，以保证患者再就业能力和生活质量。

（三）分类

手外伤通常为复合性损伤，涉及手部皮肤、皮下组织、肌肉、肌腱、骨、关节、神经、血管等。根据受伤原因、伤势和伤口情况，临床上大体可分为擦伤、刺伤、切割伤、裂伤、绞伤、火器伤和电击伤等，会造成患者不同程度的骨折、肌腱损伤、周围神经血管损伤等。

二、主要功能障碍

1. **运动功能障碍**　手外伤后可出现如水肿、粘连、瘢痕、挛缩、慢性疼痛、肩 - 手综合征等各种并发症，导致肌肉萎缩、肌无力或瘫痪、关节僵硬、组织缺损、伤口长期不愈等，造成运动功能障碍。

2. **感觉障碍**　手具有丰富的感觉神经，尤其是手掌和正中神经支配区，通过手的触觉可以知道物体的大小、轻重、质地和温度，特别是指腹有更完善的感觉。伤及周围神经时，可出现感觉障碍。

3. **心理障碍**　患者因手部外伤、畸形及感觉功能丧失而有自卑感，感到不能适应社会，损伤严重的患者可发生抑郁。

4. **日常生活活动能力障碍**　运动、感觉、心理障碍均可导致患者日常生活活动能力降低。

5. **工作能力和社会活动障碍**　手外伤导致的功能异常、日常生活活动能力下降及心理因素的改变，可能影响患者的生活、工作与社交。

三、康复护理评估

（一）外观和解剖评估

1. **视诊**　观察手及上肢的完整性、对称性，有无肿胀；皮肤营养情况、色泽，有无瘢痕、伤口、红肿及手指畸形等；观察汗毛、指甲生长情况等。

2. **触诊**　检查皮肤的温度、湿度、弹性，检查皮肤毛细血管反应，判断手指血液循环的情况，检查瘢痕硬度情况。

3. **手的体位**　包括休息位、功能位和保护位。

（1）休息位：手的休息位是指手处于自然静止状态时的姿势，此时手的内在肌和外在肌张力处于相对平衡状态，腕关节背伸 10°～15°，轻度尺偏，拇指轻度外展。其临床意义是骨折复位后保持稳定，促进肌腱修复，缓解张力，减轻疼痛。

（2）功能位：手的功能位为腕背伸 20°～25°，拇指处于对掌位，掌指及指间关节微屈。其他手指略微分开，掌指关节及近侧指间关节半屈曲，远侧指间关节微屈曲。手在这个位置上能够根据不同的需要迅速地做出不同的动作。

（3）保护位：手的保护位是为了保护或维持手部功能而设的体位。如掌指关节整复手术后宜将掌指关节固定在屈曲 90° 体位，以防其副韧带挛缩。手外伤后的功能位都是保护位。

（二）运动功能评估

1. **肌力**　通过徒手肌力测试或握力计、捏力计检查等长收缩肌力。

2. **关节活动范围**　可用量角器进行测量，先测量主动的关节活动范围，再测量被动的关节活动范围。活动范围测量时要使肌肉充分放松，尽量排除肌肉短缩和肌腱粘连的影响。对急性期和术后患者要注意避免再次损伤。优：指关节总活动范围为 200°~260°；良：指关节总活动范围为 130°~200°；中：指关节总活动范围为 100°~130°；差：指关节总活动范围 <100°。

3. 灵巧性评估 令受试者拾起指定物品并放于指定的地方，记录完成操作的时间。

（三）感觉功能评估

1. 浅感觉 痛觉、触觉、温度觉。

2. 深感觉 振动觉、位置觉、运动觉。

3. 复合感觉 两点辨别觉，质地、形状、轻重等。

四、康复护理原则与目标

1. 康复护理原则 从患者整体出发，在临床各期针对各种致残因素进行评价、分析，制订康复护理计划，以帮助患者尽可能恢复日常生活活动和劳动能力为原则，帮助患者重返社会。

（1）早期开始：尽早进行关节主、被动活动，适当牵伸练习，减少挛缩和粘连的发生。

（2）关注功能：重视日常生活活动能力和生活自理能力训练。

2. 康复护理目标

（1）短期目标：消肿、抗炎、镇痛，促进创面愈合，预防挛缩和关节粘连。

（2）长期目标：改善运动和感觉功能，提高日常生活活动能力，心理、社会和职能的重建，回归家庭和社会。

五、康复护理措施

手外伤的康复包括手运动和感觉功能的康复。运动功能主要是肌力、关节活动度的康复。手的感觉功能的康复是手神经外伤后特有的康复内容。关节活动度的维持和恢复主要靠胶原组织，胶原纤维是关节韧带、关节囊及瘢痕组织的主要成分。患者必须在日常生活中经常牵伸肌肉和软组织。预防关节失用性挛缩的最好方法是尽量缩小固定范围，并尽量缩短固定时间，同时练习固定范围以外肢体近端和远端各关节的大幅度活动，要使患者清楚地理解未被固定的关节，不仅可以运动，而且必须运动。

1. 肌腱修复术

（1）术后第一阶段（1~2周）：行手指被动运动，屈肌腱修补后做被动屈指练习，伸肌腱修补后做被动伸指运动，其余手指做各种主动练习。通过向心性按摩控制水肿，十字交叉按摩预防肌腱粘连。

（2）术后第二阶段（3~6周）：①第3周行患指的主动屈伸运动，并逐步增加用力的程度和幅度，以扩大肌腱的滑移幅度，运动时要限制腕与掌指关节的姿势。②第4周不再限制腕与掌指关节的姿势，继续做主动运动，并开始做肌腱的主动运动。③第5周增加关节功能和抗阻训练。④第6周开始强化肌力练习。

（3）术后第三阶段（7~9周）：恢复腕关节及手指同时被动屈伸运动，进行主动肌腱固定活动，逐渐进行主动肌腱滑动练习。开始轻微日常活动、桌面上活动及抵抗性活动。

（4）术后第四阶段（10~16周）：进一步强化关节活动，使之达到整个活动范围，强化抗阻屈伸练习，增加精细动作控制，12周时完全参与全部日常活动。

2. 肌腱粘连松解术 实施肌腱粘连松解术前，应根据病情对僵硬的关节做被动活动，使僵硬的关节尽量达到满意的活动范围，然后再进行松解术。否则，术后可能因关节活动受限而再次发生粘连。肌腱粘连松解术成功的关键在于术后早期开始康复。

（1）炎症期（0～1周）：抬高患肢，减轻水肿；通过冷疗等对症处理减轻疼痛；加压包扎，减少伤口张力，促进伤口愈合。达到或维持术中活动的被动及主动活动范围，术后当天开始关节单独或联合屈伸练习，受累关节进行轻度被动活动练习。

（2）纤维形成期（2～3周）：伤口愈合后开始瘢痕深层按摩和压迫。加强关节活动范围练习，如松解术后没有肌腱滑动，可在术后48 h开始给予功能性电刺激。开始灵巧性练习和功能活动。

（3）瘢痕成熟期（4～10周）：增加训练频度、强度，教会患者瘢痕处理，开始等长抓握练习，逐步进行抗阻抓握练习。

3. 手部骨折

（1）掌骨干骨折：患者复位固定后，保持关节功能位，抬高患肢，减轻局部肿胀，3周后均应开始康复治疗，固定期间鼓励未受累手指活动及全上肢活动，去除外固定后开始活动患手。

（2）指骨骨折：由于固定较牢靠，待疼痛及肿胀消退，复位后固定2周开始被动运动指导，6周后拆除固定，逐步加强掌指关节、指间关节的被动运动和主动运动，休息时应保持手的功能位。在不影响骨折愈合的情况下，进行早期主动运动。早期对于无痛的关节行被动运动及主动运动，可以有效预防关节僵硬、肌肉萎缩等并发症。

六、康复护理指导

1. 伤口清洁　保持伤口周围皮肤的清洁。

2. 加强营养　可增强机体抵抗力，有利于肌肉、神经、血管的修复。吸烟可引起血管痉挛，影响患肢血运，甚至导致组织缺血坏死，故应嘱患者禁止吸烟和饮酒。

3. 功能位固定　手外伤固定时，一般情况下，手指应取屈曲位，即轻微握拳的姿势。这个位置有利于各种组织的修复，且防止手指的关节发生僵硬。

4. 按摩患肢　从指尖开始向心脏方向轻推按，手法应由轻到重，循序渐进。如有瘢痕增生，可在瘢痕处进行揉捏按摩，以促进瘢痕软化，松解粘连。

5. 早期进行功能训练　正确进行手指活动和感觉训练至关重要。锻炼时应循序渐进，具体的锻炼方法和时间应根据不同的手外伤类型确定。通常早期可进行适当的被动活动，后期则以主动运动为主。患者应在医护人员的指导下积极训练，以尽早改善关节活动范围和肌力，同时不影响创伤愈合。感觉训练的早期主要是痛、温、触觉和定位、定向的训练，后期主要是辨别觉训练。

6. 重视日常生活活动能力的训练及作业治疗　术后3～4周进行，此时，缝合肌腱或神经的吻合已较牢固，创伤愈合较好；要坚持不懈地训练3个月或更长时间，逐渐恢复手功能，促进生活自理能力的恢复。

7. 物理因子治疗　分时期进行物理因子治疗，可采用蜡疗、红外线、超短波、热水浴等。

8. 安全教育　注意患肢的保暖，避免接触热、冷、锐利物品，避免使用小把柄的工具，抓握用品时不宜过度用力，使用工具的部位经常更换，经常检查受压部位的皮肤情况等。

9. 心理调适　手损伤疼痛多比较敏感，此时可通过与其他人聊天、看有益的电视等方法，转移对疼痛的注意力，以使疼痛缓解。患者的生活应尽量丰富多彩，以利于消除消极情绪。

七、康复护理注意事项

手外伤康复护理的目的是最大限度地恢复手的功能，为此，应注意以下问题。

（1）手指应固定于功能位，避免健指"陪绑"。

（2）要早期进行功能锻炼，可应用各种健身球及握力器等辅助锻炼工具进行辅助锻炼，增强手的功能，特别是手的灵活性及肌力。

（3）重度神经损伤患者一切感觉消失，应注意避开冷、热、尖锐的刺激，避免在使用工具时过度、集中用力，学会使力分散和变换方式使用工具，并注意观察皮肤有无红肿，发现后及时治疗。

（4）可采取各种物理因子治疗，如红外线、超短波、磁疗等治疗，对促进软组织水肿消退、减轻粘连、软化瘢痕等都具有积极作用。

（5）注意观察患者的心理变化。手外伤治愈后，手功能恢复是一个比较艰苦而漫长的过程。对手外伤患者进行全程护理，给患者提供迅速有效、明确到位的医疗护理，并在治疗中严密观察病情变化，对患者进行心理指导，给予精心的护理，有助于提高治愈率，降低病残率。

（王　欣）

第九节　人工全膝关节置换

一、概述

人工全膝关节置换术（total knee arthroplasty，TKA）是指应用人工材料制作的全膝关节假体植入人体以替代自体病损关节，从而恢复膝关节功能。人工全膝关节置换术主要用于关节结构广泛破坏所致膝关节骨关节病中晚期且经保守治疗无效的患者，能够有效缓解疼痛、矫正畸形和改善功能，并且能够有效改善患者的生活质量。

人工全膝关节置换术目前已成为治疗各种疾病导致膝关节毁损病变的重要手段，但只把手术成功寄托在手术技术上，而不进行术后康复训练，则不能达到手术应有的疗效。术后早期功能锻炼能够帮助患者改善膝关节功能，减少坠积性肺炎、泌尿系统感染、下肢深静脉血栓形成等并发症的发生，缩短住院时间，减少住院费用。适度进行功能锻炼既能防止膝关节术后粘连，又能避免不适当的功能锻炼引起局部肿胀、切口感染，甚至关节假体移位等不良并发症的发生。

二、主要功能障碍

全膝关节置换术后康复过程中，可能会由于术后并发症或者一些特殊问题影响术后康复进程，如疼痛、感染、肌力下降、深静脉血栓形成、腓总神经损伤、膝关节活动范围受限、关节不稳、日常生活活动能力受限等。

1. **疼痛**　是术后最常见的症状。除造成患者痛苦外，还会影响各器官的生理功能及手术关节功能的正常恢复。术后早期多因手术创伤引起，患者会感到较为剧烈的疼痛，排除骨筋膜室综合征、下肢静脉血栓、感染等发生，大多数患者随着手术区域组织的修复及关节功能的逐渐恢复，疼痛能缓解。后期因被动活动关节使部分挛缩的肌肉伸展而出现疼痛，应积极给予对症镇痛治疗措施。

2. **感染** 人工全膝关节置换术后伤口感染，原因很多，与其他感染一样具备 3 个基本条件，即感染源、有利于细菌生长的环境及全身或局部抵抗力的下降。全膝关节置换术后，金属假体和骨粘合剂等材料，增加了感染的机会和严重性。异物的存在，可增加某些微生物的毒力，某些微生物能在生物材料表面产生一层多糖蛋白质复合物保护膜，它造成假体周围厌氧菌和需氧菌共生环境，逃避机体的抵抗作用。当患者患有肥胖、糖尿病、类风湿关节炎，以及使用免疫抑制剂、激素等药物时，术后感染率更高。另外，局部有手术史、皮肤破损坏死、手术时间延长、术后血肿形成或伴有身体某处感染性病灶等因素，也容易促使感染的发生。

3. **肌力下降** 膝关节周围肌肉群特别是股四头肌及腘绳肌术后 3 个月肌力较术前下降 20%，恢复时间长达 1 年甚至数年，不仅增加跌倒风险，还会影响假体的使用年限，严重者增加死亡风险。通过术前评估及干预，提高患者术前功能储备；前移术后肌力训练时间，多种措施同时进行；完善术后居家指导，系统随访进行评价，以期改善患者术后肌力下降状况。

4. **深静脉血栓形成** 膝关节置换术患者普遍年龄偏大，常合并高血压、糖尿病、肥胖、高脂血症、D- 二聚体较高；术中使用止血带、体位制动、某些麻醉药物引起静脉扩张；术后机体自身保护机制及术后卧床时间长，血流缓慢或淤滞，以上因素均容易导致下肢深静脉血栓形成，甚至发生肺栓塞。对膝关节置换患者实施全程干预，及早识别、降低或排除血栓发生的危险因素，完善个体化防治策略，可以有效预防及降低关节置换术后下肢深静脉血栓的发生及一系列后果。

5. **腓总神经损伤** TKA 术后腓总神经损伤发生率为 1%～5%，大多数由严重膝外翻、膝屈曲挛缩畸形、手术过程中过度牵拉造成，也有可能因局部敷料、石膏、支具压迫所致。患者神经损伤表现为患肢感觉及运动障碍，术后一旦出现腓总神经损伤，应立即解除诱因，降低致残的风险。

6. **膝关节活动范围受限** 表现为屈曲挛缩，常因体位不当或早期关节未进行活动，使关节不能有效伸展、长期保持屈曲状态所致。术前有关节挛缩症状者术后更容易发生，长期屈曲挛缩的膝关节即使在全膝置换术后也会因腘绳肌的挛缩发生轻度膝屈曲畸形。鼓励患者积极主动参与锻炼，使其了解关节活动范围是非常重要的。

7. **关节不稳** 全膝关节置换术后，关节不稳的发生率为 7%～20%，大多数是由于膝关节周围韧带功能不全造成的，主要包括韧带张力失去平衡、功能不全、对线不良及由此引起的长期慢性韧带磨损等。术后关节不稳的临床表现很不一致，轻者可无任何不适，重者可出现关节脱位。常见症状为患肢打软、乏力，关节肿胀疼痛等。

8. **日常生活活动能力受限** 因疼痛、关节活动范围减小等原因影响患者回归社会的进程，使患者保持个人卫生、步行上下楼梯等日常生活活动能力受到限制。

三、康复护理评估

人工全膝关节置换术后采用美国纽约专业外科医院（Hospital for Special Surgery，HSS）膝关节评分量表及美国膝关节协会（American Knee Society，AKS）膝关节评分系统对患者进行真实、客观和量化的评价。

1. **HSS 膝关节评分量表** 1976 年美国纽约专业外科医院制订的膝关节评分量表包括 7 个项目，其中得分项目 6 个，减分项目 1 个：Ⅰ疾病（30 分），Ⅱ功能（22 分），Ⅲ活动范围（18 分），Ⅳ肌力（10 分），Ⅴ屈膝畸形（10 分），Ⅵ稳定性（10 分），Ⅶ减分项目。＞85 分为优，70～85分为良，60～69分为中，<59分为差。该评分因存在一定缺陷，目前临床应用不如AKS膝关节评分系统广泛。

2. **AKS膝关节评分系统**　1989年由美国膝关节协会制定的膝关节评分系统，广泛应用于全膝关节置换患者的初期、中期和末期评估。内容包括膝关节评分和功能评分2个部分。膝关节评分包含4个项目：A.疼痛（50分），B.活动范围（25分），C.稳定性（25分），D.缺陷减分（–50分）。功能评分包含3个项目：A.行走能力（50分），B.上下楼梯能力（50分），C.减分项（–20分）。满分为100分，分值如果为负值，则以0分来计算，>85分为优，70～85分为良，60～69分为中，<60分为差。评分系统对患者术后恢复情况有良好的评估效应，能够在患者康复护理和功能锻炼等方面提供帮助，目前此评分系统已成为TKA最有效的评分系统。

四、康复护理原则与目标

1. **康复护理原则**　遵循个性化、循序渐进、全面性三大原则。

2. **康复护理目标**

（1）短期目标：改善膝关节周围肌肉的力量和膝关节的稳定性。

（2）长期目标：预防并发症，恢复膝关节活动度，恢复独立的日常生活活动能力，提高生活质量。

五、康复护理措施

1. **手术日康复**

（1）常规抗生素抗感染治疗。

（2）患肢抬高，促进下肢血液循环。观察专科情况，如足背动脉搏动、皮肤温度、皮肤颜色、肿胀、感觉、踝关节及足趾活动度、肌力及伤口敷料的情况。

（3）进行深呼吸练习，预防肺部感染。

（4）待麻醉苏醒后，双下肢进行主动肌肉收缩和放松练习。

（5）进行踝泵练习。此项运动可活动踝关节，促进患肢末梢血液循环，预防下肢深静脉血栓的发生，也可锻炼小腿肌群。踝泵练习方法：平卧位至膝关节、双踝放松，背伸踝关节至最大限度，坚持5 s，然后跖屈踝关节至最大限度，坚持5 s，如此反复练习。

（6）条件允许的情况下可使用充气治疗仪。其原理主要是通过微电脑控制的充气和吸气，促进双下肢的静脉血循环，防止血栓形成并促进肿胀消退。

2. **术后1～2天康复**

（1）控制水肿、抗感染处理。

（2）早期肌肉力量练习

1）踝泵练习：方法同手术日，每天总量500～1 000次。

2）股四头肌收缩：用力收缩大腿前侧肌肉5 s后放松2 s，每天总量500次。

3）直抬腿练习：根据患者的体力能力，膝关节伸直抬离床面15°，保持尽量长的时间，注意此过程中不要憋气。

（3）膝关节伸直练习：术后第1天开始，每天进行2次，持续练习1个月以上。练习方法：在足跟处垫枕或毛巾卷，保持膝关节处于伸直状态，且膝下悬空，肌肉完全放松，持续20～30 min。部分术前已经伸膝困难的患者应在上述基础上，于膝关节以上加压沙袋。沙袋重量以 20 min 可以将膝关节压直为宜。

（4）负重行走练习：术后 1 天患肢即可在助行器的帮助下进行部分负重行走锻炼，每天 1 次。第 1 天不要求患者走多长时间或多远距离，主要目的是鼓励患者术后第一次下床，可尝试扶助行器站立及在床边或病房内上厕所等几分钟的活动。之后每天逐渐增加行走的时间和距离。

3. 术后 3～7 天康复　继续进行之前的练习，加强下肢肌肉收缩、放松练习，踝泵训练，增加直抬腿数量。术后 1 周开始完全负重上、下台阶练习，如爬楼梯。

（1）推髌骨：拆除加压包扎的棉腿或绷带后开始进行，每次 10 min，每天 2 次。方法是双手手指分别放于髌骨上下缘及两侧，用力分别将髌骨向上、向下、向两侧推动。

（2）屈膝练习：每天进行 1 次，屈膝至目标角度，维持 10 min，练习后进行冰敷。屈膝练习的方法有 90° 内坐位垂腿、90°～105° 坐位顶墙、100° 以上坐位抱腿或仰卧垂腿。

4. 术后 8 天至 2 周康复　此期的重点是恢复膝关节活动度，其次是鼓励康复锻炼。

（1）继续进行之前的练习。

（2）膝关节屈膝的练习，练习强度为每天 1 次，练习完屈膝后，不要强行伸直膝关节，以让其顺其自然伸直为好。练习屈膝和伸膝之间要相差半天时间。屈膝练习比伸膝练习的疼痛程度要强得多，而且屈膝角度每向前进展 1°，患者都会感到剧烈疼痛，如果练习后关节肿胀明显增加，而且疼痛明显增加，说明关节对练习的反应太大。出现反应太大的情况后，可以将练习次数改为每 2 天 1 次，到强烈的反应结束后再改为每天 1 次。

（3）这期间还是血栓形成的高发期，继续以上所述下肢肌肉练习，如踝泵及直抬腿练习。

（4）术后 2 周开始，在家属保护的情况下可短时间不扶助行器独立行走，每次 5 min。

（5）进行双上肢力量的练习，可以开始进行床上的哑铃练习，也可以进行床上左边向下的侧卧位下双手撑起的练习（以左手为主），或床上右边向下的侧卧位下的双手撑起的力量练习（以右手为主）。上肢力量的练习可以增加下床行走的能力和自如度。

（6）腰背肌的力量训练：老年人术后较长时间卧床，腰背部负担重，加强腰背肌的练习，可以明显增强患者进行日常生活活动的能力，也可改善患者的精神状况和增强恢复健康的自信心。

5. 术后 3～6 周康复　此期的主要目的是增强肌肉力量，保持已获得的膝关节活动度。

（1）屈膝下蹲：双手握床架或其他固定物，逐渐屈膝下蹲，要求膝关节屈曲达到或超过 95°。

（2）患肢负重及抗阻练习：加强步态训练，训练平衡能力，逐步脱离辅助器具，在家人的保护下练习行走，进一步改善关节活动范围。

（3）静蹲练习：姿势同中国武术中的骑马蹲裆动作或站桩动作。患者两腿分开，两足之间的距离比肩稍宽，身体保持直立位，不能向前倾，此时双膝开始弯曲下蹲。双膝弯曲角度根据患者身体情况和肌肉力量不同而不同。根据自己的身体状况决定练习的次数。刚开始练习的患者可以背靠墙进行练习，以防跌倒。

6. 术后 6～8 周康复

（1）重点是要巩固屈膝和伸膝角度练习的成果。

（2）增加上、下楼梯练习的次数和时间。

（3）增加膝关节平衡功能和本体感觉的练习，术后 6～8 周患者可以独立完成这个练习。

（4）增加独立、自如行走的距离。行走时要缓慢、小步，每一步的姿势尽量达到正常。不能为了将就手术侧而跛行，或跳跃式行走。从最初练习行走时就应保持正常步态，才能以最快速度达到行走正常的目的，一旦形成异常步态，矫正将非常困难。行走时间和距离以患膝对行走的反应来决定。如果走一定距离后患者的膝关节明显肿胀和疼痛，则要减少行走距离。如果走后膝关节有反应，但是过夜后又恢复，说明行走量正常。

7. 术后 9~12 周康复

（1）恢复日常生活活动。

（2）此时有些患者还会感到膝关节有些发紧，这主要由于术后瘢痕形成所致，所以这时一定要加强股四头肌、腘绳肌（大腿后方肌肉）及小腿三头肌的牵拉练习，并用按摩的方法松软手术切口处的瘢痕，可做股四头肌牵伸练习。

（3）此期患者有时还会感到手术膝关节有轻微不适，如手术伤口周围皮肤区出现"麻木感"或者在切口外侧有间断的或脉冲感的"过电样"窜痛，这些主要是由于手术切口支配相应皮肤区域神经皮支的再生所致，以上症状一般在半年时间后可自行消失。

（4）术后 3 个月内，患膝关节常有低热，关节内也可以经常有积液，这主要是由于机体对置入假体的反应或由于功能训练中膝关节活动时刺激所致，上述症状在术后半年内可逐渐消失，恢复正常。如果偏瘫侧膝关节发热、肿胀明显，一定要复诊。

8. 术后 3 个月以后康复 逐渐恢复体育活动，可以根据自身情况安排跳舞、游泳、打高尔夫球、没有距离限制的步行和不剧烈的网球运动，避免剧烈运动。术后想要恢复得满意，即恢复到没有一点异样感，往往需要 9~12 个月的适应期。

六、术后推荐的运动项目

（1）最好的运动：步行、骑固定自行车、游泳、跳交谊舞、打高尔夫球、举重。

（2）比较好的运动：一定速度的步行、打台球、打保龄球、划船、越野滑雪。

（3）需要小心，而且还要根据个体手术情况决定是否能够进行的运动：健身运动、马路骑自行车、跳爵士舞、滑冰、打双人网球。

（4）需要避免的运动：部分球类运动，如手球、壁球、足球、篮球、棒球、垒球、英式足球、排球等。

七、康复护理指导

（1）及时随诊，若出现术后关节异常，应立即就医。如需接受其他治疗或手术，应告诉医师关节置换术病史。

（2）注意避免感染，如发生感染应及时控制，以防细菌血运传播造成关节感染。

（3）避免在有安全隐患的路面上行走；家居地面干爽，不可堆放杂物以防跌倒；鞋底宜用软胶，不穿高跟鞋或鞋底过滑的拖鞋等；选择高度适中的座椅，不宜坐矮椅或进行下蹲；还应注意控制体重在适宜范围，减轻关节负重。

（4）避免重体力劳动和剧烈运动。

八、康复护理注意事项

（1）术后应根据康复计划进行康复锻炼，不可操之过急。

（2）康复训练的量应当由小到大、循序渐进，以不引起患膝不适为宜，避免跌倒。部分患者会出现膝关节酸痛，尤其在白天较大活动量后，这是康复过程中的正常反应，疼痛程度与术前膝关节的功能状态有关。可以根据医嘱口服或外用抗炎镇痛药物，抑制软组织水肿和疼痛，同时适当调整活动量。

（3）屈膝练习后进行冰敷 15～20 min，可减轻水肿缓解疼痛。冰敷过程中要避免时间过长或直接接触皮肤导致局部冻伤。平日如发现肿胀和疼痛亦可每隔 2 h 再次冰敷。

（4）康复锻炼过程中如出现关节疼痛剧烈、发热、局部红肿等异常现象，或不能按照康复计划的进度完成锻炼等情况，应及时就医。

（王　欣）

第十节　慢性阻塞性肺疾病

一、概述

（一）定义

慢性阻塞性肺疾病（chronic obstructive pulmonary disease，COPD）简称慢阻肺，主要特征是持续存在的呼吸系统症状和气流受限，通常与显著暴露于有害颗粒或气体引起的气道和 / 或肺泡异常有关。

（二）流行病学

由于吸烟人数增加和环境污染等因素，COPD 发病率呈逐年增高趋势，其患病率和病死率均居高不下。1992 年在我国北部和中部地区，对 102 230 名农村成人进行调查，发现 COPD 成人患病率为 3.17%。近年来对我国 7 个地区 20 245 名成年人进行调查，结果证实 COPD 患病率占 40 岁以上人群的 8.2%。因肺功能进行性减退，本病严重影响患者的劳动能力和生活质量，并造成巨大的社会和经济负担。根据全球疾病负担研究项目预计，至 2060 年每年将有超过 540 万人死于慢阻肺及相关疾病。

（三）病因

本病确切的病因尚不清楚，但认为与肺部对香烟烟雾等有害气体或有害颗粒的异常炎症反应有关，这些反应存在个体易感因素和环境因素的相互作用。诱因包括吸烟、职业粉尘和化学物质、空气污染、感染因素、呼吸道防御功能及免疫功能低下、自主神经功能失调、营养状况不良等。

COPD 的发病机制被认为主要是烟草烟雾等慢性刺激性物质作用于肺部，使肺部出现异常炎症反应。COPD 可累及气道、肺实质和肺血管，表现为以中性粒细胞、巨噬细胞、T 淋巴细胞浸润为主的慢性炎症反应。另外，氧化 - 抗氧化失衡和蛋白酶 - 抗蛋白酶失衡及自主神经系统功能紊乱、胆碱能神经张力增高等可进一步加重 COPD 肺部炎症和气流受限。

（四）临床表现

1. 症状　COPD 通常起病缓慢，病程长，患者早期无自觉症状，逐渐出现不适，主要症状包括慢性咳嗽、咳痰、气短或呼吸困难、喘息、胸闷。肺外症状包括体重下降、食欲减退等。

2. 体征

（1）视诊：桶状胸，部分患者呼吸变浅，呼吸频率增快。

（2）触诊：双侧语颤减弱。

（3）叩诊：肺部叩诊过清音，心浊音界缩小，肺下界及肝浊音界下降。

（4）听诊：双肺呼吸音减弱，呼气期延长，部分患者可闻及湿啰音和/或干啰音。

3. 辅助检查 肺功能检查是诊断 COPD 的金标准，吸入支气管舒张剂后 $FEV_1/FVC < 70\%$ 即明确存在持续气流受限，排除可以引起类似症状和肺功能改变的其他疾病后可诊断为 COPD。COPD 患者早期轻度气流受限时可无临床症状。X 线胸片改变对 COPD 诊断特异性不高，但对于与其他肺疾病进行鉴别及确定肺部并发症具有重要价值。

二、康复护理评估

（一）健康史评估

患者的初次评估尤为重要，需要患者和家属一起完成，评估患者的一般情况，有无吸烟史和慢性咳嗽、咳痰史；发病是否与寒冷气候变化、职业性质和工作环境中接触职业粉尘和化学物质有关；有无反复呼吸道感染史；有无大气污染、变态反应因素的慢性刺激；是否有呼吸困难，呼吸困难的程度；评估患者的家族史、既往史、吸烟史，以及症状、体征、辅助检查结果、治疗经过及家庭社会支持等。

（二）呼吸功能评估

1. 肺功能评估 肺通气功能的确定，以第 1 秒用力呼气容积（FEV_1）占预计值的百分比，以及第 1 秒用力呼气容积占用力肺活量（FVC）的比值（FEV_1/FVC）反映气道阻力和呼气流速的变化。小气道阻塞表现为最大呼气流量 – 容量曲线降低，此指标比 FEV_1 更敏感。肺气肿表现为通气功能障碍，如 FEV_1、最大自主通气量（MVV）降低，肺活量（VC）正常或轻度下降，功能残气量（FRC）、残气容积（RV）、肺总量（TLC）均增大。吸入支气管扩张药后，FEV_1 小于正常预计值的 80%，同时，$FEV_1/FVC < 70\%$，可确定为不完全可逆性气流受限。

2. COPD 严重程度的评估

（1）根据是否出现呼吸急促及其程度分为 5 级。1 级：无气短气促；2 级：稍感气短气促；3 级：轻度气短气促；4 级：明显气短气促；5 级：气短气促严重，不能耐受。

（2）根据呼吸功能改善或恶化程度分为 7 级。–5：明显改善；–3：中等改善；–1：轻度改善；0：不变；1：加重；3：中等加重；5：明显加重。

（3）根据日常生活活动能力分为 6 级。0 级：虽然存在不同程度的肺气肿，但活动如常人，对日常生活无影响，活动时无气短；1 级：一般劳动时出现气短；2 级：平地步行无气短，较快行走、上坡或上下楼梯时气短；3 级：慢走不及百步即有气短；4 级：讲话或穿衣等轻微动作时即有气短；5 级：安静时出现气短，无法平卧。

3. 呼吸肌力量评估 呼吸肌力量是指呼吸肌最大收缩能力，指标如下。

（1）最大吸气压（maximal inspiratory pressure）：指在功能残气位或残气位、气道阻断状态下，努力吸气测得的最大并维持至少 1 s 的口腔压。它反映全部吸气肌的收缩能力。

（2）最大呼气压（maximal expiratory pressure）：指在肺总量位、气道阻断条件下，最大用力呼气所测得的最大并维持至少 1 s 的口腔压。它反映全部呼气肌的收缩能力。

（3）跨膈压（transdiaphragmatic pressure）：是腹内压与胸内压的差值。常用胃内压来代表腹内压，用食管压来代表胸内压。它反映膈肌收缩时产生的压力变化，通常取其在吸气末的最大值。正常情况下，吸气时食管内压力为负值，而胃内压力为正值，跨膈压实际是胃内压与食管压两个压力的绝对值之和。

（4）最大跨膈压（maximal transdiaphragmatic pressure）：指在功能残气位、气道阻断状

下，以最大努力吸气产生的跨膈压最大值。

（5）膈神经刺激诱发的跨膈压：用最大努力测定呼吸肌力量时，其数值在一定程度上会受到受试者主观努力程度和用力方式干扰，变异程度较大。用电、磁刺激运动神经使其支配的肌肉收缩，测定肌肉收缩所产生的力量，可避免主观用力程度不足的影响，也有助于鉴别疲劳的类型。

（三）运动能力评估

1. **运动负荷试验**　受试者在活动平板或功率自行车上运动，运动量按一定程度递增，观察受试者的最大吸氧量、最大心率、最大代谢当量、运动时间等，判断其心、肺、骨骼肌等的储备功能和机体对运动的耐受能力。

2. **计时步行距离**　测定 6 min 或 12 min 的计时步行距离，暂停和吸氧的次数及时间，以判断患者的运动能力及运动中发生低氧血症的可能性。

3. **耐力运动实验**　在固定自行车上或步行器上，由开始的渐进练习试验测得最大负荷，选用最大负荷的 75% ~ 85% 作为固定负荷，并记录运动速度和时间。

（四）生活质量评估

生活质量是患者康复治疗是否有效的重要指标之一，常使用的问卷有慢性呼吸疾病问卷（CRQ）、圣乔治呼吸问卷（SGRQ）和慢性阻塞性肺疾病评估测试（CAT）等。

（五）营养评估

营养不良是导致 COPD 患者病情恶化、预后不良的主要原因之一，营养评估包括患者的饮食习惯调查、微型营养评定、身体指标测量、人体成分测量及实验室检查，从而了解患者营养状况。

（六）辅助检查

1. **影像学检查**　COPD 早期胸部 X 线无异常变化，随着病情变化会出现肺纹理增粗、紊乱和肺气肿等改变，胸部 CT 检查可见小气道病变、肺气肿及并发症的表现。高分辨率 CT 可辨小叶中央型或全小叶型肺气肿及确定肺大疱的大小和数量，为预估肺大疱切除或外科减容术提供临床佐证。

2. **动脉血气分析**　对判断 COPD 患者晚期发生低氧血症、酸碱失衡、高碳酸血症及呼吸衰竭的类型有重要意义。

3. **其他**　COPD 合并细菌感染时，血常规出现白细胞增高、核左移，血清 C 反应蛋白浓度升高，痰培养可检出病原菌。

（七）心理－社会评估

因该病病程漫长，需反复就医，患者会有呼吸困难和活动无耐力等情况出现，日常生活需要协助，所以患者易产生焦虑、紧张和压抑等心理症状。评估患者是否存在焦虑、抑郁、失落、否认和孤独等心理状态，是否有失去自信自尊、躲避生活和退出社会等心理，是否有认知和情绪障碍等，护士还应了解患者及其家属对疾病的认知及家属对患者关心支持程度。

三、康复护理问题

（1）活动无耐力。

（2）清理呼吸道无效。

（3）气体交换功能受损。

四、康复护理原则与目标

1. 康复护理原则 改善肺通气，提高躯体活动耐力，规范化、系统化地制订不同的康复护理方案。

2. 康复护理目标

（1）短期目标：改善胸廓活动，形成有效的呼吸模式，支持和改善心肺功能，提高患者对运动和活动的耐力。

（2）长期目标：积极开展呼吸和运动训练，防治并发症，增加日常生活活动能力，提高生活质量。

五、康复护理措施

（一）活动与耐力

1. 卧床休息 可以缓解患者活动无耐力的情况，并防止意外伤害的发生。

（1）指导患者采取正确的体位，一般取坐位或半卧位，有利于肺扩张。

（2）协助患者翻身，观察皮肤有无红肿、破溃，防止受压部位皮肤压力性损伤。

（3）防止跌倒，嘱患者下床活动时需有家人陪伴，勿穿拖鞋，衣裤尺码合身，防止鞋子衣裤不合身绊倒患者，上床后立即将护栏拉好，防止患者坠床。

2. 开展力量和耐力训练

（1）空中踩车：患者取平卧位，屈膝抬高双脚，上半身保持不动，两小腿在空中交替做踩自行车的动作，每天 2～3 组，至少每组完成 15 个，每组运动 5～10 min，对于病情重的患者，可以根据患者的舒适度适当延长完成动作的时间，该运动可以锻炼股直肌、股外侧肌、腹部肌肉。

（2）拉伸坐起：患者取平卧位，双手紧握护栏，利用上肢力量将上身拉至坐起，维持 5 s，然后躺平，重复此动作，每天 2～3 组，每组完成 5～10 个动作不等，该运动可以锻炼肱二头肌、肱三头肌、股直肌、腹肌。

（3）桥式运动：患者取仰卧位，双腿屈曲，双足底平踏在床面上，用力使臀部离开床面 10～15 cm，腹部顶到最高位，坚持 3～5 s，再次重复，每天 2～3 组，每组 5～20 个动作。该运动可以锻炼腰背部肌肉。

3. 中医功法 八段锦配合呼吸吐纳和穴位刺激，能达到宣通肺气、调节呼吸、改善呼吸功能的目的。功法分坐式和站式 2 种，卧床或可以下床的患者均可练习。

（二）痰液清理

1. 评估痰液情况 评估患者咳痰和痰液黏稠情况，以便观察排痰效果。

（1）咳痰难度评分：0 分，无痰；1 分，痰易咳出；2 分，痰较难咳出；3 分，痰很难咳出。

（2）痰黏稠度分度：1 度，痰液黏附于容器杯壁无法下滑；2 度，痰液在重力作用下经容器杯壁缓慢下滑；3 度，痰液在重力的作用下经容器杯壁大块下滑；4 度，痰液很容易倾倒出来并且有稀薄少量黏液附着在容器杯壁；5 度，痰液倾倒出来后，容器杯壁没有痰液残留。

2. 保持呼吸道通畅 指导患者进行有效咳嗽，COPD 患者须配合用力呼气技术进行有效咳嗽，避免持续性反射性咳嗽，后者可使胸腔内的压力过度增高，给患者带来危险。有效咳嗽时，气道内黏液必须有一定厚度；当气道内无或仅有少量稀薄分泌物时，用咳嗽清理气道是无效的，甚至还会加重疲倦、胸痛、呼吸困难和支气管痉挛。因此，应让患者掌握有效咳嗽的方法和时机。

3. 胸部叩击和振动　胸部叩击技术可使黏附在支气管内的分泌物脱落并较易排出。将手指并拢，掌心成杯状，运用腕部力量在需要引流部位的胸壁上双手轮流叩击，叩击时间为1~5 min，叩击过程中嘱患者勿憋气，自然呼吸，叩击部位沿支气管的走向从上往下。高龄或皮肤易破损者可用薄毛巾或其他保护物覆盖在叩击部位以保护皮肤。注意观察患者的生命体征和反应。

4. 体位引流　根据影像学检查结果确定病变所在的肺叶或肺段，采取相应的引流体位。

（1）引流原则：将病变部位置于高位，使引流支气管的开口向下。

（2）引流体位：病变部位在肺部右上叶前段，采用头后仰卧位；病变部位在肺部右上叶尖段，采用左侧卧位；病变部位在肺部右上叶后段，采用左斜俯卧位；病变部位在肺右中叶外侧段、内侧段，均可采用仰卧位，右侧后背垫高45°；病变部位在肺部右下叶内基底段，可采用左斜俯卧位，右前胸与床面成30°~60°，将床尾抬高；病变部位在肺部左上叶前段，采用俯卧位左侧后背垫高，与床面成30°；病变部位在肺部左上叶尖后段，采用端坐卧位，上身略向前、向右倾斜；病变部位在肺部两侧下叶背段、后基底段，可采用膝胸位或俯卧位；病变部位在肺两侧下叶基底段，可采用非偏瘫侧卧位，非偏瘫侧腰部垫高或将床尾抬高。体位引流期间要配合多饮水、雾化吸入及服用化痰药物以提高疗效。

（3）引流时间：为防止胃内食物反流及恶心呕吐，宜选择早餐前、午餐前及晚睡前开展，每次引流的时间为10~15 min，连续7天。

（4）俯卧位通气：该体位亦可改善患者肺通气及血流动力学，但是维持体位需要在2 h/次，每天总时长12 h以上，所以需与患者充分沟通，患者同意后方可实施，否则将影响通气效果。在实施的过程中要做好防护，防止患者坠床及受压部位皮肤发生压力性损伤。操作步骤：①用物准备，软枕5个，皮肤减压敷料（必要时使用）；②检查患者管路是否通畅，并妥善固定，防止翻身过程中脱落；③协助患者将身体翻转成俯卧位，头偏向一侧；④胸前置一枕头，防止肩部、胸部皮肤受压；⑤双腿可成跨越式步态，分别在左、右膝关节处放置一个软枕，保持腹部悬空，男性患者防止阴囊受压；⑥脚部放置软枕抬高脚背；⑦再次检查管道防止打折或扭曲；⑧拉好床栏防止患者坠床。

5. 吸痰　必要时遵医嘱给予吸痰护理，以保持呼吸道通畅。重症患者如自主排痰能力差，可以运用床旁经支气管镜吸痰技术，保持呼吸道通畅，操作过程中护士要严密观察患者的生命体征，若有变化应立即通知医师停止操作。

（三）气体交换功能受损的护理

1. 呼吸训练

（1）腹式呼吸：患者取仰卧位或舒适坐姿，全身放松，双手置于腹部脐周。吸气时，最大限度地向外扩张腹部，吸气末维持腹部充分扩张1~3 s；呼气时均匀呼出，呼气末最大限度地向内收缩腹部，维持腹部收缩状态1~3 s。依次循环，保持每一次呼吸的节奏一致，仔细感受腹部的起伏，每次练习5~10 min，每天2~3次。

（2）缩唇呼吸：患者取端坐位或者立位，通过鼻腔缓慢深吸气直到无法吸入为止，保持吹口哨样的缩唇嘴型缓慢呼气，呼气期间可以调节嘴型和呼气力度。每次训练15~20个呼吸，每天训练2~3次，也可以让患者尝试使用吹纸巾的方法来练习。

2. 提高肺活动能力

（1）氧疗：COPD 患者由于通气和换气功能障碍导致缺氧和二氧化碳潴留。如 PaO_2 持续 <6.67 kPa（50 mmHg）或氧饱和度（SaO_2）$<90\%$，可通过鼻导管、面罩或机械通气给氧，使 SaO_2 上升 $\geq90\%$ 或 $PaO_2 > 8.0$ kPa（60 mmHg），而 $PaCO_2$ 上升 ≤1.3 kPa（10 mmHg）。每天持续低流量（<2 L/min）吸氧 $10\sim15$ h，可改善活动协调性、运动耐力和睡眠。

（2）经鼻高流量氧疗（high flow nasal therapy）：作为一种无创呼吸支持的形式，能迅速改善患者氧合，对患者吸入的气体进行加温、加湿，保护气道纤毛清除功能，提供氧气流量。流量初始设定可为 $40\sim50$ L/min，后根据患者耐受情况进行设定，吸入气氧浓度初始设定可为 $70\%\sim100\%$，后依据外周血氧饱和度进一步调节。治疗过程中要严密观察患者的生命体征，尤其是呼吸和指脉氧情况，若治疗后患者缺氧情况没有改善，需报告医师调整或更换治疗方案。

（3）无创正压通气（noninvasive positive pressure ventilation，NPPV）：可以提供吸气相和呼气相压力，吸气相压力有助于减少患者的呼吸做功，呼气末正压有利于消除 COPD 患者运动后所致的动态高充气，提高患者运动耐力，减轻运动后呼吸困难。

（四）饮食护理

COPD 患者长期处于高代谢状态，加上食物摄取不足、缺氧和感染等因素，易导致能量和蛋白质缺乏，因此应给予高蛋白食物，如鸡蛋、鱼、牛奶、瘦肉、坚果等。为保证获取足够的维生素，需多食蔬菜、水果。如患者因气促导致饮食中断，应鼓励患者少食多餐，以保证营养。

（五）心理护理

（1）热情接待患者，介绍病区环境，满足患者的需求，让患者有归属感。

（2）主动问候，常问候，消除患者恐惧心理。

（3）认真倾听患者的诉说，尊重患者的权利。

（4）介绍同病区恢复效果好的患者，鼓励其树立康复的信心。

（5）沟通时注意方式、方法及肢体语言的运用，避免使用专业术语，语气、语句适宜，不强迫患者接受观点。

（6）指导患者适当运动和听音乐放松心情。

六、康复护理效果评价

（1）患者活动耐力得到改善，气促、气累情况有所好转，可以开展日常生活、自我照顾。

（2）能有效咳痰，无胸口憋闷。

（3）血氧饱和度在 95% 以上，气体交换好转。

（4）积极主动学习 COPD 相关知识及护理要点。

七、康复护理指导

1. 稳定情绪，培养健康习惯　COPD 是慢性疾病，病程较长，应做好与患者及其家属的沟通工作，稳定患者情绪，缓解焦虑；指导患者使用应对技巧，为其提供积极的社会心理干预和支持；早期指导患者进行渐进式放松或正念减压，使其克服恐惧心理及病态行为；指导患者建立健康的生活习惯，规律饮食，鼓励其进食低盐、低脂肪、高蛋白、高钙、高维生素饮食；保证充足睡眠；指导患者保持活动，循序渐进地增加运动量，以缓解病情。

2. 合理运动，增强机体免疫　根据患者的心肺功能和体力情况，为患者制订康复锻炼计划，如慢走及打太极拳、八段锦等；提高机体抵抗力。鼓励患者采取坐位或半卧位，进行有效咳嗽、胸部叩击、体位引流，保持和改善呼吸道通畅。指导患者进行放松练习、腹式呼吸、缩唇呼吸，以主动呼气的习惯代替主动吸气的习惯。鼓励患者进行耐寒锻炼，如用冷水洗脸、洗鼻等。康复训练一定要在病情稳定时进行，在训练中如感到不适，应终止训练并通知医师处理。

3. 家庭氧疗指导　让患者及其家属了解吸氧的目的及必要性。长期持续低流量（＜2 L/min）吸氧可提高患者的生活质量，使 COPD 患者的生存率提高。告知患者吸氧时远离火源，禁止吸烟。氧气筒搬运时轻拿轻放，防止火灾和爆炸。氧疗装置要定期更换、清洁和消毒。

4. 戒烟指导　在 COPD 的任何阶段戒烟，均可延缓病情的发展和恶化，是最主要、最经济的独立干预措施。向患者及其家属解释本病的发生发展过程、吸烟与该病加重的相关性；告知患者戒烟是防治本病的重要措施；改善环境卫生，加强防护，避免烟雾、粉尘和刺激性气体对呼吸道的影响。

5. 提高运动康复效果

（1）在运动前使用支气管扩张剂。

（2）运动期间存在低氧血症者，可在吸氧下进行运动。

（3）肺功能极重度障碍者，可在吸氧联合无创通气下进行运动。

（4）重症监护室或卧床时间较长的患者，在进行运动训练时，联合神经肌肉电刺激可增强患者的运动。

6. 提高认知，促进患者康复　向患者及其家属介绍 COPD 的相关知识，提供康复训练技巧，从而使其认识到康复训练的重要性，提高疾病认知和康复训练依从性。

（杨世梅）

第十一节　冠状动脉粥样硬化性心脏病

一、概述

（一）定义

冠状动脉粥样硬化性心脏病（coronary atherosclerotic heart disease，CHD）简称冠心病，是指因冠状动脉粥样硬化，导致血管狭窄、阻塞、供血不足，引起心肌缺血、缺氧或坏死的心脏病，又称缺血性心脏病（ischemic heart disease，IHD）。

（二）病因及流行病学

冠心病是最常见的心血管疾病之一，病因尚不明确，主要危险因素包括年龄、性别、血脂异常、高血压、吸烟、糖尿病等。

《中国心血管健康与疾病报告 2022》指出，我国心血管疾病患病率处于持续上升阶段，推算心血管疾病罹患人数约 3.30 亿，其中冠心病约有 1 139 万人。冠心病是动脉粥样硬化导致器官病变最常见的类型，患病率及死亡率仍处于上升阶段，已成为重大的公共卫生问题，防治工作刻不容缓。《冠心病康复与二级预防中国专家共识》中指出发达国家冠心病死亡率的大幅度下降得益于冠心病康复与二级预防，康复与二级预防已经成为决定医疗质量及患者生活质量的重要环节。

（三）临床分型

根据生理解剖和病理生理变化，本病有不同的临床分型。1979 年，WHO 将冠心病分为 5 型。

1. **无症状性心肌缺血**　患者无症状，在静息、活动或进行负荷试验时可检测到心电图示 ST 段压低，T 波减低，变平或倒置等心肌缺血的客观证据；利用放射性核素检查，核素心肌显像可有心肌灌注不足或血供消失的表现。

2. **心绞痛**　有发作性胸骨后疼痛，由一过性心肌供血不足引起。

3. **缺血性心肌病**　表现为心肌增大，心力衰竭和心律失常，因长期心肌缺血或坏死，导致心肌纤维化，临床表现与扩张型心肌病相似。

4. **心肌梗死**　症状严重，因冠状动脉闭塞导致心肌急性缺血性坏死。

5. **猝死**　患者由于原发性心搏骤停而猝然死亡，多因缺血心肌局部发生电生理紊乱，引起严重的室性心律失常。

（四）临床特点

1. **症状**　以发作性胸痛为主要临床表现。胸前部发生压榨性疼痛，并放射至颈、颌、手臂、后背及上腹，典型疼痛的特点如下。

（1）部位：主要在胸骨体中、上段之后，或在心前区，界线不很清楚，常放射至左肩、左臂内侧达环指和小指，或至颈咽或下颌部。

（2）性质：常为压迫感、憋闷感或紧缩感、烧灼感，但与针刺或刀割样锐性痛不同，偶伴濒死感。有些患者仅觉胸闷而非胸痛。发作时，患者不自觉地停止原来的活动，直至症状缓解。

（3）诱因：体力劳动、情绪激动、饱餐、寒冷、吸烟、心动过速、休克等。疼痛的发生往往是在劳动或情绪激动的当时，而不是在其之后。

（4）持续时间和缓解方式：疼痛出现后逐步加重，3 ~ 5 min 逐渐消失，一般诱发症状的活动停止后即缓解。舌下含服硝酸甘油能在几分钟内使疼痛缓解。可数天或数周发作一次，亦可一日内发作多次。

2. **体征**　平时无明显体征。心绞痛发作时常见心率增快、血压升高、表情焦虑、皮肤冷或出汗，有时出现第四或第三心音奔马律。缺血发作时，可有暂时性心尖收缩期杂音，为功能失调引起二尖瓣关闭不全所致。

二、康复护理评估

（一）健康史评估

1. **一般情况**　了解患者一般情况，包括姓名、性别、年龄、体重、职业、工作环境、家族史、既往史、生活方式、不良嗜好等，关注是否具有冠心病的危险因素。

2. **吸烟史**　询问患者吸烟情况，包括是否吸烟，每日吸烟量及持续时间。

3. **药物疗效和不良反应**　使用的治疗心绞痛药物的疗效和不良反应。

4. **家族史与既往史**　是否有心血管疾病及糖尿病家族史，是否有高血压、高血脂病史。

5. **心绞痛、心肌梗死的情况**　如心绞痛的诱因、部位、性质、强度、持续时间、缓解方式及近期服用的药物等。

6. **营养情况**　结合患者体格检查及饮食情况，每日摄入食物的量及种类，了解患者的饮食结构及可能存在的营养问题。

7. **运动状况**　日常劳动是否受限，运动的最大限度。

8. **社会家庭支持情况**　了解家属对患者是否关心，医疗费用支付方式等。

（二）行为类型评估

1. **A 型**　工作主动，有进取心，有强烈的时间紧迫感，但是缺乏耐心，易激惹，情绪易波动。此行为类型的应急反应较强烈，因此需要将应激处理作为康复的基本内容。

2. **B 型**　平易近人，耐心，充分利用业余时间放松自己，不受时间驱使，无过强的竞争意识。

（三）运动能力评估

1. **心电图运动试验**（electrocardiogram exercise test，ECG exercise test）　是一种简便、实用、可靠的诊断检查方法，以心电图为主要检测手段，患者逐步增加运动负荷，并监测试验前、中、后的心电、症状及体征，从而判断心肺功能。制订运动处方一般依据分级症状限制型心电运动试验的结果，出院前评估则采用 6 min 步行或低水平运动试验。

2. **心肺功能运动试验**（cardiopulmonary exercise test，CPET）　是综合评价人体呼吸系统、心血管系统、血液系统、神经生理及骨骼系统对同一运动应激的整体反应，通过测定人体在休息、运动及运动后恢复期每一次呼吸的有氧摄取量（VO_2）、二氧化碳排出量（VCO_2）和通气量（VE），心率、血压、心电图，以及患者出现的症状，全面客观评估患者的运动反应、心肺功能储备和功能受损程度的检查方法。

3. **自理能力评估**　内容包括进食、洗澡、修饰、穿衣、控制大小便、如厕、床椅转移、平地行走和上下楼梯等项目。

（四）辅助检查

1. **实验室检查**　评估冠心病的危险因素可以查血糖和血脂；胸痛明显的患者需要查心肌标志物，包括心肌肌钙蛋白、肌酸激酶（CK）和同工酶（CK-MB）

2. **心电图检查**　是发现心肌缺血、诊断心绞痛最常见的检查方法。

3. **冠状动脉造影**　有助于判断冠状动脉管腔狭窄程度和管壁钙化情况，是目前冠心病临床诊断的金标准。管腔直径狭窄 70% 以上可严重影响血供，狭窄 50%～70% 有一定意义。冠状动脉造影指征如下。

（1）内科治疗后心绞痛仍较重者，通过冠状动脉造影明确动脉病变情况，并选择介入性治疗或旁路移植。

（2）胸痛似心绞痛而不能确诊者。

（3）中老年患者心脏增大、心力衰竭、心律失常、疑有冠心病而无创性检查未能确诊者。

4. **放射性核素检查**　包括核素心肌显像和负荷试验、放射性核素心腔造影和 PET-CT 心肌显像。

5. **超声心动图**　可以直接反映心肌活动情况，还可以反映心脏内血流变化情况，因此可以提供运动心电图所不能显示的重要信息。检查方式一般采用卧位踏车或活动平板。多数患者静息时检查无异常，有陈旧性心肌梗死或严重心肌缺血者可探测到缺血区心室壁的运动异常。

（五）心理－社会评估

因心前区压榨性疼痛、濒死感，患者没有安全感，易产生焦虑、紧张和压抑等心理症状，护士应了解家属对患者的关心程度，以及患者及其家属对疾病的认知程度。

三、康复护理问题

（1）胸痛。

（2）活动无耐力。

四、康复护理原则与目标

1. 康复护理原则　控制症状、治疗原发疾病，根据个体化和安全化原则制订不同的康复护理方案；进行主动、积极的身体和社会适应能力训练，改善心血管功能，增强身体耐力，提高生活质量。

2. 康复护理目标

（1）短期目标：减轻疼痛，改善自我健康的行为模式，缓解焦虑，提高生活质量。

（2）长期目标：维持疗效，提升患者应对心血管急性事件和慢性稳定期的能力。

五、康复护理措施

（一）胸痛护理

1. 一般护理

（1）急性期患者绝对卧床休息，取舒适卧位，给予持续吸氧。

（2）严密观察患者生命体征，尤其是心电图的变化，观察有无心律失常。

（3）观察患者胸部疼痛情况，包括疼痛部位、性质、程度、持续时间等。

（4）保持病室安静，减少或避免导致患者胸痛的诱因。

（5）指导患者保持大便通畅，避免用力排便；如有便秘应该采用正确的方法帮助排便，不可选用药性猛烈的泻下药物，慎用灌肠法；提倡使用坐便器床边坐位大便，禁忌蹲位大便或在大便时过分用力。患者出现腹泻时需密切观察，防止过多的肠道活动诱发迷走神经反射，导致心律失常或心电不稳。

2. 用药护理　观察用药后疼痛缓解的情况，心绞痛后舌下含服硝酸甘油，如服药后 3～5 min 患者胸痛情况仍未缓解可重复使用。对于发作频繁的患者，可遵医嘱给予硝酸甘油静脉滴注，用微量泵泵入，防止低血压发生。如患者用药后出现面部潮红、头部胀痛、头晕、心悸等不适，应告知患者是由于用药后血管扩张导致，以消除其顾虑。

（1）说明长期服用抗高血压药的重要性，介绍药物的名称、剂量、用法、适应证及不良反应，嘱患者遵医嘱服药，不能随意停药或增减量，告知患者突然停药会导致反弹性血压升高，并加重并发症，可能会诱发恶性高血压，使治疗更加困难。

（2）提高患者依从性

1）列出用药清单，注明药物名称、颜色、剂量、服药时间及药物不良反应，将清单放于醒目位置，便于随时查看。

2）使用有 7 格的分药盒，代表一周 7 天，每格含有 3 个小盒子，标有早、中、晚。

3）制作简易用药台历，每服药一次在相应位置打钩。

4）用手机备忘录或闹钟提醒服药。

5）嘱遵医嘱定时定量服药，不可私自改量或停药，有疑问可门诊咨询医师。

3. 心理护理　由于患者对疾病的认识不够，容易产生恐惧感，情绪波动也较大，因此需要对其进行心理护理，同时提高患者认知，通过有效的健康教育进一步改善患者的不良心理反应，缓解患者焦虑情绪，提高自我护理能力及舒适度。告知患者冠心病新的治疗进展，经过有效的治疗能够使病情得到有效的改善，提升其治疗信心，减少不必要的忧虑。向患者讲解冠心病发生原因，并且对危险因素加以明确，使其养成正确的生活行为，减少危险因素的危害。

4. 饮食护理 给予低热量、低脂肪、低胆固醇、高纤维素的食物，调节饮食，少食多餐，不可过饱，并告知需戒烟酒。

（1）冠心病患者须长期坚持饮食治疗，应予低脂肪、低糖饮食，根据病情总热量为 1 200 ~ 1 500 kcal/d。为减轻患者饥饿感，可嘱患者多吃新鲜蔬菜或水果。

（2）患者宜进食低盐、低脂肪饮食，减少食用熏酱、烧烤、腌制等食品，减少食盐、酱油的摄入。控制油的摄入，减少摄入油炸食品、动物内脏、肥肉、动物油，可适当食用瘦肉。可使用限盐勺和限油勺。

（3）少食多餐，晚餐不宜过饱。因饱餐可使胃肠道的血流量增加，加重心脏负担而致心肌供血减少。

（4）多采用蒸、煮、炖等方式，少用炒、煎、炸、烤、熏、酱等。

（二）活动无耐力的护理

1. Ⅰ期运动指导 早期的离床活动和病房内外活动，从床上的被动运动开始，逐渐过渡到坐位、双足悬于床边、床旁站立位、床旁行走、室内步行及上下一层楼梯，根据患者的病情鼓励患者在床旁如厕，避免卧床如厕增加心肌耗氧量。

（1）从床上的肢体活动开始，先活动远端肢体的小关节。早期可进行吃饭、洗脸、刷牙、穿衣等日常生活活动。避免长时间活动和举重、攀高、挖掘等剧烈活动。

（2）适应性地将患者床头抬高，如无不适可以增加高度，让患者逐步过渡到无依托独立坐位。

（3）患者取坐位，将双脚悬于床旁，观察患者病情变化，如无不适可增加悬足的时间。

（4）步行训练从床边站立开始，先克服直立性低血压，然后开始床边步行训练。避免高强度运动，上肢超过心脏平面时，心脏负荷增加较大，常是诱发意外的原因。

（5）患者没有头晕的情况可以缓慢上下楼，下楼时运动负荷较小，上楼时运动负荷主要取决于上楼的速度，因此应缓慢上楼，每上一级台阶可以稍事休息，以避免出现任何症状。

（6）如果患者在训练过程中没有不良反应，运动或活动后心率增加 < 10 次 /min，次日训练可以进入下一阶段。如运动后心率增加 20 次 /min 左右，次日继续同一级别的运动。心率增加超过 20 次 /min，或出现不良反应，则应该返回前一阶段的运动级别，或暂时停止运动训练。为保证活动的安全性，所有的新活动应在医师或心电监护下开始。

2. Ⅱ期运动指导 包括有氧运动、力量训练和柔韧性训练。

（1）有氧运动：指导患者在病房走路或者爬楼梯来完成有氧运动，回家后如有条件可以游泳、骑自行车、跳绳等。每天运动 2 h，每次运动持续时间 20 ~ 60 min。

（2）力量训练：①肱二头肌屈伸抗阻训练，可以增加患者臂部肌肉力量，防止日常活动后产生的肌力下降和萎缩，降低心血管风险，提高生活质量。②俯卧位腿弯举抗训练，可以增强大腿部位肌肉力量。③桥式运动和半蹲肌耐力训练，也是常用训练方法之一。

（3）柔韧性训练：增强肩部柔韧性和腰部柔韧性训练。

3. Ⅲ期运动指导 也称社区康复或者家庭康复，为Ⅰ、Ⅱ期康复的延续，旨在减少心脏病的发作或其他心血管疾病的发生风险，控制危险因素，强化生活方式的改变，改善或提高身体活动能力和心血管功能，恢复发病前的生活和工作。鼓励患者参加适当的体力劳动和体育锻炼，最大活动量以不发生心绞痛症状为度，适当运动有利于侧支循环的建立。

（1）运动基本原则：个体化，循序渐进，持之以恒，兴趣性，全面性。

（2）运动形式

1）有氧运动：如步行、登山、游泳、骑车、跳绳等。合理的每周总运动量为 700～2 000 cal（相当于步行 10～32 km）。运动量的基本要素包括强度、时间和频率。

2）中医功法：传统的五禽戏、八段锦、太极拳等功法，不会增加心肌耗氧量，属于有氧运动，建议急性期疼痛缓解后指导患者选择一种方法进行训练。

六、康复护理效果评价

（1）患者胸部疼痛情况好转，情绪平稳，日常生活自理。

（2）患者活动耐力得到改善，气促、乏力情况有所好转，行动自如。

（3）患者积极主动学习冠心病相关知识及护理要点。

七、康复护理指导

1. 稳定情绪，培养健康习惯 为患者提供积极的社会心理干预和支持。指导患者科学饮食，保持活动，逐渐增加运动量，防止再次发病。

2. 合理运动，增强机体免疫 为患者提供最适宜的运动建议。适当选择有氧运动和力量训练，防止肌肉萎缩。卧床期间指导患者卧位做肢体活动及下床训练等。疼痛缓解后，根据患者的具体需求、偏好和能力指导患者在身体耐受范围内进行适度的有氧活动和锻炼。

3. 健康教育

（1）疾病常识宣教：向患者及其家属介绍心脏结构、功能及冠状动脉病变，药物治疗的作用及运动的重要性；避免竞技性运动。

（2）危险因素宣教：向患者及其家属介绍冠心病的危险因素，生活行为对冠心病的影响。患者需了解自己的运动能力极限，定期检查并修正运动处方，避免过度训练。

（3）饮食指导：估测每日热量摄入，给予低盐低脂肪、易消化饮食，多吃水果蔬菜。严禁暴饮暴食，避免摄入酸、辣等刺激性食物，不食或少食脂肪、胆固醇含量高的食物，戒烟酒。测定体重指数，防治高血压、糖尿病、高脂血症和肥胖。

（4）关注环境因素：寒冷和炎热气候时要相对降低运动量和运动强度（理想运动环境：温度 24～28℃，风速 <7 m/s）；穿戴宽松、舒适、透气的衣服和鞋子；上坡时减慢速度；饭后不做剧烈运动；感冒或发热时，待症状和体征消失 2 天后再恢复运动。训练须持之以恒，若间隔 4 天以上重新开始运动，宜稍降低强度。

（5）用药指导：指导患者了解心绞痛和心肌梗死的临床表现，以及硝酸甘油的使用方式。随身携带，避光保存，保证药物在有效期内；如发生心绞痛立即舌下含服，如无效可连服 3 次；服用后应取坐位或卧位；若服用 3 次仍无效则高度怀疑心肌梗死，应立即送医院诊治；不与酒精、咖啡、浓茶同时服用。

（6）康复适应证与禁忌证

1）康复适应证

Ⅰ期：患者生命体征稳定，无明显心绞痛，安静心率 <110 次/min，无心力衰竭、严重心律失常和心源性休克，血压基本正常，体温正常。住院期康复，时间 3～7 天。

Ⅱ期：与Ⅰ期相似，病情稳定，运动能力达到 3 METs 以上，家庭活动时无显著症状和体征。该期自患者出院开始，至病情完全稳定，时间 5 ~ 6 周。

Ⅲ期：临床病情稳定者，包括陈旧性心肌梗死、稳定型心绞痛及隐匿性冠心病等。一般为 2 ~ 3 个月，患者的自我锻炼应该持续终身，有人将终身维持的锻炼期列为Ⅳ期。

2）康复禁忌证：凡是康复训练过程中可诱发临床病情恶化的情况都为禁忌证，包括原发病临床病情不稳定或合并新临床病症。

4. 提高认知，促进患者康复 向患者及其家属介绍冠心病相关知识，提供康复训练技巧，从而使其认识到康复训练的重要性，提高疾病认知和康复训练依从性。

（杨世梅）

第十二节　糖　尿　病

一、概述

（一）定义

糖尿病（diabetes mellitus，DM）是指在遗传和环境因素相互作用下，血液中胰岛素分泌相对或绝对不足，靶组织细胞对胰岛素敏感性降低，引起蛋白质、脂肪、水和电解质等一系列代谢紊乱的综合征，其中以血糖升高为主要标志的疾病。

（二）诊断标准

2019 年美国糖尿病协会在既往诊断的基础上，修订补充了糖尿病诊断标准：患者具有糖尿病典型症状（"三多一少"，即多饮、多食、多尿和体重减轻），同时伴有随机血糖 ≥11.1 mmol/L，或空腹血糖≥7.0 mmol/L，或口服葡萄糖耐量试验中 2 h 血糖≥11.1 mmol/L，或 HbA1c（糖化血红蛋白）≥6.5%。HbA1c 检测采用通过美国国家糖化血红蛋白标准化计划（NGSP）和标准化糖尿病控制及并发症试验（DCCT）认证的方法。或者有典型的高血糖症状或高血糖危象的患者，随机血糖≥11.1 mmol/L。如无明确高血糖，诊断需要同一样本 2 种检测结果均达到诊断切点，或 2 次不同样本的检测结果均达到诊断切点。低血糖是糖尿病患者在治疗过程中常见且易被忽视的并发症，可能危及生命。低血糖诊断标准见表 6-15。

表 6-15　糖尿病低血糖诊断标准

级别	血糖标准
1 级	血糖 < 3.9 mmol/L（70 mg/dL）且血糖≥3.0 mmol/L（54 mg/dL）
2 级	血糖 < 3.0 mmol/L（54 mg/dL）
3 级	发生 1 次以需要帮助的精神和 / 或身体状态改变为特征的严重低血糖事件

（三）病因及流行病学

糖尿病的病因和发病机制较为复杂，至今尚未明了。1 型糖尿病主要表现为胰岛 B 细胞的大部分破坏和胰岛素的绝对缺乏，造成 B 细胞的破坏原因可能是遗传与环境因素相互作用，引发特异性的自身免疫反应，选择破坏胰岛 B 细胞。2 型糖尿病主要由肥胖等原因引起的体内胰岛素分泌相对不足，或由于骨骼肌、脂肪和肝等体内胰岛素的靶细胞出现胰岛素受体异常或缺陷，造成对胰岛素的抵抗，使靶细胞摄取与利用葡萄糖减少，导致血糖升高。

国际糖尿病联盟 2021 年发布的最新数据显示全球成年（20 ~ 79 岁）糖尿病患者人数达到 5.37 亿，占比 10.5%。预计到 2030 年和 2045 年，全球糖尿病患者总数将增至 6.43 亿（11.3%）和 7.83 亿（12.2%）。截至 2021 年，中国成年人糖尿病患者人数高达 1.41 亿，占比 13.06%。过去的 10 年间（2011—2021 年），我国糖尿病患者人数由 9 000 万增加至 1.41 亿，增幅达 56%。未来 20 余年，虽然我国糖尿病患病率增幅会趋于下降，但患者总数将增加到 2030 年的 1.64 亿和 2045 年的 1.75 亿。其中 1 型糖尿病患者人数 0 ~ 14 岁为 2.96 万，0 ~ 19 岁为 5.6 万。

（四）临床特点

1. 代谢紊乱症候群

（1）典型症状"三多一少"：多饮、多食、多尿、体重减轻。

（2）皮肤瘙痒：由于高血糖及末梢神经病变导致皮肤干燥和感觉异常，患者有皮肤瘙痒。

（3）其他症状：如四肢酸痛、麻木，腰痛，性欲减退，勃起功能障碍，不育，月经失调，便秘，视物模糊等。

2. 急性并发症

（1）糖尿病酮症酸中毒。

（2）高血糖高渗状态。

（3）感染：糖尿病患者皮肤感染较常见，尤其是疖、痈等皮肤化脓感染多见。

（4）低血糖。

3. 慢性并发症

（1）大血管病变：主要表现为动脉粥样硬化，受累的血管主要为主动脉、冠状动脉、大脑动脉、肾动脉等。

（2）微血管病变：糖尿病肾病和糖尿病视网膜病变。

（3）神经病变：病变部位以周围神经最为常见，表现为四肢皮肤感觉异常，麻木、针刺、蚁走感，足底踩棉花感。

（4）糖尿病足：是糖尿病患者踝关节以远的足部血管、神经出现病变，导致足部供血不足、感觉异常，并出现溃烂、感染症状，严重者可影响肌肉及骨骼，导致组织坏死甚至截肢。

二、康复护理评估

1. 生理功能评估

（1）葡萄糖耐量试验，胰岛素、C 肽释放试验：此项检查是糖尿病体检中最重要的一项。葡萄糖耐量试验是指测定静脉空腹血糖及葡萄糖负荷后血糖。

（2）糖化血红蛋白测定：该测定已经成为糖尿病控制的重要监测指标之一，可反映采血前 2 个月的平均血糖水平，是目前反映血糖控制水平最有效和最可靠的指标。正常值为 4.0% ~ 6.5%，一般认为 < 6.2% 为控制良好，6.2% ~ 8.0% 为控制一般，> 8% 为控制不良。

（3）空腹血糖检查：空腹血糖是糖尿病常规检查中最重要的项目之一。要求空腹 8 h，临床一般在早晨空腹 6—8 时进行抽血检测。

（4）餐后 2 h 血糖检查：即进食 2 h 后检测血糖值，早晨空腹时进餐一个约 100 g 的馒头或进餐 75 g 葡萄糖，餐后 2 h 抽静脉血测血糖。

2. 控制水平评估

基于同一患者的 HbA1c 与平均血糖的相关性较好，2019 年美国糖尿病协会诊疗标准强调了 HbA1c 检测在血糖管理中的中心地位，同时也提出了对于一些血糖波动较大的患者（1 型糖尿病及严重胰岛素缺乏的 2 型糖尿病患者），最好将 HbA1c 与自我血糖

NOTE

监测（self-monitoring of blood glucose，SMBG）及连续血糖监测（continuous glucose-monitoring，CGM）相结合，以制订血糖控制目标。糖尿病患者康复护理中常基于血糖、血压、血脂和体重等各项指标对控制水平进行评估。指标达标是指各指标达到治疗的目标，即控制血糖至正常或接近正常水平，血压控制在正常范围，血脂控制在正常范围，控制糖尿病患者体重，使体重控制在标准体重 ±20% 范围内。

3. **日常生活活动能力评估** 糖尿病患者容易产生疲劳、易并发糖尿病足、存在心理障碍，可影响日常生活活动，临床常采用 Barthel 指数对日常生活活动能力进行评估。

三、康复护理问题

（1）营养代谢紊乱。

（2）感染。

（3）舒适度改变。

（4）活动无耐力。

（5）合并多种并发症。

（6）精神心理障碍。

（7）糖尿病相关知识缺乏。

四、康复护理原则与目标

1. **康复护理原则** 遵循长期、个性化护理原则，重视生活方式指导，包括合理饮食、适量运动、规律作息、情绪心理管理等。

2. **康复护理目标**

（1）短期目标：①控制血糖，纠正各种代谢紊乱，维持三大营养物质代谢正常化，使血糖长期达到或近于正常；②控制病情，防止并发症的发生和发展；③保证育龄期女性的正常妊娠、分娩和生育；④巩固和提高糖尿病患者的饮食治疗和药物治疗的效果。

（2）长期目标：①掌握控制血糖的方法，掌握低血糖或感染发生的表现及处理方法，保证血糖长期达到或近于正常；②掌握监测血糖、尿糖的方法；③保证儿童、青少年的正常生长和发育；④加强患者的自理能力，保存现有的功能或延缓功能衰退，提高生活质量。

五、康复护理措施

（一）饮食治疗

2017 年 5 月中国营养学会发布了《中国糖尿病膳食指南（2017）》，该指南提供了糖尿病患者膳食管理的推荐意见。

1. **控制总热量** 糖尿病饮食治疗的主要措施是控制每日总热量，对每日总热量的限制以维持控制理想体重为原则。根据实际情况，可选择以理想体重指数（BMI）为依据；或以成年人休息状态下每日每千克理想体重给予热量 25～30 kcal，中度体力劳动者 35～40 kcal，重体力劳动者 40kcal 以上的标准为依据；或以成人标准体重（kg）= 身高（cm）-105 估算糖尿病患者日应摄入的总热量，理想状态是其总能量以能维持理想体重低限为宜。

2. **三大营养素的适当比例和摄入量**

（1）碳水化合物：糖尿病患者膳食的总热量中碳水化合物应占 50%～60%，以复合碳水化合物为主。建议食用粗制米、面和一定量的杂粮。

（2）蛋白质：宜占总能量的 12%～20%，成人按 1 g/（kg·d）计算，对于病情控制不满意或出现负氮平衡的患者，按 1.2～1.5 g/（kg·d）供给。

（3）脂肪：糖尿病患者脂肪的需要量为每日每千克体重 0.6～1.0 g，占总热量的 20%～25%，其中多不饱和脂肪酸、单不饱和脂肪酸与饱和脂肪酸比值为 1∶1∶0.8。胆固醇每天 < 300 mg。

（4）制订食谱：定时、定量三餐的分配比例可参考饮食习惯和血糖情况。餐后血糖过高的可以在总量不变的前提下分成 4 餐或 5 餐。

3. 维生素与微量元素的适当补给　供给充足的维生素和无机盐，适量补充含 B 族维生素及维生素 A 和维生素 C，钙、铬、锌等无机盐和微量元素丰富的食物。维生素是人体代谢必不可少的营养物质，广泛存在于乳制品、新鲜蔬菜和水果中。

4. 高纤维素饮食　增加含膳食纤维丰富的食物，特别是可溶性膳食纤维，有助于延缓或减少葡萄糖在肠道的吸收，有助于降低餐后血糖，缓解或减轻胰岛素抵抗，增加胰岛素敏感性，并具有降脂减肥作用。膳食纤维的总摄入量应在 20 g 以上。

5. 限盐和忌酒　糖尿病患者每日摄盐量不应超过 6 g，伴有肾病者应小于 5 g，有高血压者建议小于 3 g。饮酒可干扰血糖控制和饮食计划的执行，而且大量饮酒还可诱发酮症酸中毒，糖尿病患者应忌酒。

6. 饮食行为干预　是在饮食治疗的基础上通过研发饮食测量工具、评估工具及加强健康教育等手段对患者进行饮食行为干预。

（二）运动治疗

运动能改善糖尿病发病的危险因素，同样也能改善葡萄糖耐量减低和空腹血糖受损状态。运动能显著改善与代谢相关的指标，如运动能改善糖尿病患者的糖化血红蛋白水平。

1. 运动的方式　针对糖尿病患者，《中国糖尿病运动指南》提出有氧运动和抗阻训练是糖尿病患者运动方式的良好选择，建议 2 型糖尿病患者的最佳运动方案为有氧运动与抗阻训练相结合。

2. 运动的强度　为确保锻炼安全有效，运动强度必须控制在已确定的有效范围之内，一般用运动中的心率作为衡量运动强度大小的指标，将能获得较好运动效果并能确保安全的运动心率称为靶心率（target heart rate，THR）。为了安全运动，原则上要求年龄 >40 岁、病程 >10 年、有心血管疾病症状与体征的糖尿病患者，通过运动试验获得靶心率，常规取运动试验中的最高心率的 70%～85% 作为靶心率。

3. 运动的频率　每次运动应有运动前 5～10 min 的准备活动及运动后至少 5 min 的放松活动。运动频率一般以 1 周 3～7 天为宜，具体视运动量的大小而定。如果每次的运动量较大，可间隔 1～2 天，但不要超过 3 天；如果每次运动量较小且患者身体允许，则每天坚持运动 1 次最为理想。

4. 适应证与禁忌证

（1）适应证：①轻度和中度 2 型糖尿病患者；②无酮症酸中毒的 2 型糖尿病患者，在调整好饮食和胰岛素用量的基础上进行运动治疗，能有效控制血糖在良好水平。

（2）禁忌证：①酮症酸中毒；②空腹血糖 > 16.8 mmol/L；③ 增殖性视网膜病；④严重糖尿病肾病；⑤严重心脑血管疾病；⑥合并急性感染。

5. 运动注意事项　糖尿病患者运动量不宜过大，否则会刺激机体的应激反应，导致儿茶酚胺等对抗胰岛素作用的激素分泌增多，血糖升高，甚至诱发糖尿病酮症酸中毒。制订糖尿病运动处方时应当考虑患者的运动能力和水平，运动前要有准备活动，运动后要有整理活动，以避免心脑血管意外或肌肉骨关节损伤，以保证运动过程的安全性。糖尿病患者的运动必须讲究科学，提倡患者进行中等强度及以下的运动。中国的糖尿病患者多为餐后血糖升高，故运动应在餐后1～3 h为宜，运动过程中要注意避免低血糖发生。

（三）药物治疗

糖尿病患者的药物治疗分为口服降血糖药和注射胰岛素2大类。口服降血糖药分为磺脲类、双胍类、瑞格列奈、胰岛素增敏剂等，胰岛素制剂根据起效的快慢和作用时间的长短可以分为短（速）效、中效和长（慢）效胰岛素。在饮食治疗和运动治疗的基础上，根据病情的实际需要选择胰岛素制剂的剂量，同时还要对患者的血糖进行监测，以便及时调整胰岛素的剂量。胰岛素泵可以对正常胰岛素的分泌模式进行实际模拟，胰岛素采用"输注"的方式较符合人体的生理状况，并且吸收会更有预测性，可以降低严重低血糖反应的危险性。

（四）糖尿病足康复护理

1. 伤口护理 感染性伤口建议用0.1%氯己定（洗必泰）和3%过氧化氢（双氧水）擦洗，每天换药1次。非感染性小创口，建议每日局部应用山莨菪碱，促进局部微循环的改善。若足部感染较深，建议及时就医。

2. 物理因子治疗 主要目的在于控制感染，增加局部血液供应，促进足部溃疡面肉芽组织的生长。目前采用的物理因子治疗方法有脉冲磁疗及超短波、紫外线、红外线、激光、高压氧治疗，可根据糖尿病患者足部溃疡分级选择应用。

3. 作业治疗 可改善糖尿病足患者的步行功能，提高患者日常生活活动能力。具体方法包括ADL训练、矫形器具的正确使用和穿戴、假足步行训练、适合患者的职业训练、拐杖和轮椅操作技能训练等。

4. 康复辅具 研究显示，仅为糖尿病足患者提供定制的鞋或鞋垫并不能完全保证改善其足部的机械环境，可以为患者提供康复辅具，并针对性地将患者穿戴时长、穿戴方法及步态等作为考虑因素。糖尿病足的康复辅具主要包括全接触型石膏和治疗性鞋/鞋垫，通过降低足底峰值压力，起到足底减压的作用，达到预防溃疡产生、促进溃疡愈合等康复目的。全接触型石膏被认为是目前促进糖尿病足溃疡愈合效果较佳且成本较低的康复辅具。在康复护理工作中，护理人员可通过提供辅具穿戴方法教育，了解患者穿戴时长及预后情况，并提高患者穿戴辅具的依从性。

（五）心理治疗

糖尿病患者常出现的心理问题包括焦虑、抑郁，以及进食行为障碍、睡眠障碍等，糖尿病患者因足部坏疽伴有恶臭，常有自卑心理。适时适当的心理治疗不仅可以帮助患者树立战胜疾病的信心，同时在一定程度上可以增强疗效。建议在康复护理过程中使用适宜的口头和肢体语言等沟通方法，与患者进行询问式、理解式、鼓励式的沟通，帮助患者改善情绪、恢复自信。鼓励家属多安慰，多鼓励，适时疏导，使患者心态稳定，配合治疗。心理治疗不但有助于控制糖尿病，也有助于患者增加社会参与，提高生活质量。

（六）自我血糖监测

自我血糖监测（SMBG）是糖尿病康复护理的重要组成部分，建议所有糖尿病患者均需进行SMBG。推荐一般成人2型糖尿病患者SMBG的空腹血糖控制目标为4.4～7.0 mmol/L，非空腹血糖目标<10.0 mmol/L。监测时间点包括餐前、餐后2 h，睡前及夜间（一般为凌晨2—3时）。毛细血管血糖监测可快速监测血糖，是自我血糖监测的主要手段。

六、康复护理指导

1. **健康教育，增强意识**　国际糖尿病联盟已确立将糖尿病健康宣教作为治疗糖尿病的基本措施。指导糖尿病患者及其家属了解糖尿病的基本知识和慢性并发症的严重危害，使其能够理解糖尿病是一种慢性疾病，需终身进行治疗，需要有耐心，以积极的心态配合康复治疗。指导患者及其家属了解糖尿病饮食控制和运动治疗对保持正常体重的重要性，对延缓或减轻糖尿病慢性并发症发展的重要意义。

2. **运动训练，适宜适量**　鼓励、监督糖尿病患者进行适宜和适度的运动。建议先从时间短、运动量小的运动方式开始，循序渐进，务必告知患者在运动过程中需要注意的事项。

3. **饮食指导，行为监测**　对糖尿病患者及其家属进行饮食指导，帮助其掌握饮食原则和基本方法，例如食品营养价值、食品热量计算方法、三餐热量分配比例安排、辅助编制食谱等。

4. **用药指导，安全正确**　向糖尿病患者介绍口服降血糖药和胰岛素的种类，胰岛素自我注射的方法，使用后可能出现的并发症和不良反应，以及应急处理措施等。

5. **自我监测，长期坚持**　指导糖尿病患者对自身病情进行正确的自我观察和记录。帮助糖尿病患者掌握血糖及尿糖检测的具体要求和方法，帮助患者准确监测血糖。

6. **行为干预，家庭协助**　指导糖尿病患者注意环境和个人卫生，保持全身和局部清洁，勤换衣裤。为糖尿病患者及其家属提供旅游注意事项指导。

7. **防并发症，重中之重**　指导糖尿病患者及其家属正确进行皮肤护理和足部护理，正确处理各种紧急情况。

（孙　静）

第十三节　骨质疏松症

一、概述

（一）定义

骨质疏松症（osteoporosis，OP）是一种以骨量降低，骨组织微结构损坏，导致骨脆性增加，易发生骨折为特征的全身性骨病。2001 年美国国立卫生研究院（NIH）将其定义为以骨强度下降和骨折风险增加为特征的骨骼疾病。骨质疏松症可发生于任何年龄，多见于绝经后女性和老年男性。初期通常无明显的临床表现，随着病情进展，逐渐出现疼痛、驼背等体征，甚至发生骨折。

（二）流行病学

随着我国人口老龄化加剧，骨质疏松症患病率快速攀升，已成为重要的公共健康问题。全国骨质疏松症流行病学调查显示，50 岁以上人群骨质疏松症患病率为 19.2%，其中女性为 32.1%，男性为 6.9%；65 岁以上人群骨质疏松症患病率为 32.0%，其中女性为 51.6%，男性为 10.7%。

骨质疏松性骨折是骨质疏松症最严重的并发症，是老年患者致残和致死的主要原因之一。其中椎体骨折是最常见的骨折类型，有数据显示我国 40 岁以上患病人群椎体骨折的患病率，男性为 10.5%，女性为 9.5%。髋部骨折是最严重的骨质疏松性骨折，有数据显示髋部骨折后

1 年内，20% 患者可能死于各种并发症，约 50% 患者致残，生活质量明显下降。

（三）分型

骨质疏松症分为原发性和继发性 2 大类。

1. 原发性骨质疏松症 包括绝经后骨质疏松症（Ⅰ型）、老年骨质疏松症（Ⅱ型）和特发性骨质疏松症（包括青少年型）。绝经后骨质疏松症一般发生在女性绝经后 5 ~ 10 年，老年骨质疏松症一般指 70 岁以后发生的骨质疏松，特发性骨质疏松症主要发生在青少年。

2. 继发性骨质疏松症 指由任何影响骨代谢的疾病和 / 或药物及其他明确病因导致的骨质疏松。

（四）临床表现

多数骨质疏松症患者没有明显的临床症状，随着骨量丢失、骨微结构破坏、骨骼力学性能下降及微骨折等出现，患者可出现腰背疼痛，严重者出现脊柱变形，甚至出现骨质疏松性骨折等严重后果。

1. 疼痛 可表现为腰背疼痛或全身骨痛，夜间或负重活动时加重，可伴有肌肉痉挛、活动受限等。

2. 脊柱变形 严重骨质疏松症患者，因椎体压缩性骨折，可出现身高变矮或驼背畸形等，导致脊髓神经受压，或心肺功能及腹部脏器功能异常，出现便秘、腹痛、腹胀、食欲减退等不适。

3. 骨折 骨质疏松性骨折属于脆性骨折，通常指在日常生活中或受到轻微外力时发生的骨折。骨折发生的常见部位为椎体（胸、腰椎）、髋部（股骨近端）、前臂远端和肱骨近端等。

4. 对心理状态及生活质量的影响 患者可出现焦虑、抑郁、恐惧、自信心丧失及自主生活能力下降等心理生理症状。

（五）诊断

骨质疏松症的诊断基于详细的病史采集、体格检查、骨折风险评价、骨密度测量，以及影像学和实验室检查等进行综合判断。

1. 骨密度的测量 双能 X 线吸收法（dual-emission X-ray absorptiometry，DXA）测定骨密度是目前通用的骨质疏松症诊断依据。对于绝经后女性、50 岁及以上男性，建议参照 WHO 推荐的诊断标准（表 6-16）。

表 6-16　基于 DXA 测定骨密度的诊断标准

诊断	T 值
正常	T 值≥-1.0
骨量减少	-2.5＜T 值＜-1.0
骨质疏松	T 值≤-2.5
严重骨质疏松	T 值≤-2.5 并伴有脆性骨折

2. 脆性骨折的诊断 髋部或椎体脆性骨折，不依赖骨密度测定，临床上即可诊断骨质疏松症；肱骨近端、骨盆或前臂远端的脆性骨折，骨密度测定显示骨量减少（-2.5＜T 值＜-1.0），可诊断为骨质疏松症。

二、康复护理评估

（一）危险因素评估

1. 不可控危险因素 包括种族、增龄、女性绝经、脆性骨折家族史等。年龄越大患骨质疏松症的风险越高。

2. 可控危险因素

（1）不健康的生活方式：体力活动少、阳光照射不足、吸烟、过量饮酒、钙和/或维生素D缺乏、过量饮用含咖啡因的饮料、营养失衡、蛋白质摄入过多或不足、高钠饮食。

（2）药物因素：评估是否服用糖皮质激素、质子泵抑制剂、抗癫痫药物、芳香化酶抑制剂、促性腺激素释放激素类似物、抗病毒药物、噻唑烷二酮类药物和过量甲状腺激素等在内的影响骨代谢的药物，这些药物可影响钙的吸收，使尿钙排泄增加，促进骨量丢失。

（3）疾病因素：包括性腺功能减退症、糖尿病、甲状腺功能亢进症等多种内分泌系统疾病，以及风湿免疫性疾病、胃肠道疾病、血液系统疾病、神经肌肉疾病、慢性肝肾及心肺疾病等均会对骨代谢产生不同程度的影响。

（二）健康史采集

评估有无腰痛及疼痛的性质，骨折情况（骨折的时间和部位），合并疾病病史，跌倒及危险因素，妊娠及哺乳情况。

（三）疼痛评估

详见第三章第五节。

（四）运动功能评估

评估肌力、肌耐力、平衡功能等，详见第三章第一节。

（五）骨质疏松症风险评估工具

目前较为公认的疾病风险初筛工具包括国际骨质疏松基金会的骨质疏松症风险 1 min 测试题和亚洲人骨质疏松症自我筛查工具（osteoporosis self-assessment tool for Asians，OSTA）。骨质疏松症风险 1 min 测试题简单，易于操作，但仅用于初步筛查疾病风险，不能用于骨质疏松症诊断，具体测试题见表 6-17。OSTA 主要根据年龄和体质量筛查骨质疏松症的风险，但其所选用的指标过少，特异性不高，需结合其他危险因素进行判断，且仅适用于绝经后女性。

表 6-17 骨质疏松症风险 1 min 测试题

问题	回答	
1. 实际年龄是否超过 60 岁（女性）/70 岁（男性）？	是	否
2. 50 岁之后是否有骨折史？	是	否
3. 是否体重过轻（BMI < 19 kg/m²）？	是	否
4. 是否于 40 岁后身高减少超过 4 cm？	是	否
5. 父母任何一方是否有髋部骨折史？	是	否
6. 是否存在以下任一情况：类风湿关节炎、消化道疾病（炎症性肠病、乳糜泻）、糖尿病、慢性肾病、甲状腺或甲状旁腺疾病（甲状腺或甲状旁腺功能亢进症）、肺病（慢性阻塞性肺疾病）、长时间制动、艾滋病（HIV）？	是	否
7. 是否接受过以下药物治疗：曾服用类固醇激素（如持续服用泼尼松 3 个月及以上）、噻唑烷二酮类药物、器官移植术后免疫抑制剂、抗抑郁药物、抗惊厥药物、抗癫痫药？	是	否

续表

问题	回答
8. 女性回答：是否存在以下任一情况，乳腺癌、接受芳香化酶抑制剂治疗乳腺癌、早绝经、不正常闭经、卵巢切除或由于性腺功能减退导致低雌激素水平？	是 　否
9. 男性回答：是否存在以下任一情况，前列腺癌、接受雄激素剥夺治疗前列腺癌、低睾酮（性腺功能减退），是否过量饮酒（每天超过 3 单位）和 / 或是否目前吸烟？	是 　否

注：上述问题，只要其中有一题回答结果为"是"，提示存在骨质疏松症的风险，建议进行骨密度检查或采用骨折风险评估工具进行骨折风险因子评估。

（六）骨折风险因子评估

骨折风险评估工具（fracture risk assessment tool，FRAX）是 WHO 推荐的用于评估患者未来 10 年髋部骨折及主要骨质疏松性骨折（椎体、前臂、髋部或肱骨近端骨折）发生率的骨折风险预测工具。具有一个或多个骨质疏松性骨折临床危险因素且未发生骨折的骨量减少患者，可通过 FRAX 计算未来 10 年髋部骨折及主要骨质疏松性骨折的发生率，FRAX 预测的髋部骨折发生率≥3% 或任何主要骨质疏松性骨折发生率≥20%，为骨质疏松性骨折高危患者，建议给予治疗，具体内容详见表 6-18。

表 6-18　骨折风险评估工具（FRAX）

危险因素	选项
年龄	＿＿＿岁
出生年月	＿＿＿年＿＿＿月＿＿＿日
性别	□男性　□女性
体重	＿＿＿kg
身高	＿＿＿cm
既往骨折史	□是　□否
父母髋部骨折史	□是　□否
吸烟	□是　□否
肾上腺皮质激素服用	□是　□否
类风湿关节炎	□是　□否
继发性骨质疏松症	□是　□否
每日酒精摄取量达 3 单位或以上	□是　□否（1 单位相当于 8~10 g 乙醇，约 285 mL 啤酒，或 120 mL 葡萄酒，或 30 mL 烈性酒）
骨密度	测量骨密度的仪器 □ GE-Lunar　　□ Hologic　　□ Norland □ T 值　　　　□ DMS/Medilink　□ Mindways QCT 骨密度值 ＿＿＿＿（若患者没有测量骨密度，可以不填此项）
结果判断	□ FRAX 预测的髋部骨折可能性≥3% 或任何主要骨质疏松性骨折可能性≥20%，为骨质疏松性骨折高危患者，建议给予治疗 □ FRAX 预测的任何主要骨质疏松性骨折可能性为 10%~20%，为骨质疏松性骨折中风险 □ FRAX 预测的任何主要骨质疏松性骨折可能性＜10%，为骨质疏松性骨折低风险

（七）居家环境评估

可采用老年人居家环境评估量表对居家环境的安全性进行评估，包括室内光线，地面有无防滑措施，台阶高度、扶手设置等，及早发现生活环境中的风险因素，为环境改造的实施奠定基础。

三、康复护理原则与目标

1. 康复护理原则　减轻或消除患者的焦虑，减轻疼痛，做好疾病的预防工作，积极对症处理临床症状，降低骨折的发生率。

2. 康复护理目标

（1）短期目标：防止骨折，减少并发症，降低病死率。

（2）长期目标：提高疾病的康复水平，改善生活质量。

四、康复护理措施

（一）预防骨折的发生

骨折是骨质疏松症最严重的并发症，因此降低骨折发生率是康复护理的最重要和最终的目的。

1. 锻炼适当　任何过量、不适当活动或轻微损伤均可引起骨折，应根据专业治疗师的建议选择适当的运动方式。

2. 预防跌倒　近年来急速增长的髋部骨折中90%是由于跌倒所致，因此预防跌倒对预防骨折至关重要。预防老年人跌倒，可采用合理使用助行辅具、增加下肢肌力、外出注意保暖防滑、减少镇静或催眠药物的使用、视力矫正、居家危险环境改造等预防措施。

3. 药物预防　对骨质疏松症或骨质疏松性骨折高危人群，应及时给予药物治疗，及早防止骨量继续丢失，积极预防骨质疏松症的发生。目前骨质疏松症治疗药物大致有3类。

（1）抑制骨吸收药物：已发生椎体或髋部脆性骨折，DXA骨密度T值≤-2.5，无论是否骨折高风险人群，可选择抑制骨吸收药物。包括双膦酸盐类、地舒单抗、降钙素、雌激素等。

（2）促进骨形成药物：如甲状旁腺素类似物等，能刺激成骨细胞活性，促进骨形成、增加骨密度、改善骨质量、降低椎体和非椎体骨折风险。常见不良反应为恶心、眩晕等，应注意观察用药反应，18岁以下青少年和骨骺未闭合青少年禁用。

（3）促进骨矿化物：如钙制剂、维生素D类等，不同年龄人群均需要补充，最近发布的中国居民膳食营养素参考摄入量建议中青年每日钙（元素钙）摄入量为800 mg，50岁以上中老年、妊娠中晚期及哺乳期人群推荐每日摄入量为1 000～1 200 mg，可耐受的最高摄入量为2 000 mg。尽可能通过膳食摄入充足的钙，饮食中钙摄入不足时，可给予钙剂补充。

（二）运动治疗

运动是防治骨质疏松症最有效和最基本的方法。运动治疗简单实用，不但可增强肌力与肌耐力，改善平衡、协调性与步行能力，而且可改善骨密度、维持骨结构，降低跌倒与脆性骨折发生风险。总体上讲，运动治疗需遵循个体化、循序渐进、长期坚持的原则。如患者正处于疼痛期，应先止痛并向专业的治疗师咨询，不可盲目运动。

1. 负重运动　可根据自身身体状况选择，以增加骨强度，预防骨折。

（1）高强度负重运动：如跳舞、爬山、跑步、跳绳、打乒乓球等强度较大的运动。每周1～2次，每次至少30 min。

（2）低强度负重运动：如墙上压、掌上压、握力训练、上下楼梯、快走等强度较低的运动。每周至少3次，每次至少30 min。

2. 抗阻力量训练　主要包括硬拉、肩部推举及深蹲，5组/次，重复5次/组，强度在80%～85% 1个最大重复值（repetition maximum，RM），可根据治疗师的建议制订个体化的运动强度。

3. 冲击性训练　主要以跳跃练习为主，应在专业人员指导下进行训练。在没有专业人士指导的情况下，建议根据个人的身体状况，采用中低等强度的运动为主。

4. 高强度抗阻训练联合冲击性训练（high-intensity resistance and impact training，HiRIT）　能有效增加低骨量或骨质疏松症患者的骨密度，降低骨折风险，而且安全有效、耐受性好。为了确保安全，HiRIT项目必须在专业人士（运动医学家或物理治疗师）严格指导下进行，负荷量在65%～85% 1RM的水平中逐渐增加，每周2～3次，2～3组/次，重复8～12次/组，30 min/次，为期8个月，且第1个月以负重训练和低强度的负荷训练过渡为主。

5. 有氧运动　以慢跑和步行为主要方法，每日慢跑或步行2 000～5 000 m，防治下肢及脊柱的骨质疏松。

6. 平衡训练　加强平衡训练，预防跌倒。

7. 姿势训练　主要关注的是身体各部分之间的直线性，不良姿势会增加脊柱的负担，导致骨折，活动和休息时都应注意保持身体的直线性。①立位：保持耳、肩、手肘、臀、膝、踝在一条直线上。②坐位：保持脊柱直立，臀部和膝盖在一条直线上，如坐在较软的沙发上，可用枕支撑背部。③卧位：仰卧放松训练，有利于增加背伸肌的耐力，保持脊柱的直立性，每天训练5～10 min为宜。

（三）疼痛管理

1. 药物疗法　非甾体抗炎镇痛药和阿片类镇痛药是临床最常用的镇痛药物，也是多种肌肉骨骼疼痛的一线用药。阿片类镇痛药对慢性持续性疼痛镇痛效果明显，而非阿片类镇痛药对皮肤、肌肉、关节和骨骼的疼痛疗效较好。使用镇痛药之前，护理人员需评估患者以前的用药情况，遵医嘱定时定量给药，并密切观察用药后的反应。应在医师指导下合理选择镇痛药物，并加强药物管理的健康宣教。

2. 物理因子治疗　根据疗效可分为2类，一类为消炎止痛功效的物理因子治疗，如低频及中频电疗法、脉冲磁疗法等；另一类为促进骨折愈合的物理因子治疗，如亚红斑量紫外线照射、超声波疗法、离子导入疗法及磁疗法等。护理人员可以协助治疗师明确物理因子治疗的适应证和禁忌证，治疗后观察和询问患者的精神状况，观察治疗部位有无异常反应及疼痛缓解情况，如有不适应及时向医师和治疗师反映并给予处理，以避免造成患者不必要的损伤。

（四）骨质疏松性骨折的护理

针对有骨质疏松性骨折的患者，早期应给予牵引、固定、复位或手术治疗，必要时佩戴腰围，急性或亚急性骨质疏松性椎体骨折的患者可使用脊柱支架，以缓解疼痛，矫正姿势，预防再次骨折。同时在保证骨折断端稳定性的前提下，尽量避免长期卧床，及时给予被动活动，加强骨折邻近关节主被动运动（如关节屈伸等）及骨折周围肌肉的等长收缩训练，以预防肺部感染、关节挛缩、肌肉萎缩及失用性骨质疏松。骨折行动不便、跌倒高风险者可选用拐杖、助行架、髋部保护器等辅助器具，以提高行动能力，减少跌倒及骨折的发生。

五、康复护理指导

1. 用药指导 钙剂的补充需适量，并定时复查血钙和尿钙，以免产生高钙血症和高尿钙症，最后形成尿路结石；尿钙 > 300 mg/d 和尿钙／尿肌酐比值 > 0.3 时，应暂停服用。长期雌激素替代治疗，要密切衡量其利弊，因可能增加乳腺癌及子宫内膜癌的发生率，应定期行妇科及乳腺检查，并应注意防止血栓栓塞症的发生。双膦酸盐治疗期间注意服药方法，防止药物对上消化道的损伤。

2. 饮食调理 保证每日膳食丰富、营养均衡是防治骨质疏松症的基础。饮食上应多吃钙和维生素 D 含量较高的食物，如牛奶、蔬菜、鱼类、蛋类、豆腐、菌菇、燕麦、奶制品等。同时还应坚持低盐饮食，多饮水，保持大便通畅，以增进食欲，促进钙的吸收。注意戒烟、限酒，避免过量饮用咖啡和碳酸饮料。保持充足日照，促进维生素 D 的合成。

3. 合理运动 日常运动应以负重、抗阻力运动和平衡训练为主，不仅可以增强肌肉力量、改善机体平衡，还能改善骨密度、维持骨结构，降低跌倒和骨折的风险。中年人以有氧运动为基础，配合全身肌肉力量训练，逐渐增加运动量；老年人可选择散步、慢跑、跳舞、骑车等中强度运动，以及练哑铃、练太极拳、练五禽戏、练八段锦等力量训练。另外，老年人还应增加平衡练习。个人应根据自身状况，选择合适的锻炼强度和时间，循序渐进，持之以恒，但要注意少做躯干屈曲、旋转动作。

4. 保持正确姿势 已经确诊为骨质疏松症或骨折高风险的患者，应加强日常生活姿势的管理，避免姿势不当造成骨折。日常的活动中应避免剧烈运动和做大幅度的弯腰、扭腰动作。站立时保持直立，不要弯腰驼背，保持头部、脊柱、臀部和足跟在一条直线上，足间距为肩宽，重心均匀分配在两只脚上。坐位时选择有靠背的椅子，使背部和腰部得到支撑，膝盖和臀部应保持同一高度，双足平放在地面上。拾取物品时尽量避免弯腰取东西，可以改为蹲下或用工具帮助拾取。睡觉时尽量采用侧卧位，用枕头垫在膝盖之间，减轻腰部压力。避免单次搬运过重的物品，应分多次搬运；提起重物时，要保持背部挺直，利用腿部的力量进行举起。

5. 安全措施 65 岁以上的人群中每年约有 1/3 的人发生跌倒，而跌倒最严重的结局就是骨折。跌倒的常见原因包括室内和户外的危险因素，某些生活方式也可以增加跌倒的风险。因此要预防跌倒，注意室内室外活动安全。室内活动时，保持光线充足；地面保持干燥，无障碍物，地毯要固定；患者的鞋需防滑，鞋底有坑纹，平而富于弹性；把常用物品放置在易于拿取的地方，避免做大量的弯腰动作；对站立不稳的患者，应配置合适的步行器；行动不便的老年人外出需有人陪同。室外活动时，避免在易滑、障碍物较多的路面行走；上下楼梯和电梯时注意使用扶手；夜晚出行时应尽量选择灯光明亮的街道；外出时尽量使用背包、腰包、挎包等，使双手闲置出来。

6. 心理护理 骨质疏松症对患者心理状态的影响常被忽略，主要包括睡眠障碍、焦虑、抑郁、恐惧、自信心丧失等心理异常。老年患者自主生活能力下降，以及骨折后缺乏与外界的交流，也会造成社交障碍等心理负担。因此，应重视和关注骨质疏松症及骨折患者的心理健康评估，并视情况干预，使患者正确认识骨质疏松症，帮助其消除心理负担。

7. 居家环境改造 指导患者进行家居环境适老化改造，减少环境中的跌倒危险因素，降低跌倒发生风险。卫生间采取防滑措施，夜间开启小夜灯，楼道及家的照明充足，楼梯过道安置扶手；消除门槛及地面高度差，增设高度适合并带有扶手的换鞋凳，选用安全稳定的洗澡椅，并采用坐姿沐浴；在淋浴区和坐便器附近增设扶手，选择高度适宜的床，将台灯放置在床边易触摸的位置；选择合脚、稳定性好、支撑性强且防滑的老人鞋；在医师的指导下选择合适的行走辅助工具。

8. 延续性管理　骨质疏松症的治疗是一个长期过程，在居家接受治疗期间应持续监测钙和维生素 D 摄入是否充足、药物不良反应及治疗依从性等。依从性差是骨质疏松症治疗中普遍存在的问题。由于患者对疾病造成健康威胁的认知度低，坚持治疗的积极性不够，治疗时间越久，越易忽视，依从性越低，直接影响骨质疏松症的治疗效果。提高骨质疏松症治疗的依从性需要有效的医患沟通，密切监测，及早发现存在的问题，并实施定期随访管理。

（杜春萍　李思敏）

第十四节　肿　瘤

一、概述

（一）定义

肿瘤（tumor）是体内正常细胞在众多内因（遗传、内分泌失调、营养不良、紧张等）和外因（物理、化学、生物等因素）的长期作用下发生质的改变，从而具有过度增殖的能力。

绝大多数肿瘤由机体细胞变异而来，多数学者认为可能在癌变初期因一系列基因变化破坏了细胞生长的平衡调节，使细胞生长失去调控。同时，免疫功能缺陷也是肿瘤发生、发展的条件。

（二）流行病学

肿瘤是全球最重要的公共健康问题之一，近年来，由于饮食、环境、人口老龄化等因素，肿瘤发病率不断增长，并成为主要致死病因。国际癌症研究机构 2020 年发布的数据显示，中国癌症的新发人数和死亡人数都位居全球第一。2016 年全国恶性肿瘤新发约 406.40 万例。肺癌位居我国恶性肿瘤发病的首位，其他高发恶性肿瘤依次为结直肠癌、胃癌、肝癌、女性乳腺癌等，前五位恶性肿瘤约占全部恶性肿瘤发病的 57.27%。

（三）肿瘤的发展阶段

肿瘤的发生发展分为以下 5 个阶段。

1. **癌前病变**　细胞已发生一定改变，但尚未发生癌变，可双向发展。
2. **原位癌（一般称为 0 期）**　细胞刚刚发生恶变，局限于上皮层。
3. **浸润癌（一般用 T 代表）**　细胞已由发生部位向深处（如黏膜下）浸润。
4. **局部或区域性淋巴结转移（一般用 N 代表）**　细胞由发生的组织沿淋巴管转移至淋巴结。
5. **远处播散（一般用 M 代表）**　指肿瘤细胞随血液转移到远处器官如肝、肺、骨和脑等。

二、康复护理问题

（1）疼痛。
（2）营养不良。
（3）精神心理障碍。
（4）运动功能障碍。

（5）其他：淋巴水肿，神经功能障碍，PICC置管相关护理问题，造口相关护理问题等。

三、康复护理原则与目标

1. 康复护理原则　全面评估患者并综合评估结果，制订个体化康复护理方案；治疗原发疾病，改善相关症状，提高生活质量；重视心理康复，及早进行心理干预。

2. 康复护理目标

（1）短期目标：控制疼痛，增加患者的舒适感；减轻患者焦虑、恐惧、抑郁等不良心理或情绪反应；预防由于疾病、治疗所导致的并发症和功能障碍。

（2）长期目标：帮助患者及其家属保持乐观的心态；控制与疾病、治疗相关的并发症和功能障碍；指导患者定期复诊，主动配合治疗和康复护理；患者能够最大限度地回归家庭和社会。

四、癌痛的康复护理

（一）定义

疼痛是一种与实际或潜在的组织损伤相关的不愉快的感觉和情绪情感体验，或与此相似的经历。疼痛已列为继体温、脉搏、呼吸、血压之后的第五生命体征。临床上根据疼痛的发生情况和持续时间，分为急性疼痛和慢性疼痛，癌痛属于慢性疼痛范畴。

癌痛是指由恶性肿瘤疾病本身或治疗引起的疼痛，是一种复杂症状，影响患者生活的多个方面，包括身体机能、日常生活活动能力、心理和情绪状态及社交活动等。

（二）流行病学

癌痛的患病率差异很大，并且受多种因素的影响，包括所评估的人群、癌症类型、严重程度和治疗情况。接受癌症治疗的人群中，癌痛的患病率为33%～59%，晚期癌症患者患病率增高，可达64%～74%。

由于癌痛可能导致严重不良后果，因此所有活动性恶性肿瘤患者都应常规接受疼痛筛查。对报告疼痛的患者，需进行全面疼痛评估和针对性治疗。

（三）分类

1. 伤害感受性疼痛　与持续存在组织损伤有关，因组织损伤通常伴有炎症反应。可分为躯体组织损伤所致疼痛和内脏组织损伤所致疼痛。

2. 神经病理性疼痛　由于病灶累及外周或中枢躯体感觉系统，或疾病导致躯体感觉功能异常所引起。约40%的癌痛综合征涉及神经病理性机制。

3. 心因性疼痛　主要由心理因素引起的疼痛，较为少见。

（四）癌痛的评估

1. 评估原则　疼痛是相对主观的，因此要求医护人员对收集的全部临床资料进行分析，对疼痛的来源、程度、性质等做出综合判断。癌痛的评估遵循以下原则。

（1）常规：主诉疼痛时即刻评估。无痛或轻度疼痛者，至少每天评估1次。中、重度癌痛，每班至少评估1次，其间注意镇痛措施后的动态评估。

（2）量化：选择合适的评估工具，量化或半量化患者的主诉。除病情变化外，同一患者使用同一工具，使之具有可对比性，可绘制疼痛强度动态变化曲线图。药物治疗依据前24 h疼痛强度及爆发疼痛次数。

（3）全面：疼痛评估内容包括病因、类型、性质、部位、程度、加重或缓解因素、伴随症状、镇痛治疗情况及效果、对日常生活的影响、重要脏器功能、心理精神情况、家庭及社会支持和既往史。

疼痛评估内容可概括为OPQRSTUV：①发作（onset），如开始时间、持续时间、发生频率；②加重（provoking）或缓解（palliating）因素；③性质（quality），如烧灼痛、刺痛、钝痛、跳痛等；④部位（region/radiation），如疼痛部位、是否放射至他处；⑤严重程度（severity），如采用疼痛量表，0代表无痛，10代表最痛；⑥时间/治疗（timing/treatment），如是否持续痛，是否某个特定时间更痛，药物及其他治疗的效果及副作用等；⑦理解/影响（understanding/impact），如造成疼痛的原因，疼痛对患者及其家庭的影响等；⑧价值观（values），如疼痛控制及舒适目标，对疼痛的看法等。

（4）动态：在对患者进行初步评估后，根据患者疼痛情况、治疗计划等实施动态疼痛评估。

2. 评估时机　①患者主诉出现新的疼痛时；②患者初次体验某项新的操作时；③在疼痛治疗措施达到峰值效果后；④长时间存在的疼痛，如慢性疼痛。

3. 评估工具　详见第三章第五节。

（五）癌痛的护理措施

（1）依据疼痛评估情况，对患者实施多学科管理的个体化干预。

（2）遵医嘱给药，指导患者用药，并监测药物不良反应。

（3）联合应用按摩、正念减压疗法、放松训练、音乐疗法和转移注意力等辅助措施。

（4）及时评价镇痛效果。

（5）指导患者主动报告疼痛，预防不良反应，掌握阿片类药物取药和贮存的方法，不自行调整药量。

五、肿瘤的营养康复

肿瘤的发生发展是多基因改变、多阶段渐进性积累的复杂过程，饮食习惯、生活方式、生活环境等因素均可影响这一过程。越来越多的研究证实，控制吸烟、饮酒、不良饮食习惯和体重超重等肿瘤高危因素，可以有效降低肿瘤发生和复发的风险。对于康复期的肿瘤患者，要综合考虑肿瘤治疗情况、机体代谢状况，以及患者的基础疾病，因此必须重视营养管理，进行科学饮食和规范的营养治疗。

（一）相关概念

1. 营养风险　指现存或潜在的、与营养因素相关的、可导致患者出现不良临床结局的风险。

2. 营养不良　或称营养不足，是营养摄入或摄取吸收不足，导致人体成分和体细胞质量改变，进而引起体力和智力下降、疾病临床结局受损的状态。特指三大宏量营养素（碳水化合物、脂肪及蛋白质）摄入不足或吸收障碍所造成的营养不足，即蛋白质–能量营养不良。

3. 肿瘤相关性营养不良　简称肿瘤营养不良，特指肿瘤本身或肿瘤相关原因如抗肿瘤治疗、肿瘤心理应激所导致的营养不足，是一种伴有炎症的营养不良。

（二）营养风险筛查及评估

恶性肿瘤康复期患者应定期进行营养风险筛查及营养评估，详见第三章第十节。

（三）肿瘤的营养护理

多数指南均建议恶性肿瘤康复期患者定期至专业营养（医）师处寻求营养建议。经调整仍不能通过日常膳食满足营养需求的患者，须加用较高能量密度的口服营养补充制剂，必要时给予肠内或肠外营养。

1. 能量及营养素供给

（1）能量：不同类型及不同分期的肿瘤患者能量需求差异较大，但所有肿瘤患者均需警惕潜在的能量及营养素摄入不足。可参考健康人群标准及患者体力活动状况，以 25~35 kcal/（kg·d）为起始量，再根据患者的实际情况进行个体化调整，必要时可通过间接测热计精确测量能量需求。如已存在营养风险，应给予充足能量以避免体重进一步下降；如存在摄入不足，需考虑增加膳食摄入的能量密度。

（2）碳水化合物：对于存在胰岛素抵抗的患者，需根据患者的血糖负荷确定营养摄入。如果碳水化合物供能占比过高，可加重血糖负荷，诱导胰岛素分泌及交感神经兴奋，减少肾排钠，增加水钠潴留及心血管负荷，因此碳水化合物供能应小于总能量的 40%。

对于不存在胰岛素抵抗者，可参考一般人群标准，碳水化合物供能占总能量的 50%~65%。碳水化合物应来源于全谷物、蔬菜、水果和豆类等，有利于减低肿瘤复发风险，延缓肿瘤进展，降低心脑血管疾病风险，并有利于超重或肥胖患者降低体重。

（3）蛋白质：增加蛋白质摄入可增强患者肌肉蛋白的合成代谢。美国医学研究院建议，肿瘤康复期的成年患者膳食蛋白质供能比为 10%~35%，摄入量应在 1.0 g/（kg·d）以上；老年、体力活动下降且合并全身性炎症的肿瘤患者，蛋白质可增至 1.2~1.5 g/（kg·d）；肾功能正常的患者，蛋白质目标需要量可增至 2.0 g/（kg·d），而肾功能不全者，蛋白质摄入量不应超过 1.0 g/（kg·d）。优质蛋白应占总蛋白量的 50% 以上。

（4）脂肪：肿瘤康复期患者的脂肪摄入可参考一般人群标准，脂肪供能应占摄入能量的 20%~35%。如患者存在体重丢失并伴胰岛素抵抗，可增加中链甘油三酯供能比，减少碳水化合物的供能比。多不饱和脂肪酸可降低炎症反应，减少免疫抑制，因此应限制饱和脂肪酸摄入，增加富含 n-3 多不饱和脂肪酸的食物（如深海鱼类等）。

（5）营养素补充剂：肿瘤康复期患者首先通过膳食途径摄入所需各类营养素。在膳食摄入低于推荐摄入量的 2/3，或经生化检查或临床表现证实存在某种营养素缺乏或不足时，可经营养（医）师评估及建议后，参照人体每日摄取推荐量使用适宜的营养素补充剂，补充剂所提供的营养素不应超过推荐摄入量的 2 倍。

2. 营养支持方式　存在营养风险的患者应启动营养支持，包括口服营养液、肠内和/或肠外营养。营养支持应遵循阶梯原则，依次进行营养咨询、口服营养液、肠内营养、部分肠外营养+肠内营养和全肠外营养。

3. 膳食模式　根据中国居民膳食指南，建议肿瘤康复期患者采用均衡膳食：①全谷物、杂豆类、薯类占主食的 1/3 以上；②适当限制红肉、加工肉类、饱和脂肪酸摄入；③避免饮酒。

六、肿瘤的精神心理康复

（一）失眠

1. 定义　失眠是指患者对睡眠时间和/或质量不满足，并持续一段时间，影响日间社会功能的一种主观体验。

2. 诊断标准　根据《国际疾病分类（第 10 版）》（ICD-10）中精神与行为障碍分类，非器质性失眠症（F51.0）诊断标准如下：①主诉入睡困难，或难以维持睡眠，或睡眠质量差；②这种睡眠紊乱每周至少发生 3 次并持续 1 个月以上；③日夜专注于失眠，过分担心失眠的后果；④对睡眠量和 / 或质的不满意引起了明显的苦恼或影响了社会及职业功能。

3. 评估工具

（1）匹兹堡睡眠质量指数（Pittsburgh sleep quality index，PSQI）：主要用于评估最近 1 个月的睡眠质量。由 19 个自评条目和 5 个他评条目组成，其中 18 个条目组成 7 个因子，每个因子按 0～3 分计分，累计各因子得分为总分，总分 0～21 分，得分越高，表示睡眠质量越差。

（2）失眠严重程度指数（insomnia severity index，ISI）：共 7 个题目，每项按 0～4 评分，总分 28 分，用于评估最近 2 周失眠的严重程度，分数越高表示失眠越严重。0～7 分表示无失眠，8～14 分表示亚临床失眠，15～21 分表示中度失眠，22～28 分表示重度失眠。

4. 辅助检查　多导睡眠图（polysomnogram，PSG）监测，即在整夜睡眠过程中，连续并同步记录脑电、呼吸等 10 余项指标，记录次日由仪器自动分析后再经人工逐项核实。可为慢性失眠的诊断、鉴别诊断提供客观依据，为选择治疗方法及评估疗效提供重要参考。

5. 治疗

（1）药物治疗：参照治疗普通人群失眠的经验，根据癌症患者的躯体情况，适当调整药物剂量，把握获益与风险的平衡。

（2）心理治疗：通常包括睡眠卫生教育、松弛疗法、刺激控制疗法及认知行为治疗等。

1）松弛疗法：主要包括想象性放松、冥想放松、渐进性肌肉放松、腹式呼吸训练、自我暗示法。初期应在专业人员指导下进行，在整洁、安静的环境中，每天坚持练习 2～3 次，2～4 周可见效，通常连续治疗 6 周以上。

2）刺激控制疗法：是改善睡眠环境与睡眠倾向（睡意）之间相互作用的行为干预措施。具体要求：有睡意时才上床；如果卧床 20 min 仍不能入睡，应起床离开卧室，有睡意时再返回卧室睡觉；不在床上做与睡眠无关的活动，如进食、看电视、思考复杂问题等；不论睡眠时间长短，都保持规律的起床时间；白天避免小睡。

3）睡眠限制疗法：通过缩短卧床清醒时间，增加入睡的驱动能力，以提高睡眠效率。具体内容：减少卧床时间使其与实际睡眠时间相符，1 周的睡眠效率超过 85% 时可增加 15～20 min 的卧床时间，睡眠效率低于 80% 时减少 15～20 min 的卧床时间，睡眠效率在80%～85% 时则保持卧床时间不变。

4）认知行为治疗：是失眠心理行为治疗的核心，2016 年美国医师协会发布的《成人慢性失眠障碍管理指南》强烈推荐所有成年慢性失眠患者均应接受针对失眠的认知行为治疗，作为慢性失眠的初始治疗。

（二）焦虑障碍

1. 定义　焦虑障碍又称焦虑症或焦虑性疾病，是一组以焦虑情绪为主要临床表现的精神障碍，当焦虑的严重程度与客观事件或处境不相称或持续时间过长，称为病理性焦虑，包括急性焦虑和慢性焦虑，常伴有头晕、胸闷、心悸、呼吸困难、口干、尿频、尿急、出汗、震颤和运动不安等。

2. 诊断标准　临床主要使用的诊断标准是 ICD-10 中精神和行为障碍的分类。

3. 评估工具

（1）医院焦虑抑郁量表（hospital anxiety depression scale，HADS）：具有良好的信度和效度，广泛应用于综合医院患者焦虑和抑郁情绪的筛查和研究。

（2）广泛性焦虑自评量表（general anxiety disorder-7，GAD-7）：包含 7 个条目，每个条目

0~3分。制订者推荐≥5分、≥10分和≥15分，分别代表轻、中和重度焦虑障碍。

（3）汉密尔顿焦虑量表（Hamilton anxiety scale，HAMA）：由英国学者汉密尔顿（Hamilton）于1959年编制，用于评测焦虑症状的严重程度。

4. 干预

（1）心理社会干预：包括教育性干预、认知行为治疗、正念疗法、支持性疗法、补充和替代疗法。

（2）药物治疗：一般而言，轻度焦虑障碍患者使用支持性治疗或行为治疗已足够，但对于持续恐惧和焦虑的患者需要药物治疗。苯二氮䓬类药物常用于治疗肿瘤患者的焦虑，特别是惊恐发作，也用于治疗恶心和失眠。

（三）抑郁障碍

1. 定义　抑郁障碍又称抑郁症，以显著而持久的心境低落为主要临床特征，表现为闷闷不乐、悲痛欲绝、自卑抑郁、悲观厌世，可有自杀企图或行为，甚至发生木僵，心境低落与其处境不相称。部分患者有明显的焦虑和运动性激越，严重者可出现幻觉、妄想等精神症状。

2. 诊断标准　依据ICD-10中精神和行为障碍的分类。诊断中需注意，抑郁障碍的临床症状与某些肿瘤症状相似，如自主神经功能症状（食欲缺乏、胃肠功能紊乱、性欲下降等）可能是肿瘤本身所引起的，而非抑郁障碍的症状。某些抗癌药物也可以引起抑郁障碍，如干扰素、白介素-2和类固醇激素等。

3. 评估工具　为了避免自评量表在筛查结果上的偏差，一般同时选用2种以上的量表。

（1）医院焦虑抑郁量表（HADS）：具有良好的信效度，至少可用于晚期癌症或缓和医疗的患者。

（2）贝克抑郁自评量表（Beck depression rating scale，BDI）：被广泛用于临床流行病学调查，更适用于不同癌症类型和不同分期的癌症患者，能更好地筛查出患有抑郁的患者。

（3）患者健康问卷-9（patient health questionnaire-9，PHQ-9）：内容简单且操作性强，被广泛用于精神疾病的筛查和评估，国内肖水源等将该量表用于恶性肿瘤患者的抑郁筛查，证实该量表具有良好的信效度，是可操作性强、简单方便的抑郁筛查量表。

4. 干预

（1）药物治疗：抗抑郁药物已广泛用于治疗各种躯体疾病所伴发的抑郁障碍，并对肿瘤相关性抑郁同样有效。选择性5-羟色胺再摄取抑制剂在临床被广泛应用，主要包括氟西汀、舍曲林、帕罗西汀、西酞普兰和艾司西酞普兰。新型抗抑郁药文拉法辛、度洛西汀可抑制5-羟色胺和去甲肾上腺素再摄取，米氮平可抑制去甲肾上腺素和5-羟色胺受体，这3种药物具有增加5-羟色胺和去甲肾上腺素的双重作用。

（2）心理治疗：可采取个体治疗或团体治疗的方式，常用方法有支持性心理治疗、认知行为治疗等。支持性心理治疗适用于所有抑郁障碍患者，可帮助患者减少孤独感，学习应对技巧。认知行为治疗可缓解患者特殊的情绪、行为和社会问题，以减轻焦虑、抑郁和痛苦。

（四）谵妄

1. 定义　谵妄（delirium）是恶性肿瘤患者，特别是晚期恶性肿瘤患者常见的一种精神症状。它是一种短暂的，通常可以恢复的，以认知功能损害和意识水平下降为特征的脑器质性综合征，通常急性发作，多在晚间加重，持续数小时到数日不等。

2. 评估工具

（1）简明精神状态检查量表（mini-mental state examination，MMSE）：可用于肿瘤患者的

认知能力筛查，能有效检测认知损害，但缺乏诊断效力。

（2）护理谵妄筛查量表（nursing delirium screening scale，Nu-DESC）：常用于围手术期谵妄筛选，其最大的特征是便携性和易用性，利用与患者简单交流得到的信息就能完成评估，适用于护理人员对住院患者的日常评估，但敏感性和特异性略低。

（3）谵妄评估量表（the delirium rating scale，DRS）：用于临床工作者评估躯体疾病的患者发生谵妄及其严重程度的量表。DRS 是基于对患者 24 h 的观察，所有与患者的访谈、精神状态检查、护士观察和家属报告的有用信息都对 DRS 的评分有帮助。

3. 干预

（1）非药物干预

1）预防谵妄：研究发现，干预谵妄的 6 个核心风险因素（认知损害、睡眠剥夺、活动受限、视觉受损、听觉受损及脱水）后，住院老年患者的谵妄发生率、持续时间及发作次数均显著低于对照组，但谵妄的严重程度未见显著性差异。

2）治疗谵妄：科尔（Cole）等使用系统监测与多学科照料，发现谵妄的严重程度较对照组减轻，但患者的约束情况、住院时间、死亡率及受照护情况未见明显改善。

（2）药物干预

1）预防谵妄：对于高度谵妄风险的患者使用氟哌啶醇是有益的。

2）治疗谵妄：抗精神病药物可控制恶性肿瘤患者的谵妄症状，氟哌啶醇是最常用的抗精神病药物，利培酮、奥氮平等对谵妄亦有效。

（五）自杀

1. 定义　自杀指自发完成的、故意的行动，行为者本人完全了解或期望这一行动的致死性后果。按自杀行为的结局分为自杀未遂和自杀死亡。自杀行为包括 4 个心理过程：自杀意念、自杀计划、自杀准备、自杀行动。

2. 评估工具

（1）护士用自杀风险评估量表（nurses' global assessment of suicide risk，NGASR）：是用于精神科评估自杀风险的他评量表。

（2）简明国际神经精神访谈（mini-international neuropsychiatric interview，MINI）自杀筛选问卷：是针对《精神障碍诊断与统计手册（第 4 版）》、ICD-10 中精神疾病的一种简式、结构式诊断访谈问卷。

3. 评估分类　根据评估结果可将自杀风险分为：①高危，有强烈自杀的意念和严重的自杀行为；②中高度危险，事情已安排妥当，计划好自杀，随时有危险性；③中度危险，只是计划时间上的跨度，还没有机会实施；④低度危险，只有想法，暂无行动。

4. 评估内容　一般采用开放式临床访谈收集资料，内容包括：①自杀意念的访谈，询问患者是否有自杀意念；②与疾病和治疗相关的评估；③情绪和精神状况的评估；④行为的评估；⑤个人特征的评估；⑥社会资源的评估。

5. 干预

（1）药物干预：包括使用规范化的止痛治疗以改善患者的疼痛，使用抗焦虑药物改善患者的焦虑，使用抗精神病药物改善患者的谵妄或精神病性症状如幻觉、妄想。帮助患者减轻症状所带来的痛苦，有助于降低患者的自杀风险。

（2）非药物干预

1）一般干预措施：对于重度抑郁出现自杀意念或行为的患者建议住院治疗；对于有自杀

意念的患者，防止其接触药物或其他危险品；家人或朋友应密切注意并监护患者安全。

2）心理治疗：①尊严治疗。该疗法认为终末期患者尊严治疗的 3 个主要范畴包括与疾病相关的忧虑、维护尊严的方法、社会尊严。②意义治疗。帮助晚期癌症患者维持和增强意义感，改善患者的灵性幸福，减轻患者的抑郁，减少患者对死亡的焦虑和渴求，帮助患者做好终末期准备。③其他形式的心理治疗。认知行为治疗有助于管理癌症患者的躯体症状，纠正导致患者出现自杀意念和无望的歪曲认知。

（3）危机干预：目的是通过适当释放蓄积的情绪，改变对危机性事件的认知态度，结合适当的内部应对方式、社会支持和环境资源，帮助当事人获得对生活的自主控制，渡过危机，预防发生更严重及持久的心理创伤，恢复心理平衡，从而有效地预防自杀。

6. 预防　总的预防原则是提高患者的心理素质，加强精神卫生服务。分为 3 级：①一级预防，主要预防个体自杀倾向的发展；②二级预防，主要对处于自杀边缘的个体进行危机干预；③三级预防，主要采取措施预防曾自杀未遂者再次自杀。

七、肿瘤的运动康复

运动康复是通过运动促进机体功能恢复，以达到或保持健康状态的治疗手段。肿瘤患者进行运动康复有利于减缓并发症和功能障碍，改善临床治疗效果，提高患者生活质量，降低癌因性死亡风险和延长生存期。大量循证医学证据表明，在专业人员指导下进行合理的运动康复有助于恢复肿瘤患者的生理功能和社会功能。

肿瘤患者的康复贯穿于肿瘤诊疗的全过程，包括癌症诊断后抗肿瘤治疗前的预康复、癌症治疗期的康复、癌症治疗后的康复及癌症慢性疾病管理期的康复。运动康复可贯穿肿瘤治疗全周期，在改善肿瘤患者的多个健康结局方面是安全、可行和有效的。肿瘤患者的运动康复应遵循 5 大原则：因人而异、循序渐进、持之以恒、主动参与和全面康复。具体康复方法见第四章第一节运动治疗部分。

（一）以功能障碍为主的运动处方

1. 癌因性疲乏（cancer-related fatigue，CRF）　是一种痛苦、持续、主观的，有关躯体、情感或认知方面的疲乏感，与近期的活动量不符，与癌症或癌症治疗相关，并且妨碍患者的日常生活。针对 CRF 的运动处方：推荐每周 3 次中等强度有氧运动，至少持续 12 周，每次运动时间超过 30 min，或每周 2～3 次中等强度有氧运动联合中等强度抗阻运动。当每周有氧运动总量超过 150 min 时，会降低减轻疲乏的效果，因此应避免过度运动。

2. 神经系统症状　化疗引起的周围神经病（chemotherapy induced peripheral neuropathy，CIPN）是困扰患者日常生活的主要并发症之一。每次 60 min 的中等强度有氧运动联合抗阻运动，每周 2～3 次，可改善 CIPN 所致的麻木、刺痛、冷热感觉异常，并可预防 CIPN 进一步加重。对老年患者而言，每天中低等强度有氧运动和中低等强度抗阻运动也可有效改善 CIPN 症状。CIPN 的潜在风险是损害患者的感知功能，尤其累及下肢时易导致平衡能力下降，存在跌倒风险。

3. 心肺功能下降　中高强度的有氧运动可提高癌症患者的心肺功能，尤其是峰值摄氧量。不同运动处方对提高心肺耐力的反应存在较大差异，推荐参考心脏康复模式，在癌症不同临床阶段采取结构化的综合运动干预。

4. 肌肉和关节问题　每周 150 min 中等强度有氧运动可改善化疗所致的肌肉减少症，联合每周 2～3 次的抗阻运动效果更加显著。持续 12 周针对特定肌群的渐进性抗阻训练可有效改善头颈部肿瘤患者的肩痛及上肢功能。每周 150 min 的有氧运动联合每周 2 次的抗阻运动可缓解芳香化酶抑制剂治疗相关的关节疼痛。但肌肉和关节问题通常需要个体化评估和进行物理治疗。

5. 骨骼健康　癌症患者合并骨质疏松或骨转移的风险较高，应在运动前充分评估患者的骨骼情况，骨骼状态较好者可在监督下持续 1 年的中等强度抗阻运动和高冲击性训练，维持和改善骨骼健康。对于已存在骨转移和骨质疏松者，应以预防跌倒、提高局部肌肉能力、改善体能和日常生活活动能力的综合运动为主，有效预防废用综合征继发的骨质下降。

6. 癌因性疼痛　在安全可行的前提下，有氧运动、抗阻运动、有氧运动结合抗阻运动是改善疼痛的主要运动方式。每周 3 次超过 60 min 的有氧运动加抗阻运动，持续 12 周，可有效降低癌因性疼痛的强度，减轻疼痛对患者日常生活的影响。在使用药物治疗病因和缓解症状的基础上，可将有氧运动和抗阻运动纳入综合症状干预和管理方案，并严密监测疼痛改善的程度。

7. 情绪障碍　治疗较复杂，需精神科医师共同参与方案的制订。推荐每周 3 次中等强度有氧运动，持续至少 12 周，或每周 2 次有氧运动加抗阻运动，持续 6 ~ 12 周。对耐受不了有氧运动或抗阻运动者，推荐肌肉放松训练。

8. 淋巴水肿　常规综合的消肿治疗方案包括体位、手法淋巴引流，绷带缠绕和穿戴压力衣等。患者应在专业人员的指导下进行运动，从低强度开始，进行每周 2 ~ 3 次的肢体渐进抗阻运动，可改善淋巴水肿症状。运动期间出现水肿加重或肢体疼痛、发红等，应停止运动并报告医务人员。

9. 睡眠障碍　推荐每周进行 3 ~ 4 次中等强度有氧运动（尤其是步行），每次 30 ~ 40 min，持续 12 周以上，可改善睡眠质量。

（二）运动康复的安全性

由于疾病本身及抗肿瘤治疗的特殊性，肿瘤患者应动态监测体力活动 / 运动的安全性，在特殊时期和状态下应停止运动测试和训练；在机体具有潜在安全风险时，应在医学监督下调整训练强度并做好相应的防范措施。表 6-19 列举了与肿瘤患者运动安全性相关的注意事项。

表 6-19　与肿瘤患者运动安全性相关的注意事项

特殊情况	注意事项
伴有骨质疏松、骨转移或曾接受激素治疗者	1. 对骨折风险较高的患者，开始运动前应充分临床评估和药物治疗 2. 在进行抗阻运动时应避免在病变部位直接负重 3. 应避免高冲击性负荷训练和躯干过度屈曲、伸展或扭转等动作 4. 在运动前后和运动过程中，应注意监测病变位置疼痛的变化
合并化疗引起的周围神经病者	1. 应在运动前评估平衡功能、步态和跌倒风险 2. 应优先安排神经肌肉功能训练和抗阻训练 3. 考虑其他有氧运动方式（如功率自行车、水中有氧运动）来代替步行或跑步以降低跌倒风险 4. 若使用推举、哑铃等器械进行抗阻运动，应提前评估手部感觉，考虑使用带有软 / 橡胶涂层的哑铃或戴上有衬垫的手套
合并淋巴水肿者	1. 应在专业人员监督下开始运动，逐渐增加肿胀肢体的运动量和强度 2. 运动时应穿压力衣 3. 合并上肢淋巴水肿者，负重抗阻训练并不会增加水肿，但下肢淋巴水肿的运动安全性仍不清楚，需在运动前后密切关注肢体围度 4. 没有足够证据明确有氧训练会加重淋巴水肿的风险，应在监督下有氧运动，并密切评估肢体围度

续表

特殊情况	注意事项
保留腹部造口/造瘘者	1. 运动前应清空造口袋 2. 应从低阻力开始抗阻运动，并在专业人员监督下逐渐增加强度，避免引起腹压骤增的动作（如 Valsava 动作） 3. 运动过程中注意保持最佳饮水量，预防脱水 4. 运动后应按照临床造口护理指导，预防造口感染
正在接受或接受过移植免疫治疗者	1. 鼓励居家运动，谨慎使用公共场所健身设备，预防交叉感染 2. 应从低强度、高频次和短时程的运动开始，缓慢递进运动总量，避免过度训练对免疫系统调节造成的影响 3. 应频繁监测患者目前状态耐受能力，调整相应运动量
正在接受放疗者	1. 重视评估放疗位置周围关节活动范围，优先进行局部柔韧性训练 2. 避免氯暴露，如避免进行游泳池内运动 3. 运动前后注意监测放疗部位皮肤软组织的变化
严重贫血患者	1. 首先考虑临床治疗和纠正贫血是否充分 2. 避免直接进行一般运动处方训练，可从日常生活活动开始 3. 伴随严重疲劳可以从每日 10 min 静态牵伸开始
血小板计数减少者	1. 应在监督下从低强度运动开始，注意观察运动前后皮肤黏膜出血情况 2. 除非合并临床状态不稳定，严重血小板减少不是活动的禁忌证，可以从床上活动和日常生活开始，避免久坐不动或卧床状态
体内有留置导管者	1. 避免置管区域周围肌群进行抗阻训练 2. 避免置管肢体剧烈运动 3. 非植入式留置导管应避免游泳等可导致交叉感染的运动方式

八、康复护理指导

1. **保持情绪稳定、心情舒畅**　指导患者稳定情绪，保持乐观的心情，积极面对现实，缓解焦虑、恐惧症状。为患者及家属提供正确的疾病相关知识指导，帮助患者树立康复信心。动员家庭、社会力量给予心理支持，鼓励患者参与社会活动，提高其心理健康水平。

2. **注意营养全面均衡**　鼓励患者加强营养，注意营养均衡、结构合理。饮食宜清淡、易消化，避免辛辣刺激性食物，禁烟、酒，多吃新鲜蔬菜和水果。指导患者定期至专业营养（医）师处寻求营养建议，以满足不同时期的营养需求。

3. **合理功能锻炼**　协助和鼓励患者在专业指导下进行功能锻炼，以减少并发症，提高身体抵抗力，促进功能恢复，提高生活质量。

4. **培养良好生活习惯**　合理安排日常生活，注意生活规律，劳逸结合，避免过度疲劳。保持个人与环境的卫生与清洁，指导患者进行口腔、皮肤护理，避免出入人员较多的公共场所，减少感染机会，注意防寒保暖。

5. **定期复查**　肿瘤患者应终身随访，坚持定期复查，具体时间和随访内容遵医嘱进行。如发现身体不适应及时就诊。

（王灵晓）

第十五节　老　年　病

一、概述

（一）定义

老年病又称老年疾病，是指人的老年期在器官衰老的基础上发生的，与退行性改变相关的，具有自身特点的疾病。进入老年期后，由于人体组织结构的老化，各器官功能逐渐出现障碍，身体抵抗力减弱，身体活动能力降低，协同功能丧失。因此，与年轻人相比，老年人不仅患病增加，而且疾病具有自身特点。

（二）流行病学

中国人口老龄化形势日趋严峻，2021年国家统计局发布的第七次全国人口普查数据显示，我国60岁以上人口为2.64亿，占总人口18.70%；65岁以上人口为1.91亿，占总人口13.50%。估计至2050年，中国60岁以上老年人口数量将达到4亿，占全国总人口的31.3%；80岁以上高龄老人将达到9 040万，成为全球最大的高龄老年群体。我国老年人群普遍存在机体功能减退、多系统退行性病变和自理能力受损等问题。

二、常见老年病康复护理

在衰老过程中，人体发生机能衰退和功能障碍，导致与衰老密切相关的疾病，如阿尔茨海默病（老年性痴呆）、老年性精神病、老年性耳聋、脑动脉硬化及由此引发的脑卒中等。

（一）阿尔茨海默病

1. 定义　阿尔茨海默病（alzheimer's disease，AD）是一种起病隐匿、进行性发展的神经退行性疾病，临床上以记忆障碍、失语、失用、失认、视空间功能损害、执行功能障碍及人格和行为改变等全面性痴呆表现为特征。

2. 流行病学　2015年中国健康与养老追踪调查发现，我国60岁以上人群多病共存患病率为43.65%，2018年我国认知功能受损的老年人数量达1 200万，约占我国老年人口的5%，占全球认知功能受损老年人总数的20%。在老年人中，失能和失智的流行率随年龄增高而快速上升，中国老年健康影响因素调查显示我国65～79岁、80～89岁、90～99岁和百岁以上老人认知功能受损率分别是4.8%、17.1%、36.3%和56.6%，日常生活活动能力受损比例分别是5.5%、15.6%、34.1%和51.7%。目前，我国80岁以上老年人约1 480万，AD患者总数接近1 000万。

3. 危险因素　导致该病发生的可能危险因素包括以下4个方面。

（1）遗传因素：阿尔茨海默病的发病具有家庭聚集倾向，约40%的患者有阳性家族史，提示该病与遗传因素有关。

（2）免疫功能障碍：老年人脑内β-淀粉样蛋白沉积形成斑块，可引起神经变性，导致认知功能受损。

（3）神经递质改变：阿尔茨海默病患者脑中的神经递质乙酰胆碱合成减少，从而影响记忆和认知功能。

（4）不良生活方式：以往研究显示，肥胖、吸烟、酗酒、饮食中铝摄入过多等不良生活方式与阿尔茨海默病的发病相关。

4. 临床特点

（1）轻度痴呆期：发病1~3年，表现为记忆减退；判断能力下降，不能对事件进行分析、思考、判断，难以处理复杂的问题；自理能力下降，不能独立进行购物、经济事务等，社交困难；性格改变，情感淡漠，偶尔激惹，常有多疑；时间定向障碍，对所处的场所和人物能做出定向，对所处地理位置定向困难，复杂结构的视空间能力差；语言功能障碍，言语词汇少，命名困难。

（2）中度痴呆期：发病2~10年，表现为远近记忆严重受损，简单结构的视空间能力下降，时间、地点定向障碍；在处理问题、辨别事物的相似点和差异点方面有严重损害；不能独立进行室外活动，在穿衣、个人卫生及保持个人仪表方面需要帮助；不能计算；出现各种神经症状，可见失语、失用和失认；情感由淡漠变为急躁不安，常走动不停，可见尿失禁。

（3）重度痴呆期：发病8~12年，患者完全依赖照护者，出现严重记忆力丧失，仅存片段记忆；日常生活不能自理，大小便失禁，呈现缄默、肢体僵直；查体可见锥体束征阳性，有强握、摸索和吸吮等原始反射。

5. 康复护理评估

（1）认知功能评估

1）简明精神状态检查量表（MMSE）：是痴呆筛查的首选量表。

2）长谷川痴呆量表（Hasegawa dementia scale，HDS）：该量表与MMSE量表已成为全球应用广泛的阿尔茨海默病筛查工具。应用该量表时，痴呆的判定与受教育程度有关，判定痴呆的标准为：文盲<16分，小学<20分，中学或以上<24分。见表6-20。

表6-20　长谷川痴呆量表（HDS）

姓名 _____　性别 _____　年龄 _____　文化程度 _____

指导语：由医师通过提问的方式对被试者进行，对被试者说明"下面我要问你一些非常简便的问题，测验一下你的注意力和记忆力，请你不要紧张，尽力完成"。

项目内容	分数	
1. 今天是几月几号（或星期几）（任意一个回答正确即可）	（1）正确——3	（2）错误——0
2. 这是什么地方	（1）正确——2.5	（2）错误——0
3. 您多大岁数（±3年为正确）	（1）正确——2	（2）错误——0
4. 最近发生过什么事情（请事先询问知情者）	（1）正确——2.5	（2）错误——0
5. 你出生在哪里	（1）正确——2.5	（2）错误——0
6. 中华人民共和国成立年份（±3年为正确）	（1）正确——3.5	（2）错误——0
7. 1年有几个月（或1小时有多少分钟）（任意一个回答正确即可）	（1）正确——3	（2）错误——0
8. 国家现任总理是谁	（1）正确——3	（2）错误——0
9. 计算100-7	（1）正确——2	（2）错误——0
10. 计算93-7	（1）正确——2	（2）错误——0
11. 请倒背下列数字：6-8-2	（1）正确——2	（2）错误——0
12. 请倒背下列数字：3-5-2-9	（1）正确——2	（2）错误——0
13. 先将纸烟、火柴、钥匙、表、钢笔5样东西摆在受试者面前，令其说一遍，然后把东西拿走，请受试者回忆	（1）完全正确——3.5　（3）正确3项——1.5　（5）正确1项或完全错——0	（2）正确4项——2.5　（4）正确2项——0.5

注：文化程度为必填项。

3）画钟试验：该测验操作简便，应用广泛。评分标准为4分法，即总分为4分，完成一个闭合的圆圈得1分，时间位置正确得1分，12个数字完全正确得1分，指针位置正确得1分。正常值＞2分。

（2）日常生活活动能力评估：最常用的为Barthel指数。

（3）吞咽功能评估：早期采用洼田饮水试验进行床旁评估。

（4）其他评估：行为和精神症状评估。

6. 康复护理问题

（1）语言功能障碍。

（2）自理能力缺陷。

（3）有受伤危险。

（4）躯体移动障碍。

（5）社会交往障碍。

（6）感知改变。

7. 康复护理原则与目标

（1）减轻患者认知功能损害：鼓励患者及其家属长期配合康复锻炼，延缓患者认知功能损害的进程，保证患者的生活质量。

（2）纠正患者异常精神神经行为：通过健康宣教使患者家属充分了解和理解疾病与患者行为之间的关系，采取正确的方式进行纠正。

（3）改善患者日常生活活动能力：通过康复锻炼，尽可能长时间和全面保留患者的日常生活活动能力，提高患者的生活质量。

（4）提升患者社交技能：保持和维护患者社交的机会和能力。

（5）提高患者生活自理能力：最大限度地帮助患者回归社会、回归工作。

8. 康复护理措施

（1）复合性注意训练：可采用stroop色词测验、词汇朗读和字形判断、双耳分听任务、数字顺背或倒背等，此外钓鱼游戏、拼图游戏、填色游戏等也是常用的复合性注意训练方法。

（2）执行功能训练：不同范畴的词汇进行快速词汇分类提取训练，让患者尽快列举动物、水果和用品等范畴内的实际例子，或将动物、植物、居家用品等卡片按某种范畴进行归纳和分类，或者按颜色、形状和大小对卡片或实物进行属性分类等。

（3）学习和记忆训练：主要包括即刻记忆训练、短时记忆训练和长时记忆训练。

1）即刻记忆训练：训练环境应安静，避免分散患者的注意力。康复护理人员读出一串随机动物或植物的名称，让患者复述，从少到多，若患者能正确复述，就逐渐增加动物或植物的名称，词语数量由少到多，训练时间不宜过长，以免患者出现烦躁情绪，不配合训练。

2）短时记忆训练：让患者看几件物品或图片，记忆后回忆，也可用积木摆一些图案给患者看，打乱后让患者再按原样摆好。

3）长时记忆训练：结合患者日常生活功能，通过缅怀活动，鼓励患者回忆并讲述过往的生活经历，以减缓远记忆的下降速度。也可使用辅助记忆工具，如记事本、活动日程表、绘图、记忆提示等，帮助患者保持记忆功能。

（4）言语训练：可通过构音训练、口语和文字表达、口语命名、文字称呼和复述，以及数数、背诗、唱歌等方法进行言语训练。语言理解能力可通过画与文字匹配、是非反应、听写和执行口头指令等方法训练。

（5）定向能力训练：康复护理人员可结合患者日常生活对其进行人物、时间、空间的定向能力训练。如帮助患者认识目前生活中的人物（如家人、医护人员等）；让患者讲述日期、时间、气候等，使其逐渐形成时间概念；在病房或卧室设置醒目的标志，训练患者认识病房、卧室和卫生间等，以提高其空间定向能力。

（6）知觉性运动训练：临摹或重新摆放二维拼图或三维积木，重新布置家具玩具，辨认重叠图形，描述图片中两物品之间的位置关系。通过反复看照片和使用色卡，训练患者命名和辨别颜色的能力，改善视觉失认；通过声 – 图辨认或声 – 词辨认，改善听觉失认；闭目触摸不同性状的物品而后睁眼确认，改善触觉失认。

（7）吞咽功能训练：阿尔茨海默病患者的注意力容易分散，在进行康复训练时尽量保持安静。如果患者情绪异常、出现越激行为、不能很好地配合训练，则暂时停止训练，等患者情绪平稳后再继续训练。

（8）思维和语言表达能力训练：根据病情，选择难易适当的智力拼图等游戏进行训练，以提高患者的逻辑思维能力；让患者进行图片归纳和物品分类，以训练患者的分析和综合能力；让患者听或阅读故事并讲述或回答相关问题，以训练患者的理解和语言表达能力。

（9）运动功能训练：运动康复不仅可有效提高阿尔茨海默病患者的步长、步行速度、平衡能力、运动功能和生活质量，规律适当的运动还可改善阿尔茨海默病患者的认知功能，一定程度地延缓病情进展。鼓励有氧运动，如步行、慢跑、骑自行车、游泳、打太极拳及练八段锦等。进行改善体力、耐力和柔韧性的运动治疗，提高核心控制能力，改善功能独立性，预防跌倒，同时延缓日常生活活动障碍的进展。

（10）社会认知训练：训练患者对不同情绪的识别能力；通过附有问题的故事卡片引导患者对故事卡片上人物的精神状态（思想、欲望和意图等）或经历过的事件进行推测，如"女孩在哪里寻找她丢失的包？"或"为什么男孩感到悲伤？"

（11）其他训练：包括音乐治疗、怀旧治疗、虚拟现实技术等。

9. 康复护理指导　目前阿尔茨海默病无特效治疗药物，康复护理的重点是最大限度地保持其记忆力和沟通能力，提高其日常生活活动能力和生活质量，以及提高家庭应对照护能力。

（1）日常照顾，生活自理：患者的居住环境应简洁安全，避免患者因环境杂乱而跌倒或被尖锐器物损伤等意外事故的发生。帮助患者养成规律的生活习惯，如定时进食、定时排便、定时上床睡觉等。白天尽量安排患者进行一些兴趣活动以减少日间睡眠，避免其出现昼夜颠倒的睡眠特点。饮食营养均衡，应遵循高蛋白、高维生素、低脂肪、低盐、低糖的饮食原则，常吃富含胆碱的食物，如豆类、蛋类、鱼类、核桃等。加强患者进餐时的陪护，以防止发生噎呛。选择宽松舒适、易于穿脱的衣物。

（2）运动训练，维持功能：指导患者进行适当运动，如散步、打太极拳等，运动量和运动强度应坚持循序渐进的原则。进行户外运动时应有专人陪护，以防患者走失。

（二）帕金森病

1. 定义　帕金森病（Parkinson disease，PD）是一种常见于中老年神经系统的变性疾病，临床上以静止性震颤、肌强直、运动迟缓和姿势平衡障碍为主要特征。

2. 病因及流行病学　帕金森病最主要的病理改变是中脑黑质多巴胺（dopamine，DA）能神经元的变性死亡，由此而引起纹状体 DA 含量显著性减少。导致这一病理改变的确切病因仍不清楚，遗传因素、环境因素、年龄老化、氧化应激等均可能参与 PD 多巴胺能神经元的变性死亡过程。

PD 为典型的老年慢性疾病，其患病率随着年龄的增长而不断升高，60 岁老年人的患病率为 0.25%，70 岁老年人的患病率上升到 1%，而 80 岁老年人的患病率可达 2.5%。我国 65 岁以上老年人群中 PD 的患病率为 1.7%，80 岁以上超过 4%。《中国帕金森病治疗指南（第 4 版）》指出，到 2030 年，我国 PD 患者将达 500 万例，几乎占全球患者数的一半。

PD 的发病率和患病率均随年龄的增长而增加，提示衰老与发病有关。5%~10% 的 PD 患者有家族史，说明遗传因素是 PD 的发病因素之一。其他因素包括环境、脑外伤、吸烟、饮咖啡等也可能增加或降低罹患 PD 的危险。

3. 临床特点

（1）运动性功能障碍：帕金森病起病隐袭，进展缓慢。约 70% 的患者以静止性震颤为首发症状，多始于一侧上肢远端，逐渐累及对侧肢体。震颤于静止时出现或明显，随意运动时减轻或停止；精神紧张时加剧，入睡后消失；手部静止性震颤在行走时加重。患者面部表情动作减少，瞬目减少，称为面具脸。说话声音单调低沉、吐字欠清。写字可变慢变小。洗漱、穿衣和其他精细动作变得笨拙、不灵活。晚期帕金森病患者可出现冻结现象，表现为行走时突然出现短暂的不能迈步，双足似乎粘在地上，须停顿数秒后才能再继续前行或无法再次启动。

（2）非运动性功能障碍：除震颤和行动迟缓等运动症状外，帕金森病患者还可出现情绪低落、焦虑、睡眠障碍、认知功能障碍等非运动症状。疲劳感也是帕金森病常见的非运动症状。

1）认知功能障碍：随着疾病的进展，患者逐渐出现认知功能障碍，表现为空间定向能力、语言表达能力和注意力下降，记忆障碍乃至痴呆等。

2）吞咽障碍：患者喉部肌肉运动功能障碍，导致流涎和吞咽困难，表现为不能很快吞咽，进食速度减慢，食物易在口腔和喉部堆积，可引起噎呛。

3）膀胱功能障碍：部分患者有类似前列腺增生的表现，表现为尿频、尿急、尿流不畅等，部分男性患者有尿失禁。

4）精神和心理障碍：患者因动作迟缓、流涎、语言功能障碍等产生自卑心理。随着病情进行性加重，患者的生活自理能力和劳动能力逐渐下降甚至丧失，从而产生无助、焦虑、抑郁等心理问题。

4. 康复护理评估

（1）综合评估

1）韦氏帕金森病评分量表（韦氏量表）：各项评分为 0~3 分，0 分为正常，1 分为轻度，2 分为中度，3 分为重度，总分为各项累计加分（表 6-21）。

表 6-21　韦氏帕金森病评分量表

项目	表现	评分
1. 手动作	不受影响	0
	精细动作减慢，取物、扣纽扣、书写不灵活	1
	动作中度减慢，单侧或双侧各动作中度障碍，书写明显受影响，有小字症	2
	动作严重减慢，不能书写，扣纽扣、取物明显困难	3
2. 强直	未出现	0
	颈、肩部有强直，激发阳性，单或双侧腿有静止性强直	1
	颈、肩部中度强直，不服药时有静止性强直	2
	颈、肩部严重强直，服药后仍有静止性强直	3

续表

项目	表现	评分
3. 姿势	正常，头部前屈 < 10 cm	0
	脊柱开始出现强直，头前屈达 12 cm	1
	臀部开始屈曲，头前屈达 15 cm，双侧手上抬，但低于腰部	2
	头前屈 > 15 cm，单、双侧手上抬高于腰部，手显著屈曲；指关节屈曲，膝开始屈曲	3
4. 上肢协调	双侧摆动自如	0
	一侧摆动幅度减小	1
	一侧不能摆动	2
	双侧不能摆动	3
5. 步态	跨步正常	0
	步幅 44 ~ 75 cm，转弯慢，分几步才能完成，一侧足跟开始重踏	1
	步幅 15 ~ 30 cm，两侧足跟开始重踏	2
	步幅 <7.5 cm，出现顿挫步，靠足尖走路，转弯很慢	3
6. 震颤	未见	0
	震颤幅度 <2.5 cm，见于静止时的头部、肢体，行走或指鼻时有震颤	1
	震颤幅度 <10 cm，明显不固定，手仍能保持一定控制能力	2
	震颤幅度 >10 cm，经常存在，醒时即有，不能自己进食和书写	3
7. 面容	表情丰富，无瞪眼	0
	表情有些刻板，口常闭，开始有焦虑、抑郁	1
	表情中度刻板，情绪动作时现，激动阈值明显增高，流涎，口唇有时分开，张开 >0.6 cm	2
	面具脸，口唇张开 >0.6 cm，有严重流涎	3
8. 言语	清晰、易懂、响亮	0
	轻度嘶哑，音调平，音量可，能听懂	1
	中度嘶哑，单调，音量小，乏力讷吃，口吃，不易听懂	2
	重度嘶哑，音量小，讷吃，口吃严重，很难听懂	3
9. 生活自理能力	能完全自理	0
	能独立自理，但穿衣速度明显减慢	1
	能部分自理，需部分帮助	2
	完全依赖照顾，不能自己穿衣进食、洗漱、起立行走，只能卧床或坐轮椅	3

注：总分 1 ~ 9 分为早期残损，10 ~ 18 分为中度残损，19 ~ 27 分为重度残损。

2）Yahr 分期法：是目前国际通用的帕金森病病情程度分级法，主要评估患者功能障碍和能力障碍的综合水平（表 6–22）。

表 6–22　Yahr 分期法

分期	日常生活活动能力	分级	临床表现
一期	正常生活不需帮助	Ⅰ级	仅一侧障碍，障碍不明显，相当于韦氏量表总评 0 分
		Ⅱ级	两侧肢体或躯干障碍，但无平衡障碍，相当于韦氏量表总评 1 ~ 9 分

NOTE

续表

分期	日常生活活动能力	分级	临床表现
二期	日常生活需部分帮助	Ⅲ级	出现姿势反射障碍的早期症状,身体功能稍受限,仍能从事某种程度工作,日常生活有轻中度障碍,相当于韦氏量表总评 10～19 分
		Ⅳ级	病情全面发展,功能障碍严重,虽能勉强站立、行走,但日常生活有严重障碍,相当于韦氏量表总评 20～27 分
三期	需全面帮助	Ⅴ级	障碍严重,不能穿衣、进食、站立、行走,无人帮助则卧床或在轮椅上生活

（2）运动功能评估:包括肌力、肌张力、关节活动度、平衡功能和步态分析等的评估,具体方法详见第三章第一节。

（3）认知功能评估:可应用韦氏记忆测试,具体方法详见第三章第三节。

（4）吞咽功能评估:主要方法有反复唾液吞咽试验和洼田饮水试验,具体方法详见第三章第六节。

（5）膀胱功能评估:评估患者有无尿潴留、尿失禁和尿路感染的症状和体征。

（6）精神和心理障碍评估:帕金森病患者最常见的心理问题是焦虑与抑郁。常用的量表包括汉密尔顿焦虑量表和焦虑自评量表,以及汉密尔顿抑郁量表和抑郁自评量表等。

（7）日常生活活动能力评估:主要方法是 Barthel 指数,具体方法详见第三章第九节。

（8）生活质量评估:常用量表是帕金森病生活质量问卷（PDQ39）,应用广泛。

5. 康复护理问题

（1）躯体移动障碍。

（2）有受伤危险。

（3）语言功能障碍。

（4）知识缺乏。

（5）自尊紊乱。

（6）营养不足。

（7）舒适度改变。

6. 康复护理原则与目标

（1）维持自主生活能力:让患者坚持功能锻炼,尽量维持患者的自主生活能力。改善患者关节活动度以满足日常生活活动的需要。

（2）延缓病情进展:预防和减轻身体畸形的发生,改善患者姿势和平衡控制,维持和改善双手操持物件的能力与灵活性。

（3）延长药物治疗有效期:通过锻炼使患者最大限度地实现日常生活活动的独立,延长药物治疗有效期并提高生活质量。

（4）改善患者心理状况。

（5）增加患者安全意识:教育和指导患者掌握独立、安全的生活技巧,增强安全意识,防止跌倒等意外造成的继发性损伤。

7. 康复护理措施

（1）物理治疗:帕金森病患者的物理治疗一般包括 2 个方面,即运动功能训练、平衡和步态训练。

1）运动功能训练：鼓励帕金森病患者进行 WHO 建议的运动，改变运动和生活方式，有效增强帕金森病患者的身体活动能力。促进积极的生活方式，包括减少白天静坐时间，路程较短时选择步行代替驾车出行，爬楼梯代替坐电梯，参加自己喜欢的体育运动，参加帕金森病运动、舞蹈、太极拳小组。制订家庭训练计划。需要时可使用步行辅助装置。间断接受治疗师监督的传统物理治疗。

2）平衡和步态训练：见第四章第一节。

（2）语言功能障碍的康复护理：见第四章第三节。

（3）吞咽障碍的康复护理：见第五章第四节。

（4）膀胱功能障碍的康复护理：对于尿潴留患者，可通过听流水声、腹部按摩、热敷等刺激排尿；仍无法排尿时给予导尿。尿失禁患者应注意保持皮肤清洁，必要时留置导尿管，可进行正常排尿功能重建的训练。

（5）精神和心理障碍的康复护理：护士应注意观察患者的心理反应，鼓励患者抒发负性情绪，尽量增加和培养其多种兴趣和爱好，多与他人交往；指导家属关心体贴患者，为患者创造良好的家庭氛围，以舒缓他们的负性情绪。

8. 康复护理指导 帕金森病为慢性进行性加重的疾病，患者后期常因压力性损伤、感染、外伤等并发症而死亡，应指导患者及其家属掌握该病的相关知识和自我护理方法，以提高患者的生活质量。

（1）用药指导，及时观察：告知患者及其家属本病需要长期服药治疗，让其了解常用药物的种类和用法，不良反应的观察与处理。

（2）康复训练，鼓励自理：鼓励患者培养多种兴趣爱好，坚持适宜的运动锻炼，做力所能及的日常活动，如进食、洗漱、穿脱衣物等尽量自理，以延缓功能障碍的进展，提高生活质量。协助卧床患者被动活动各关节和按摩肢体，预防肌肉萎缩和关节僵硬。

（3）皮肤护理，预防感染：患者因震颤、不自主运动和多汗，易致皮肤破损和继发感染，因此衣物应勤洗勤换，保持清洁卫生。中晚期患者因运动障碍导致卧床时间增多，要注意预防压力性损伤。

（4）安全护理，防止走失：避免患者上高处和操作高速运转的机器，不单独使用液化气、暖水瓶及锐利器械，防止意外发生；避免让患者进食带骨刺的食物和使用易碎的餐具；外出时需专人陪护，尤其是认知功能障碍者，其衣服口袋内要放置写有家人联系方式的卡片，以防其走失。

（5）照顾者指导，无后顾之忧：本病目前无法治愈，病程长达数年或数十年，家庭照护负担和经济负担较重，照护者易身心疲惫。医护人员在关心患者的同时，也应关心患者家属，倾听他们的感受，尽力帮其解决照护困难，以便给患者更好的家庭支持。

（孙　静）

第十六节　脑性瘫痪

一、概述

（一）定义

脑性瘫痪（cerebral palsy，CP）简称脑瘫，是一组持续存在的中枢性运动和姿势发育障碍、活动受限的症候群，由于发育中的胎儿或婴幼儿脑部非进行性损伤所致。脑性瘫痪的运动障碍常伴随感觉、知觉、认知、交流和行为障碍，癫痫，以及继发性肌肉、骨骼问题。

（二）危险因素与流行病学

脑瘫与产前（早产、宫内感染）、产时（胎儿窘迫、新生儿窒息）、出生后（中枢神经系统感染、胆红素脑病）多个环节的高危因素有关，脑发育畸形、基因变异可能是高危因素的生物学基础，脑瘫发生的直接原因是严重的脑损伤和脑发育异常。

由于产科、围生医学、新生儿医学的发展，新生儿病死率、死胎率明显下降，而脑瘫发病率并无减少，且重症脑瘫的比例有增多趋势。国内外报道目前脑瘫的患病率为 1.4‰ ~ 3.2‰，我国 1 ~ 6 岁儿童脑瘫患病率为 2.46‰。各省差别不大、城乡差别不大。

（三）临床分型

1. **脑瘫临床分型**　包括痉挛型四肢瘫、痉挛型双瘫、痉挛型偏瘫、不随意运动型、共济失调型、Worster-Drought 综合征和混合型。

2. **运动功能分级**　采用粗大运动功能分级系统（gross motor function classification system，GMFCS）对脑瘫儿童运动功能障碍程度进行评估，分为 5 个年龄组（0 ~ 2 岁、2 ~ 4 岁、4 ~ 6 岁、6 ~ 12 岁、12 ~ 18 岁），每个年龄组根据其运动功能从高至低分为 5 个级别（Ⅰ 级、Ⅱ 级、Ⅲ 级、Ⅳ 级、Ⅴ 级）。

二、主要功能障碍

1. **运动障碍**　是脑瘫最早出现的异常表现，以姿势运动发育延迟或异常为主。各种类型的脑瘫均具有脑发育快速阶段非进行性损伤或发育障碍的特点，其典型临床表现为：①早期以运动发育落后为主；②姿势及运动模式异常；③反射发育异常，主要为原始反射延迟消失；④肌张力和肌力异常（牵张反射亢进、关节活动度异常）；⑤随年龄增长的继发性损伤。

2. **语言功能障碍**　1/3 ~ 2/3 的脑瘫儿童有不同程度的语言功能障碍，表现为语言发育迟缓，发音困难、构音不清，不能成句说话，不能正确表达，有的儿童完全失语。不随意运动型脑瘫儿童更易伴有语言功能障碍。

3. **视觉障碍**　半数以上脑瘫儿童伴视觉障碍，多为视网膜发育不良或枕叶大脑皮质及视神经核变性，传导通路性损伤。主要表现为内、外斜视，视神经萎缩，动眼神经麻痹，眼球震颤及皮质盲。

4. **听觉障碍**　多为核黄疸引起，部分儿童听力减退甚至全聋，以不随意运动型儿童最为常见。

5. **智力障碍**　脑瘫伴有智力低下者约占 1/3，不同类型脑瘫儿童合并智力低下的发生率不同，痉挛型脑瘫大脑皮质更易受损，所以智能较低。

6. **癫痫发作**　脑瘫伴癫痫发作者并不少见，以痉挛型四肢瘫、偏瘫、单肢瘫和伴有智力低下者更为多见。临床发作类型主要是全身性阵挛发作、部分发作、继发性大发作。

7. **情绪、行为障碍** 表现为好哭、任性、固执、孤僻、脾气古怪、易于激动、情绪不稳定、注意力分散等。

8. **其他感觉和认知功能障碍** 包括触觉、位置觉、实体觉、两点辨别觉缺失。儿童常常无法正确辨认简单的几何图形，对各种颜色的辨认力很差，认知功能缺陷较为突出。

三、康复护理评估

1. 健康状态评估

（1）一般情况：出生日期、体重、身长、头围、胎次、产次、胎龄、单胎或双胞胎等。

（2）父母一般情况：年龄、职业、文化程度、有无烟酒等嗜好等。

（3）家族史：家族中有无脑瘫、智力低下、癫痫、神经管发育畸形患者，母亲是否分娩过类似疾病的儿童，家族有无其他遗传病史等。

（4）母亲孕期情况：有无妊娠期合并症（高血压、糖尿病）、外伤史、先兆流产、妊娠早期病毒感染、接触放射线、服药史等。

（5）母亲分娩时情况：包括剖宫产或自然产，自然产是头位还是臀位，是否使用胎头吸引器或产钳助产，是否难产，有无羊水堵塞、胎粪吸入、脐带绕颈所致的出生时窒息等。

（6）生长发育情况：是否按时进行预防接种，居住环境周围有无污染源，有无脑外伤、胆红素脑病、脑炎等病史，是否到过疫区。

2. **躯体功能评估** 主要包括肌力、肌张力、关节活动度、原始反射或姿势性反射、平衡反应、协调能力、站立和步行能力（步态）等。

3. **言语功能评估** 通过交流、观察或使用通用量表，评估其有无语言功能障碍。常见的语言功能障碍包括失语症、构音障碍和言语失用。

4. **感知觉功能评估** 脑瘫儿童多伴有感觉异常及知觉缺损，尤其是痉挛型脑瘫儿童表现更为明显。可通过检查温、触、压觉确定障碍情况，也可通过询问家长儿童对他人的抚摸与抱持是否喜欢，对各种感觉反应是否敏感等加以评估。

5. **日常生活活动能力评估** 主要包括运动、自理、交流及家务活动等，详见第三章第九节。

6. 心理 - 社会评估

（1）对患病儿童家长的评估：评估脑瘫儿童家长对儿童患病的反应、采取的态度和认识程度，以及家庭和社会支持情况。主要评估脑瘫儿童家长是否有负罪感和愧疚感，尤其母亲是否认为自身失误导致了儿童疾病的发生；是否存在对疾病预后的忧虑情绪。家长的情绪反应会影响脑瘫儿童，使其感到紧张、低沉和不安。

（2）对患病儿童的评估：对不伴智力障碍的年长儿，评估其对患病的反应和接受程度。评估脑瘫儿童是否存在恐惧心理和不安情绪，是否因害怕摔倒而不敢走路；是否存在易激动、个性强、固执、孤僻、自卑、学习和社交困难等。

四、康复护理问题

（1）躯体活动障碍。

（2）自理能力缺陷。

（3）语言功能障碍。

（4）社会交往障碍。

（5）营养失调：低于机体需要量。

（6）有受伤危险。

五、康复护理原则与目标

1. 康复护理原则

（1）三早原则：早发现，早诊断，早干预。

（2）综合康复原则：正确指导，积极配合，持之以恒，综合康复。

2. 康复护理目标

（1）短期目标：①做好脑瘫儿童的生活护理，加强营养、预防感染，对有吞咽、咀嚼障碍者，防止呛咳或窒息；②创造良好的日常生活活动训练环境，提高生活自理能力；③纠正脑瘫儿童的异常姿势，从而降低肌肉的紧张程度；④给脑瘫儿童家长提供咨询和家庭指导，争取家长的配合，促进脑瘫儿童身心的全面发展，提高康复疗效；⑤预防跌倒所造成的二次损伤。

（2）长期目标：①通过综合训练与康复护理，使脑瘫儿童在运动、感知觉、认知、心理等方面达到最大限度的恢复和补偿；②提高作业活动能力，实现最佳功能和独立性；③提高生活质量，使脑瘫儿童能够与其他儿童平等享有学习、工作、参与社会活动的权利。

六、康复护理措施

（一）环境管理

1. 创建理想的康复环境　宽敞、整洁、典雅、舒适、安全的康复环境有利于康复目标的实现。为使各型脑瘫儿童恢复至理想的运动功能状态，应创建有针对性的康复环境。

2. 全面考虑环境安全性　选择带有护栏的多功能床；避免灯光直接刺激儿童眼睛；房间内无障碍设施，方便儿童及轮椅出入；通道安装扶手、呼叫器；地面防滑，以保障安全。

3. 建立多感官刺激室　用色彩鲜艳的颜色刺激儿童的视觉，用不同质地的玩具刺激儿童的感觉，用悦耳的音乐刺激儿童的听觉等。

（二）体位的康复护理

1. 正确的抱姿　首先掌握脑瘫儿童的活动能力，清楚其异常特点，了解其需要扶持的程度，抱起时需要控制的身体部位。不同类型脑瘫儿童的抱法不尽相同，抱姿不正确可导致异常姿势的强化，阻碍正确姿势的形成，影响脑瘫儿童的康复效果。

2. 正确的坐姿

（1）椅或凳坐位：角椅在脑瘫儿童坐位时可提供头部支撑，防止头部后仰及左右偏斜，保持躯干正直，避免脊柱后凸或侧弯，髋关节保持90°，两下肢分开，膝部不超出足前，双足平放于地面上。痉挛型脑瘫儿童可选用不带靠背的凳子或小木箱练习坐姿，保持头颈与脊柱成一条直线，同时髋关节屈曲90°，膝关节屈曲90°，全足底着地。

（2）地板或床上坐位：应使其双侧髋关节屈曲、外展，膝关节伸展，双侧臀部均匀负重，护理人员坐（跪）在脑瘫儿童后面，用自己胸腹部顶住脑瘫儿童腰背部，保持脊柱正直，防止后凸，使其保持正确坐姿的同时，进行手功能训练。

3. 正确的卧姿　对抑制脑瘫儿童的异常姿势、促进正常姿势的发育至关重要。脑瘫儿童由于受到紧张性颈反射的影响，头部很难摆在正中位，常常倾向一侧，易发生脊柱关节变形。

4. 正确的跪姿

（1）双膝立位：双手扶住脑瘫儿童双侧髋部，或一手托住臀部，另一手托住胸部，保持双膝立位跪姿。

（2）单膝立位：在双膝立位基础上，一侧下肢髋关节屈曲90°，用足掌撑地，另一侧下肢维持原有姿势，护理人员需对髋部进行控制，使其上半身保持直立，经过一段时间的训练后可逐渐减少扶持，让其跪在桌前、椅子前玩耍。

5. 正确的站姿

（1）扶站：积极鼓励脑瘫儿童站立，从其背后给予支持，指引其进行前后左右摆动，并保持身体平衡。也可使用矫形器进行家庭髋关节姿势管理，包括夜间髋关节外展位睡眠、白天髋关节外展位站立。

（2）靠站：脑瘫儿童靠墙站立，双手放置于身体两侧，臀部、躯干靠墙，双足分开与肩同宽，并固定儿童的双足，平放于地面。对于脊柱前凸的儿童，操作者可用手轻轻推顶其腹部，使其脊柱伸展或在腹部加用一定重力，使儿童的重心垂直于地面，置于双足中间。对于腰腹肌无力的儿童，操作者用双手握持儿童双肩，使其能够靠墙站立之后，再固定其双足，使用左右移动其骨盆的办法调节儿童的重心。

（3）独站：头部保持在正中位，上身挺直，髋、膝伸展，双腿稍分开，足掌平放在地面上，头部于正中位，双足与肩同宽。操作者双手控制儿童肩部和腰部，双足置于其双足外缘并夹紧，将操作者的双足踩在儿童的足面上固定，操作者的双手根据情况从半脱离到全脱离儿童身体，以训练其单独站的能力。

（三）穿、脱衣物的康复护理

1. 上衣的穿脱训练 脱套头衫或背心时，先以健侧或功能障碍较轻的手为主，拉起衣角，将衣服从头脱下，然后再脱功能较差一侧；穿衣时，先穿患侧或功能较差上肢的衣袖，再穿健侧或功能较好一侧，以健侧手为主将衣服套入头部，拉下衣角。

2. 裤子的穿脱训练 取坐位，先将患侧或功能较差的下肢套入裤筒，再穿健侧。如下肢障碍较重，取坐位，双腿套上裤筒，转右侧半卧位，提拉左侧裤筒，或转左侧半卧位，提拉右侧裤筒。左右交替将裤子拉到腰间。脱裤子的方法与穿的过程相反。通常先学脱，后学穿。

（四）进食活动的康复护理

进食时，须考虑脑瘫儿童头部的控制。根据脑瘫儿童的疾病特点选择合适的进食姿势与体位。常用的喂食姿势有抱坐、面对面、坐在带固定带的椅子上、侧卧位或俯卧位。喂食时汤匙进入口腔的位置要低于脑瘫儿童的口唇；汤匙要从口唇的中央部位插入，避免从脑瘫儿童头的上方或侧方插入；对于咀嚼、吞咽困难的脑瘫儿童，将食物喂到口内时，康复护理人员要立即用手托起脑瘫儿童下颌，使其闭嘴；此时若食物不能吞咽下去，可轻轻按摩脑瘫儿童的颌下舌根部，诱发其吞咽动作。喂食勿在脑瘫儿童咬紧牙关时强行将勺子抽出，以免损伤牙齿。喂食时要让脑瘫儿童保持坐位或半坐位，头处于中线位置，避免头位不正，导致误吸。手把手教脑瘫儿童，使其尽早学会独立进食。

（五）洗浴的康复护理

对年龄较小、不能维持坐位、手功能极度低下的脑瘫儿童，由他人帮助取合理、舒适的体位洗漱。能取长腿坐或坐位不稳的脑瘫儿童洗脸、洗手时，鼓励其将双手放在一起，保持正中位。如果脑瘫儿童双膝不能伸直，可让其坐在凳子或矮椅子上洗脸、洗手。能站立的脑瘫儿童，可让其一手抓握物体做支撑，另一手洗脸，毛巾可做成手套以方便使用。

（六）语言功能障碍的康复护理

1. 注意保持正确的交流体位　保持正确姿势，维持脑瘫儿童头的正中位置，与脑瘫儿童进行交流时，保持眼睛平视的高度，防止其头过伸展。

2. 积极创造语言环境　无论脑瘫儿童是否理解听到的语言，都利用各种机会与其交流，强化言语与非言语的沟通与交流刺激。

3. 正强化表扬及鼓励　为了树立脑瘫儿童学习说话的信心，鼓励其发声，当儿童发声时立刻答应并与其对话，即使不成句也应点头示意，同时予以表扬及鼓励。

4. 持之以恒，循序渐进　言语训练是长期而艰苦的工作，需要极大的耐心和持之以恒的毅力，循序渐进。

（七）情绪、心理障碍的康复护理

1. 创造积极的情绪和心理环境　积极的情绪和良好的心理环境有利于运动障碍的早期恢复。

2. 正确运用语言技巧　主动加强与脑瘫儿童的接触和交谈，用儿童能够理解的方式和通俗易懂的语言进行交流。对有语言功能障碍的脑瘫儿童，交谈中不可急于求成，要善于理解对方情感表达的内容和方式，听不明白时可叙述能理解的几种意思，让脑瘫儿童点头或摇头来确认。

（八）合并癫痫的康复护理

癫痫发作时应立即使脑瘫儿童平卧，头偏向一侧，松解衣领。有舌后坠者可用舌钳将舌拉出，防止窒息；保持呼吸道通畅，注意儿童安全。防止脑瘫儿童抽搐时造成骨折和皮肤破损。注意观察，适当活动与休息，避免情绪紧张。

七、康复护理效果评价

（1）在他人协助或借助辅助器具情况下，自理能力有所提高。

（2）异常姿势得到控制，痉挛、强直程度降低。

（3）肢体活动障碍缓解，日常活动能力得到改善。

（4）学会用语言或手势、姿势等身体语言来表达意愿。

（5）营养状况得到改善。

（6）未发生二次损伤。

八、康复护理指导

1. 康复训练指导　向家长介绍脑瘫的相关知识，包括病因、临床表现、治疗方法、训练时间及预后等。

2. 日常生活活动管理　指导家长日常生活活动训练的内容和方法，包括衣、食、住、行等，避免过分保护，宜采用鼓励性和游戏化的训练方式。

3. 正确姿位的管理　指导家长正确的抱姿、卧床姿势、睡姿、坐姿、站姿等，正确的姿位可抑制或纠正异常姿势，促进儿童正常生长发育。

4. 配合治疗团队制订合理的康复护理目标　根据脑瘫儿童的病情、年龄、情感及社会支持系统等，建立切实可行的能力目标，制订合理的近期目标与远期目标。

（林　萍　单晓航）

第十七节　盆　底　疾　病

一、概述

（一）定义

盆底疾病（pelvic floor disease，PFD）是指由于盆底肌肉与筋膜组织薄弱而导致盆腔器官降低所引起的器官位置、功能异常的疾病，这些功能障碍可能累及一个或多个器官，从而导致盆腔痛、盆腔脏器脱垂、大小便失禁及性功能障碍等一系列症状，多发生于中老年女性。受我国传统观念及知识缺乏等因素的影响，有相当多的病例没有及时诊治。因此，适时对盆底功能进行评估，及早发现异常，及时进行康复治疗，是预防和治疗盆底疾病、提高生活质量的关键。

（二）流行病学

盆底疾病的发生与性别、年龄、体重、激素分泌、妊娠、分娩、重体力活动、慢性咳嗽等因素相关。据国内报道，我国成年女性的尿失禁患病率为38.5%，老年女性尿失禁患病率为16.9%~61.6%。相关统计资料显示，65岁以上男性尿失禁的患病率为11%~34%。女性产后盆腔脏器脱垂的发病率为33%~79%。直肠脱垂并不常见，成人的发病率为0.25%~0.42%，65岁以上成人的患病率也仅为1%。慢性盆腔痛是女性常见疾病，且患者数呈现逐年升高的趋势，约7位女性中就有1人患慢性盆腔痛，在育龄期女性中慢性盆腔痛发病率高达39%。随着我国逐渐迈入老龄化社会，盆底疾病已经成为影响人们生活质量的五大疾病之一。

（三）分型

1. **尿失禁**　国际尿控协会对尿失禁（urinary incontinence，UI）做了如下定义：一种可以得到客观证实、不自主的经尿道漏尿现象，并因此给患者带来社会活动不便和个人卫生困扰。尿失禁分为压力性尿失禁、急迫性尿失禁和混合性尿失禁。压力性尿失禁（stress urinary incontinence，SUI）是尿失禁最常见的类型。压力性尿失禁多由于分娩或者产伤使膀胱支持组织和盆底肌松弛所致，急迫性尿失禁通常继发于膀胱炎、神经源性膀胱及重度膀胱出口梗阻，混合性尿失禁是由膀胱功能失调、括约肌功能失调所致。

2. **大便失禁**　指年龄在4岁以上，既往曾出现至少每月1次的固体、液体粪便或黏液自肛门意外流出。根据大便失禁的程度，可分为：①完全性大便失禁，指肛门括约肌对成形粪便、稀便及气体都失去控制；②不完全性大便失禁，指肛门括约肌对稀便、气体失去控制。

3. **盆腔脏器脱垂（pelvic organ prolapse，POP）**　指由各种原因导致的盆底支持组织薄弱，造成盆腔器官下降移位，引发器官的位置和功能异常。盆腔脏器脱垂主要继发于产后女性，多因多次分娩、产伤、盆底肌松弛和长期便秘等因素导致。

4. **慢性盆腔痛（chronic pelvic pain，CPP）**　是指骨盆及骨盆周围组织器官持续6个月及以上的周期性或非周期性的疼痛，导致机体功能出现障碍，需要药物或手术治疗的一组综合征。

二、女性盆底功能障碍性疾病康复护理

女性盆底功能障碍性疾病（female pelvic floor dysfunction，FPFD）是由于女性盆底结构发生缺陷、损伤、退化等所造成的一种疾病，国内资料报道发病率可高达25.8%~35.3%。表现

为压力性尿失禁和盆腔脏器脱垂等一系列盆底损伤与缺陷，妊娠、分娩是盆底功能障碍性疾病的独立危险因素。另外，年龄、肥胖、绝经、妊娠及经阴道分娩次数、盆腔手术、尿路感染等是其确定的相关发病因素，其发生的主要原因是分娩造成盆底支持结构损伤。随着人口老龄化，女性盆底功能障碍性疾病发生率呈上升趋势。

（一）压力性尿失禁

1. 定义　压力性尿失禁是指在咳嗽、打喷嚏、用力等腹压增加时，尿液不自主地从尿道外口漏出。女性主要由于分娩或者产伤使膀胱支持组织和盆底肌松弛所致。

2. 分度　根据临床症状分度：①轻度，尿失禁偶然发生在咳嗽和打喷嚏时，一般活动及夜间无尿失禁，不需要使用尿垫；②中度，尿失禁发生在跑、跳、快步行走等日常活动时，经常发生，常需要使用尿垫；③重度，轻微活动、平卧体位改变时即发生尿失禁，严重影响患者的生活及社交活动。

3. 康复护理评估

（1）健康史评估：通过与患者及其家属面对面交谈的方式收集并评估患者的一般资料，包括患者的年龄、婚姻情况、文化程度、民族、职业等，了解患者与压力性尿失禁相关的症状（压力性尿失禁症状、漏尿次数及严重程度），泌尿系统其他症状（排尿困难、血尿、尿频、尿急、会阴部疼痛等）及既往病史（既往史、月经生育史、生活习惯、并发疾病和药物使用情况、盆腔手术史等），同时了解患者压力性尿失禁对生活质量的影响。

（2）体格检查：①患者一般状态，包括生命体征、意识状态、营养情况等。②腹部检查时，注意观察患者下腹是否隆起，以及尿潴留情况。③专科检查，包括尿道、阴道有无畸形、感染、包块等，有无盆腔器官脱垂，外阴部有无皮肤破溃、皮疹、异味等；检查患者盆底肌收缩力情况等。

（3）特殊体格检查

1）压力诱发试验：患者取截石位，暴露尿道外口，嘱患者咳嗽或腹部用力以增加腹压，观察到尿液从尿道外口漏出，在停止咳嗽或用力后，漏尿消失，即为压力诱发试验阳性。

2）膀胱颈抬举试验：检查者将示指与中指插入压力诱发试验阳性者阴道内，手指位于膀胱颈与近端尿道交界处，嘱患者咳嗽或腹部用力增加腹压，当观察到尿液从尿道外口漏出时，示指和中指轻轻向上抬举膀胱颈及近端尿道两侧，若漏尿消失，则为膀胱颈抬举试验阳性。

3）棉签试验：女性患者取仰卧屈膝位，消毒会阴部，将无菌棉签从尿道插入膀胱，测量静止状态下棉签的活动度，若活动度＞30°，提示膀胱颈过度活动。

（4）辅助检查

1）尿常规、尿液培养检查：对尿常规检查阳性或存在尿频、尿急、尿痛等膀胱刺激征及有下尿路感染症状者，需行中段尿培养。

2）血常规、肝肾功能检查。

3）尿流动力学检查：对伴有排尿困难、尿频、尿急等膀胱过度活动症状的患者，行尿流动力学检查。

（5）膀胱功能评估：储尿期膀胱压力–容积测定，排尿期压力–流率测定，腹压漏尿点压测定，尿道压力测定，残余尿测定。

4. 康复护理问题

（1）自我形象紊乱。

（2）焦虑。

（3）潜在并发症：膀胱穿孔、出血，排尿困难，感染等。

5. 康复护理措施

（1）非手术治疗的护理措施

1）生活方式的干预：能在一定程度上减轻和控制压力性尿失禁患者的漏尿症状。指导患者生活方式的改变，包括控制体重、减少含咖啡因饮料的摄入、戒烟、避免或减少引起腹压增加的因素。鼓励患者保持健康的生活方式，以改善盆底功能障碍症状。

2）盆底康复：是指通过多种康复手段，提高盆底肌肉群的强度，恢复盆底功能，增加尿道阻力，以达到治疗尿失禁的目的。治疗方式包括盆底肌训练、生物反馈、电刺激、磁刺激等。

3）用药护理：药物治疗的主要作用是通过增加尿道平滑肌、横纹肌的张力和紧张度，增加尿道闭合压，提高尿道关闭功能，从而达到治疗尿失禁的目的。需要向患者详细解释所使用的药物，包括药物的名称、作用原理、用法用量、副作用和禁忌等信息。

（2）手术治疗的护理措施：非手术治疗效果不佳、不能坚持非手术治疗的患者可以选择手术治疗。手术方式包括阴道前壁修补术、耻骨后膀胱颈悬吊术、耻骨上膀胱颈吊带术和无张力尿道中断悬吊术等。

1）术前康复护理：了解患者的病史、排尿情况，评估尿失禁的严重程度，术前指导患者盆底肌肉力量和紧张性锻炼，训练患者间断排尿，即在每次排尿时停顿或减缓尿流，以及在任何"尿失禁诱发动作"之前收缩盆底肌，从而抑制不稳定的膀胱收缩，减轻排尿紧迫感、频率和溢尿量。

2）术后康复护理：指导患者进行相关的盆底肌肉康复训练，以促进盆底功能的恢复；做好伤口护理，保持伤口清洁干燥，预防感染；如患者出现异常情况，如发热、出血、排尿困难等，应及时报告医师；指导患者遵医嘱服用药物，如抗生素、镇痛药等，以预防感染和缓解疼痛。对患者进行健康教育，包括疾病知识、康复训练、饮食护理等方面的内容，帮助患者更好地理解和应对疾病。

6. 康复护理效果评价

（1）尿失禁症状得到改善，排尿得到有效控制。

（2）患者能积极主动学习压力性尿失禁相关知识，并且主动配合并坚持康复训练。

（3）患者焦虑心理减轻或消失，能正常参与社交并且保持积极乐观的生活态度。

7. 康复护理指导

（1）生活方式调节：指导患者改变生活方式，规律饮食、控制体重、减少含咖啡因饮料的摄入、规律饮水、戒烟，避免或减少引起腹压增加的因素。

（2）用药护理：注意观察药物的副作用，如过敏反应、胃肠道不适等，并及时向医师反馈，以便调整治疗方案；正确储存药物，如避光、防潮、低温等，以保证药物的有效性和安全性。

（3）自我护理：帮助患者学习盆底肌训练方法，达到最佳效果。在家可以坐在马桶上，两腿分开，开始排尿，中途有意识地收缩盆底肌肉，使尿线中断，如此反复排尿、止尿，重复多次，使盆底肌得到锻炼。

（4）心理护理：压力性尿失禁的康复是一个漫长的过程，需做好患者的心理护理，详细讲解有关知识，取得患者合作，症状稍有好转应予鼓励，以增强康复训练信心。

（二）子宫脱垂

1. 定义　子宫脱垂通常是指子宫由正常位置沿阴道下降到坐骨棘水平下，甚至脱出于阴道口以外的现象。

2. 康复护理评估

（1）健康史评估：评估患者的一般资料，包括患者的年龄、婚姻情况、文化程度、民族、职业等，重点了解患者生育史，分娩方式及经过，有无产程延长及产后恢复情况等。

（2）体格检查：嘱患者向下屏气增加腹压，判断子宫脱垂的轻重程度；患者在产床取膀胱截石位，用内镜观察阴道内是否有溃疡面，同时检查盆底肌张力和肛提肌肌张力，观察会阴部裂隙宽度等，判断盆底肌肉是否松弛等；采用盆底肌张力检查仪评估患者盆底肌肉的肌张力，辅助诊断子宫脱垂程度。

（3）盆底肌肌力分级：按照法国国家卫生诊断论证局会阴肌肉测试标准，对患者盆底肌Ⅰ类肌纤维及Ⅱ类肌纤维肌力进行分类检测，结果分为 0~5 级。盆底肌肌力详细分级标准见表 6-23。3 级及 3 级以下患者为盆底肌肌力差，需要继续进行康复干预。

表 6-23　盆底肌肌力分级

分级	收缩质量	保持时间（Ⅰ类肌纤维肌力，s）	收缩次数（Ⅱ类肌纤维肌力，次）
0 级	无	0	0
1 级	颤动	1	1
2 级	不完全收缩	2	2
3 级	完全收缩，无抵抗	3	3
4 级	完全收缩，有轻微抵抗	4	4
5 级	完全收缩，有持续抵抗	5	5

（4）子宫脱垂分度：Ⅰ度，子宫颈外口距处女膜边缘不足 4 cm 为轻型，子宫颈达到处女膜边缘为重型；Ⅱ度，子宫颈脱出阴道口位置为轻型，部分子宫体脱出阴道口为重型。

3. 康复护理问题

（1）慢性疼痛。

（2）自我形象紊乱。

（3）焦虑。

4. 康复护理措施

（1）一般护理：保持外阴清洁，保护脱出阴道口的组织，每日用 1∶5 000 高锰酸钾液坐浴，注意保护溃面的清洁干燥；加强营养，合理安排休息和工作；避免重体力劳动。

（2）子宫托的护理：子宫托为一种环状支撑物，治疗时经阴道将其卡在患者骨盆骨性结构上，利用肛提肌的耻骨尾骨肌束将子宫托支撑于产妇阴道穹隆部位阻止子宫颈及整个子宫体下降；指导患者每晚睡前取出，次晨再放，洗净，消毒，3~6 个月复查。

（3）手术治疗的护理

1）术前康复护理：向患者介绍疾病的相关知识，告知患者手术前后的注意事项，嘱其注意卫生，避免受凉感冒，做好心理护理。

2）术后康复护理：保持外阴清洁干燥，鼓励患者多饮水，防止泌尿道感染；观察阴道伤口情况；观察患者阴道内纱布情况，观察纱布的干燥与清洁，若发现有渗血和感染，应及时报告医师处理；遵医嘱及时足量给予镇痛药，特别在夜间时，保证患者得到充分休息。

5. 康复护理效果评价

（1）子宫脱垂的症状得到改善，疼痛缓解或消失。

（2）患者能积极主动获取并学习相关知识，主动配合并坚持康复训练。

（3）患者焦虑心理减轻或消失，能正常参与社交并且保持积极乐观的生活态度。

6. 康复护理指导

（1）自我护理：指导患者保持外阴清洁，坐浴后注意保护溃面的清洁干燥；加强营养，合理安排休息和工作；避免重体力劳动。注意子宫托的大小应适宜，每晚睡前取出，次晨再放，洗净，消毒，3～6个月复查。

（2）用药护理：嘱患者规律服用镇痛药，注意观察镇痛药等药物的副作用，如胃肠道不适等，并及时向医师反馈，以便调整治疗方案。

（3）心理护理：详细讲解术前术后有关知识，帮助患者做好术前准备，并取得患者合作。需做好患者的心理护理，帮助患者树立康复信心，鼓励患者参与正常社交活动。

（郭声敏）

第十八节　重　　症

一、概述

（一）定义

重症患者往往存在多器官的衰竭和功能障碍，需要抢救及生命支持，生命体征需要密切监护，带有呼吸机辅助通气、气管插管或切开、静脉置管、鼻饲管、导尿管和各种引流管等。大部分重症患者虽经抢救后可保住生命，但存活者多遗留严重后遗症，如昏迷、瘫痪、认知障碍、肺部感染、大小便失禁等，严重影响患者的生活质量，也增加了医疗支持和家庭负担。

重症康复（critical care rehabilitation，CCR）是指对重症患者进行充分评估后，尽早开展的多学科团队协作的康复治疗，其核心是改善患者的功能障碍，目的是减少并发症，最大限度地维持和改善患者的功能性活动能力和生活质量，降低病残率，缩短住院时间，减少医疗费用，促进患者尽早回归家庭和社会。

（二）流行病学

我国重症患者的疾病谱主要为心脑血管疾病、神经系统疾病、呼吸系统疾病、消化系统疾病及创伤等，其中心脑血管疾病高居首位，神经系统疾病重症患者明显年轻化，呼吸系统疾病老年重症患者增多。研究表明，75～89岁是重症的高发年龄段，冬季及早春季节是重症患者抢救的高峰时节。

重症患者抢救生命之后存在躯体、认知、精神、获得性肌无力等功能障碍。研究表明，青年人持续卧床2周，肌力下降20%～27%，而长期卧床的老年人，肌力下降则成倍增加。

二、康复介入与终止时机

（一）介入时机

患者血流动力学及呼吸功能稳定后即可开始早期康复，可根据患者的评估情况开始实施。

1. **对刺激保持反应。**

2. **血管活性药物使用** 多巴胺≤10 μg/（kg·min）或去甲肾上腺素/肾上腺素≤0.1 μg/（kg·min）。

3. **血流动力学相对平稳** 40次/min<心率（HR）<120次/min；90 mmHg≤收缩压（SBP）≤180 mmHg，和/或舒张压（DBP）≤110 mmHg，65 mmHg≤平均动脉压（MAP）≤110 mmHg；呼吸频率（R）≤35次/min；颅内压≤15 mmHg等。

4. **血氧和机械通气** 血氧饱和度（SPO_2）≥90%，机械通气吸入氧浓度（FiO_2）≤60%，呼气末正压（PEEP）≤10 cmH₂O。

（二）终止时机

生命体征明显波动，有可能进一步恶化危及生命时宜暂停康复治疗。

1. **病情出现变化** 如出现不稳定心率或需要使用抗心律失常药物；血流动力学不稳定，需增加升压药的种类或剂量；患者出现明显躁动，需加强镇静剂量，躁动镇静评分（RASS）>2分等。

2. **生命体征不稳定** HR<40次/min或HR>130次/min，或比静息心率下降>20%，或超过年龄允许最高心率的70%；R<5次/min或R>40次/min；SBP>200 mmHg或SBP<90 mmHg，MAP<65 mmHg或MAP>110 mmHg。

3. **血氧和机械通气** SPO_2<90%，机械通气时FiO_2>60%，PEEP>10 cmH₂O；安静时，15 mmHg<颅内压<20 mmHg。

4. **其他** 患者康复治疗时出现胸痛、眩晕、出汗、疲乏及严重呼吸困难、未经处理的不稳定性骨折等，患者拒绝康复或不能耐受活动方案。

重症患者常发生呼吸衰竭，下文以呼吸衰竭为例介绍重症康复护理相关内容。

三、呼吸衰竭简介

1. **定义** 呼吸衰竭（respiratory failure，RF）是各种原因引起肺通气、肺换气功能障碍，导致机体缺氧（PaO_2≤60 mmHg）伴或不伴二氧化碳潴留（$PaCO_2$≥50 mmHg），从而引起一系列功能和代谢紊乱的临床综合征。依据是否伴有二氧化碳潴留可分为Ⅰ型和Ⅱ型RF。

2. **病因及流行病学** 呼吸衰竭的病因包括肺内因素和肺外因素。肺外因素常见多发性肋骨骨折、血气胸、急性心力衰竭、肾功能衰竭等。肺内因素常见肺炎、肺气肿、肺结核、慢性支气管炎等慢性呼吸道疾病，或肺挫伤、肺栓塞、矽肺、阻塞性肺部疾病等。长期保持不良生活方式人群如吸烟、过度劳累、营养不良者，既往患有慢性肺及胸部疾病者和老年人群易发生呼吸衰竭。

3. **临床特点** 呼吸衰竭主要表现为低氧血症和高碳酸血症。

（1）低氧血症：机体缺氧导致呼吸中枢兴奋性增加，交感神经兴奋，从而引起一系列临床表现，如发绀、呼吸加快、呼吸困难、大汗、意识障碍、心律失常等，严重者可发展为急性肺损伤（acute lung injury，ALI）和急性呼吸窘迫综合征（acute respiratory distress syndrome，ARDS）。

（2）高碳酸血症：CO_2潴留的速度与程度可影响心肌、呼吸肌的收缩能力和脑血流量，轻者呼吸兴奋呈浅快呼吸，患者头痛、心率加快、多汗；重者呼吸抑制、昏迷，出现扑翼样震颤等特征性体征。

（3）其他：严重呼吸衰竭可影响循环系统、消化系统和泌尿系统，出现血清氨基转移酶和尿素氮一过性升高、应激性溃疡、血尿、电解质失衡等。

四、康复护理评估

（一）健康史评估

充分了解患者的现病史、既往史、家族史、过敏史及诊疗经过。评估患者的意识情况、生命体征是否平稳，是否适合康复介入等。

（二）意识障碍评估

1. 量表评估 急性期意识障碍多采用格拉斯哥昏迷评分（Glasgow coma score，GCS）。GCS 简单且对预测患者预后有重要价值，但对植物状态和死亡的预后评估缺乏特异性。当患者气管切开或呼吸机辅助呼吸无法进行言语能力评估时，可采用全面无反应评分量表（full outline of unresponsiveness，FOUR）替代 GCS。慢性期意识障碍者推荐采用修订昏迷恢复量表（coma recovery scale-revised，CRS-R），可鉴别微小意识，支持对预后的评估。对于谵妄患者可采用意识模糊评估法，植物状态患者建议采用改良 CRS-R。

2. 脑功能检测技术 如脑血流动力学、大脑氧代谢检测和基于脑电的分析技术等。

3. 神经影像学评估 如 CT、MRI 等。

（三）呼吸功能评估

1. 气道功能评估 评估患者是否建立合适的人工气道；评估气道廓清能力，包括胸廓活动度和屏气时间，呕吐反射、咽反射和咳嗽反射情况，痰液性状等。

2. 呼吸困难评估 呼吸困难是一种主观感受，评估呼吸困难的产生原因、类型、严重程度、临床感知情况及患者的负担等。呼吸衰竭患者常无法下床运动，可采用视觉类比呼吸困难评分表评估呼吸困难程度，测量一端为"无呼吸困难"，另一端为患者标记点，类同疼痛评分表记 0~10 分。也可于运动前后分别采用呼吸困难–Borg 量表评估呼吸困难程度（表 6-24）。

表 6-24 呼吸困难–Borg 量表

分级	呼吸困难程度
0 级	全无感觉
0.5 级	极轻微的呼吸困难，几乎难以察觉
1 级	非常轻微呼吸困难
2 级	轻微呼吸困难
3 级	中等呼吸困难
4 级	有点严重呼吸困难
5 级	严重的呼吸困难
6 级	5~7 级之间
7 级	非常严重呼吸困难
8 级	7~9 级之间
9 级	非常严重呼吸困难，几乎难以忍受
10 级	极度的呼吸困难，难以忍受

3. 肺功能评估 评估患者呼吸运动模式、呼吸频率及节律和肺部呼吸音等，评估患者的血气分析、肺部影像学和肺功能检查结果。肺功能检查包括肺容积、肺通气、弥散功能测定、气道激发试验、气道舒张试验等。RF 患者肺功能结果需结合临床评估，可采用第 1 秒用力呼气容积（FEV_1）占预计值百分比对肺功能分级（表 6-25）。

表 6-25　肺功能分级

分级	气流受限程度	FEV$_1$ 占预计值百分比（%）
Ⅰ 级	轻度	≥80
Ⅱ 级	中度	50～79
Ⅲ 级	重度	30～49
Ⅳ 级	极重度	<30

4. 呼吸肌肌力评估　RF 患者呼吸肌肌力评估包括呼吸肌力量和耐力评估，以及呼吸肌疲劳度评估。呼吸肌力量可用设备测量患者的最大吸气压力（MIP）和最大呼气压力（MEP）反映，呼吸肌耐力可用最大自主通气量和最大维持通气量反映，呼吸肌疲劳度可用膈肌肌电图（EMG）频谱分析、神经电刺激等进行评估。

（四）运动功能评估

运动功能评估是为 RF 患者制订合适运动处方的前提，主要包括肌力、肌张力、关节活动度、平衡性和协调性、运动模式和活动能力等评估。除外肌张力和关节活动度评估，其余评估均应在患者意识清醒下进行。

1. 肌力评估　可采用 MMT。

2. 肌张力评估　可采用改良 Ashworth 痉挛量表进行评估。

3. 关节活动度评估　可采用关节活动测量仪评估主动和/或被动关节活动度。

4. 平衡评估　主观评估以观察、量表为主，如 Berg 平衡量表（BBS），详见第三章第十四节；客观评估主要使用平衡测试仪。

5. 体力活动消耗水平评估　采用自觉疲劳程度量表（rating perceived of exertion，RPE）（表 6-26）进行评估，可参照 RPE 控制运动强度。

表 6-26　自觉疲劳程度量表（RPE）

计分	自我理解的用力程度
6	非常非常轻
7	
8	
9	很轻
10	
11	轻
12	
13	有点用力
14	
15	用力
16	
17	很用力
18	
19	非常非常用力
20	

注：有氧运动的运动强度设定应控制自觉疲劳程度在 12～13 分范围。

6. 运动能力测试　6 分钟步行试验是适合于 RF 患者的多系统综合评估方法，尤其适用于恢复期，能间接反映受试者的摄氧能力和耐力，可根据评估结果制订个体化康复护理方案。

（五）吞咽功能评估

凡是机械通气时间 >24 h、年龄 >65 岁、留置有气管导管、具有神经肌肉病变、气道或食管损伤的 RF 患者，无论有无意识障碍，都建议进行吞咽功能评估。具体内容详见第三章第六节。

（六）ADL 评估

针对呼吸衰竭患者的自我照顾、日常生活、家庭劳动及购物等活动，可采用日常生活活动能力（ADL）评估量表进行评估（表 6-27）。

表 6-27　呼吸衰竭患者日常生活活动能力评估量表

分级	日常生活活动能力表现
0级	虽存在不同程度的肺气肿，但活动如常人，对日常生活无影响，活动时无气短
1级	一般劳动时出现气短
2级	平地步行无气短，较快行走、上坡或上下楼梯时不同于同龄健康人，自觉气短
3级	慢走不及百步即有气短
4级	讲话或穿衣等轻微动作时即有气短
5级	安静时出现气短，无法平卧

（七）营养评估

RF 是一种消耗性疾病，因此，患者营养状况既是指导运动治疗的依据，也是判定预后的指标之一。具体内容详见第三章第十节。

（八）心理 - 社会评估

RF 患者常因呼吸困难而产生焦虑、抑郁及恐惧等心理，甚至引起失眠。可采用焦虑自评量表（SAS）、抑郁自评量表（SDS）、匹兹堡睡眠质量指数（PSQI）和社会支持量表（SSRS）等进行评估。

五、康复护理原则与目标

1. 康复护理原则

（1）控制患者症状，治疗原发疾病。

（2）确保患者安全和护士自身安全。

（3）改善患者的功能障碍要分主次、先后。

（4）神志清醒者以运动、体位管理为目标，意识不清者以预防深静脉血栓、关节挛缩和肌肉萎缩等并发症为目标。

2. 康复护理目标

（1）短期目标：改善患者呼吸困难等功能障碍，预防并发症，提高其生活质量。

（2）长期目标：帮助患者回归社会，提高社会参与度。

六、康复护理措施

（一）促醒护理

1. 感觉刺激　可解除环境剥夺所致的觉醒及觉知通路抑制，有助于提高上行网状激活系统及大脑皮质神经元的活动水平，利于患者觉醒。临床可针对患者的听觉、触觉、视觉、嗅觉等进行多方面刺激，如播放患者熟悉的音乐或亲人的声音，调整室内白天和夜晚的自然光，让患者闻特殊的气味，用冷热交替的水进行口腔护理，进行四肢按摩等。

2. 高压氧治疗 为了促进神经修复，在患者情况允许后可进行高压氧治疗，以促进脑内血氧弥散，改善脑水肿。如出现发热、血压升高等情况，应暂停治疗。

3. 物理因子治疗 减少镇静药物的使用，每日唤醒管理；可中医穴位针刺促醒；进行低频电刺激治疗，如重复经颅磁刺激、正中神经电刺激等。

（二）体位管理

针对长期卧床、烧伤、创伤等导致的躯体功能障碍患者，体位管理可保持躯干和肢体功能，预防和减轻痉挛和畸形的发生，预防并发症和继发性损害等。一旦患者血流动力学稳定，应尽快给予早期体位管理。

（三）气道管理

1. 气囊管理 建议选用带有囊上分泌物吸引的双腔气管导管，保持气囊压力在 $25 \sim 30\ cmH_2O$，每 4 h 检测 1 次或持续监测；选择 $100 \sim 130\ mmHg$ 低负压执行声门下间歇吸引，以预防误吸和呼吸机相关性肺炎的发生。

2. 保持气道通畅

（1）合理的气道湿化：遵医嘱给予雾化、加温加湿器湿化、气道内持续泵入等方法湿化气道。

（2）气道廓清技术（airway clearance technique，ACT）：RF 患者常因呼吸肌无力、咳嗽能力下降，导致气道分泌物无法排出。ACT 可提高黏液纤毛系统的清除能力，促进呼吸道分泌物的排出，解除气道阻塞，降低气道阻力，改善气体交换。常用的 ACT 主要包括主动循环呼吸技术、体位引流技术、振动、叩击、呼气末正压及高频振荡设备使用等。

（四）运动管理

1. 运动训练 呼吸衰竭患者早期运动可减少肌肉萎缩、重症监护病房获得性肌无力（ICU-AW）、深静脉血栓等并发症的发生，缩短机械通气时间、重症监护和住院时间。运动包含主动运动、被动运动、协助式主动运动。RF 患者的早期运动，可参考 Gosselink 提出的重症患者评估和早期康复方案表。

2. 呼吸训练 目的是使患者建立适应日常生活的有效呼吸模式，增强呼吸肌的力量和耐力，改善呼吸功能，提高活动能力。常用方法包括缩唇呼吸、腹式呼吸、主动循环呼吸技术、呼吸肌训练等。呼吸肌训练主要是吸气肌训练，包括力量与耐力训练，训练要注意个体化、重复性、功能性超负荷 3 个原则。功能性超负荷指训练负荷设置在 30% 个人最大吸气压，是高强度低次数的运动，而耐力训练的原则是低强度多次数。

（五）物理因子治疗

神经肌肉电刺激能有效诱发肌肉运动，重组受损的神经系统，改善肌群功能，提高 ICU-AW 患者的肌力，提高患者生活自理能力。低、中频电疗可用于呼吸功能障碍、呼吸肌萎缩患者；高频电疗可治疗肺部炎症及各种并发症，有助于改善肺功能；膈肌起搏器可改善膈肌功能；气压泵可预防深静脉血栓等。

（六）吞咽障碍管理

进食管理和吞咽训练参见第五章第四节。

（七）营养管理

RF患者消耗大，常存在营养不良的风险，早期启动肠内营养，增加蛋白质摄入，保持水、电解质平衡，维持正氮平衡，有利于感染控制、神经修复及功能重建康复。

（八）心理护理

支持性心理治疗、生物反馈放松训练、音乐治疗。

七、康复护理指导

1. 心理指导 经历长期疾病折磨后，RF患者及其家属均存在焦虑等心理问题。需向患者及其家属讲解疾病相关知识，取得其理解与配合；指导家属理解和关心患者，给予其精神支持和生活照顾，协助其尽快回归社会生活；指导患者避免不良情绪刺激，获得有效的社会支持，包括家庭、朋友、同事的支持。

2. 饮食指导 指导患者加强营养摄入，根据病情及其对饮食护理的要求，给予相应的指导。

3. 用药指导 告知患者及其家属用药时间、服药方法和不良反应，如抗血小板药物、抗高血压药不可随意增减剂量或停用。

4. 生活指导 保持室内空气清新、温湿度适宜，室内勿摆放鲜花。增强体质，避免疲劳、情绪激动等不良因素刺激，减少感染。重症期患者应卧床休息；缓解期和恢复期根据患者情况合理安排活动，避免耗氧量较大的活动，并在活动中适时休息。

5. 康复训练指导 告知患者及其家属训练目的及家庭参与的重要性，提高参与意识。指导患者积极、主动参与呼吸训练、有氧运动及抗阻训练，并持之以恒，保证患者在家庭中得到长期、系统、合理的训练。鼓励患者日常生活活动自理，避免跌倒等不安全因素，提高生活质量。

（袁丽秀）

第十九节 心理疾病

心理疾病包括创伤后应激障碍和情绪障碍等。护理人员应通过各种方式和途径，积极影响患者的心理活动，帮助其达到最适宜的身心状态。

一、创伤后应激障碍康复护理

（一）定义

创伤后应激障碍（posttraumatic stress disorder，PTSD）是指个体经历、目睹或遭遇一个或多个涉及自身或他人实际死亡，或受到死亡威胁，或严重受伤，或躯体完整性受到威胁后，个体延迟出现和持续存在的精神障碍。

（二）流行病学

基于人群的流行病学调查显示创伤后应激障碍的发病率为1%～10%，患者常集中于重大创伤后的幸存者中，该障碍较详细的报道和研究来源于近代的大规模战争。在两次世界大战中，部分士兵出现精神及行为障碍，在当时被称作"炮弹休克症"或"战争性神经官能症"。

（三）病因和发病机制

创伤后应激障碍的发病机制尚未明确。目前的研究普遍认为其与神经解剖结构受损、神经内分泌系统调节障碍、个人与社会心理因素及遗传有关，而经历创伤性事件是触发创伤后应激障碍的前提条件和基础。

1. **神经解剖结构受损**　通常情况下，为了适应环境提高生存率，大脑会对恐惧产生记忆，以便未来能够避免相似的危险，这与大脑中的海马体与杏仁核有关。

2. **神经内分泌系统调节障碍**　下丘脑 – 垂体 – 肾上腺轴与应激反应有关，当该轴被应激反应激活时，血液中的糖皮质激素浓度出现短暂上升，若反复持续接受相同应激刺激，糖皮质激素的基础分泌增加。高水平的糖皮质激素对海马体产生毒性作用，使海马神经元受损，海马抑制下丘脑 – 垂体 – 肾上腺轴激活，减少皮质醇释放激素，加重患者的痛苦感受。

3. **个人与社会心理因素及遗传**　年龄、性别等可影响个体对应激反应的敏感性。女性的创伤后应激障碍发病率约为男性的 2 倍，且女性患者更易出现疾病的慢性化，可能与男、女海马体的结构差异有关。此外，个体的性格、受教育程度及家庭和谐程度等均可能是创伤后应激障碍的影响因素。

（四）临床表现与诊断标准

创伤后应激障碍的主要临床表现为痛苦、反复回想创伤经历、回避创伤情景及持续性应激，同时伴有一定的焦虑、抑郁等负面情绪及睡眠障碍。目前创伤后应激障碍的诊断标准参考《国际疾病分类（第 10 版）》(ICD–10)、《精神障碍诊断与统计手册（第 5 版）》(DSM–5)。

诊断创伤后应激障碍需同时满足以下几点：①暴露于创伤性事件；②存在事件后侵入性症状；③回避创伤相关刺激；④认知和心境的负性改变；⑤警觉性和敏感性明显提高；⑥上述症状产生于创伤性事件发生后数天到半年之内，且反复出现持续 1 个月以上。

（五）康复治疗与护理

1. **药物治疗**　能够缓解创伤后应激障碍引起的部分相关核心症状。

（1）改善睡眠类药物：苯二氮䓬类药物是常用的镇静催眠药物。

（2）抗抑郁类药物：包括三环类抗抑郁药、单胺氧化酶抑制剂等，对创伤后应激障碍有一定疗效。

（3）非典型抗精神病药：常见奥氮平，对创伤后应激障碍引起的与焦虑和记忆相关的行为改变有缓解作用。

（4）抗惊厥药：托吡酯、拉莫三嗪等具有稳定情绪的作用，能够有效阻止患者双相情感障碍所引起的情绪转变，在减少创伤体验的重现、回避、麻木，尤其是抗攻击性等症状方面效果明显。

2. **物理因子治疗**

（1）生物反馈：借助脑电生物反馈治疗仪将大脑皮质各区的脑电活动节律反馈出来，并对特定的脑电活动进行训练，通过训练选择性强化某一频段的脑电波，以达到预期的治疗目的。临床研究表明，神经反馈可改变患者的脑电波活动，从而缓解患者的创伤后应激障碍症状。

（2）重复经颅磁刺激：可调节大脑皮质的兴奋性。频率 > 1 Hz 的高频重复经颅磁刺激可增加大脑的兴奋性，而低频重复经颅磁刺激则会抑制大脑的兴奋性。

3. **心理治疗**　药物治疗结合心理治疗是较为有效的方案，也是目前创伤后应激障碍治疗指南的首选。

（1）认知行为疗法和认知加工疗法：认知行为疗法可帮助患者认识和确认一些不良的逻辑思维及行为方式，通过认知活动来影响情感和行为，并对不良的认知进行矫正重建，从而消除创伤后应激障碍的相关症状。认知加工疗法通过阻止回避、释放真实情感、识别和挑战"阻滞点"等核心治疗步骤，改变小脑、中央执行网络和默认网络等相关脑区的功能连接，从而改善创伤后应激障碍症状。

（2）暴露疗法、眼动脱敏与再加工治疗：暴露疗法的目的是教会患者正视在创伤过程中引起恐惧的感受、场景和记忆，并学会适应和控制恐惧。暴露疗法首先让患者回忆较为轻微的创伤性记忆或场景，再引导患者逐步回忆越来越强烈的创伤性经历，其间重点关注身体和心理的反应并进行调节和放松，最终让患者对创伤事件的影响能够系统性脱敏。眼动脱敏与再加工治疗是通过眼动、脱敏和再加工，帮助恢复大脑信息加工系统的平衡。

（3）催眠疗法：通常是用催眠的方式，使患者的意识范围变得极度狭窄，同时借助暗示性语言，以消除心理和躯体障碍。

（4）其他心理治疗：冥想－放松疗法、游戏疗法、艺术疗法、太极疗法、瑜伽疗法等。

（六）康复护理效果评价

（1）患者的痛苦、恐惧症状得到改善，应激反应得到有效控制。

（2）患者的休息及睡眠质量得到提升，营养状况恢复正常。

（3）患者的焦虑症状减轻或消失，能够与他人正常交往，保持积极乐观的生活态度，恢复正常生活与工作。

（七）康复护理指导

1. 心理指导 做好患者及其家属的沟通，稳定患者情绪，缓解焦虑；指导患者使用应对技巧，为其提供积极的社会心理干预和支持；早期指导患者进行渐进式放松或正念减压，使其克服恐惧心理及病态行为；做好危险物品的管理，防止患者自杀。

2. 睡眠指导 由于患者的警觉性增高，睡眠变浅，努力为患者营造安静、温馨、宽松的环境；指导患者保持科学的睡眠体位；睡前1 h温水足浴，充分放松身体；为患者准备助眠香薰如薰衣草香薰；为患者准备助眠轻音乐。

3. 生活指导 指导患者建立健康的生活习惯，规律饮食、控制体重，进食低盐、低脂肪、高蛋白、高钙、高维生素饮食；指导患者保持活动，逐渐增加运动量，尽早恢复工作。

4. 疾病知识指导 帮助患者纠正负性认知，向患者及其家属介绍创伤后应激障碍相关知识，帮助患者学习应对技能，提高疾病认知，增强康复信心。

二、情绪障碍康复护理

（一）定义

情绪障碍又称心境障碍，是指以显著而长期的心境改变为基本特征，以焦虑、恐惧、抑郁、愤怒、淡漠为主要临床表现的一组心理疾病。情绪障碍是一类精神健康问题，可以导致个体经历极端的情绪波动，这些情绪可能与他们所处的情境不符，并且会对他们的日常生活、工作和社会功能产生负面影响。情绪障碍可发生在疾病的各个时期，严重影响患者的身体康复、生活质量和预后结局。

（二）流行病学

情绪障碍在脑卒中、脊髓损伤、肿瘤等患者中普遍存在，包括多种类型，如抑郁障碍、双相情感障碍等，对个体的生活质量有着显著的影响，在全球范围内具有较高的发病率。情绪障碍的流行病学数据随着时间的变化而变化，并且受到诊断标准、研究方法及地理和社会经济因素的影响。此外，由于心理健康问题往往被低估或者未被诊断，实际的患病率可能会比统计数据更高。情绪障碍的发病率随病程的进展呈动态波动性变化。

（三）病因及发病机制

情绪障碍的发生机制主要有 2 种假说：生物学假说和心理学假说。生物学假说认为，情绪障碍与病变部位、神经递质、细胞因子和基因多态性有关；心理学假说则认为，与疾病有关的社会和心理压力是情绪障碍的主要原因。

（四）诊断标准

情绪障碍是一类涉及持续或反复出现的情绪问题的精神疾病，包括但不限于抑郁障碍、双相情感障碍等。情绪障碍的诊断通常依据《精神障碍诊断与统计手册（第 5 版）》（DSM-5）和《国际疾病分类（第十一次修订本）》（ICD-11）中的标准。

（五）康复治疗与护理

1. 心理治疗　包括认知行为干预、行为激活疗法、问题解决疗法和正念干预。

2. 药物治疗　包括选择性 5- 羟色胺再摄取抑制剂、去甲肾上腺素再摄取抑制剂、三环类药物、苯二氮䓬类药物等。药物治疗结合心理治疗是治疗情绪障碍的首选。

3. 运动治疗　运动对合理管理情绪，减少暴力行为和抑郁、焦虑具有不可替代的作用。适当运动可有效提高机体的免疫力和应激力，从而适应内、外因素对机体造成的应激状态。

4. 物理因子治疗　目前治疗患者情绪和社会功能障碍常用的物理因子治疗是针灸和生物反馈技术。针灸治疗脑卒中后焦虑障碍疗效显著，取穴方便，重复性强。生物反馈通过激活和增强压力感受器的反射功能，减少抑郁和焦虑的状态。

（六）康复护理效果评价

（1）患者的焦虑、抑郁症状减轻或消失，能够与他人正常交往并保持积极乐观的生活态度，恢复正常生活与工作。

（2）患者的休息及睡眠质量提升，营养状况恢复。

（七）康复护理指导

1. 心理指导　让患者接触康复良好的榜样，树立康复信心。帮助患者识别及总结自己病情波动的信号，做到早期识别，及时就诊。

2. 疾病知识指导　指导患者了解自己的疾病表现，识别疾病症状。参加医院的健康教育讲座和家属联谊活动，丰富精神卫生知识，提高症状识别能力。

3. 生活指导　鼓励患者自己的事情自己做，照顾好自己的生活起居、个人卫生，家属尽量不包办代替。同时鼓励患者承担家庭责任，如参与采购、做饭等。

4. 运动指导　鼓励患者参加户外运动，通过增加耐力（有氧运动）、肌力和柔韧性练习增强体能，如慢跑、练瑜伽。

5. 社交技能　鼓励患者与同学、朋友交往，避免因担心别人知道自己患病而断绝社会关系，否则将严重影响社交能力。

6. 工作指导　鼓励患者寻找就业资源，增强面试技能，学习职场人际交往，参加就业技术培训。

（郭声敏）

🔘 **数字资源详见新形态教材网**

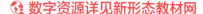

📊 流程图　　🖥 教学 PPT　　📝 自测题　　📑 名词索引

参考文献

［1］公维军，纪树荣. 康复医学［M］. 3 版. 北京：高等教育出版社，2024.

［2］吴孟超，吴在德，吴在汉. 外科学［M］. 9 版. 北京：人民卫生出版社，2018.

［3］黄晓琳，燕铁斌. 康复医学［M］. 6 版. 北京：人民卫生出版社，2018.

［4］岳寿伟，黄晓琳. 康复医学［M］. 2 版. 北京：人民卫生出版社，2022.

［5］刘楠，李卡. 康复护理学［M］. 5 版. 北京：人民卫生出版社，2022.

［6］倪朝民. 神经康复学［M］. 3 版. 北京：人民卫生出版社，2022.

［7］王玉龙. 康复功能评定学［M］. 3 版. 北京：人民卫生出版社，2018.

［8］燕铁斌. 物理治疗学［M］. 3 版. 北京：人民卫生出版社，2018.

［9］贾爱芹，郭淑明. 实用护理技术操作与考核标准［M］. 郑州：河南科学技术出版社，2021.

［10］杜春萍. 康复医学科护理手册［M］. 2 版. 北京：科学出版社，2015.

［11］敖丽娟，陈文华，周谋望，等. Braddom 康复医学临床手册［M］. 上海：上海科学技术出版社，2022.

［12］马素慧，李葆华. 康复护理学［M］. 2 版. 北京：北京大学医学出版社，2023.

［13］余航. 康复医学基础与临床［M］. 北京：科学技术文献出版社，2019.

［14］成育玲，张智慧. 康复护理［M］. 武汉：华中科技大学出版社，2021.

［15］戴波，薛礼. 康复护理［M］. 武汉：华中科技大学出版社，2020.

［16］戴红，姜贵云，王宁华. 康复医学［M］. 4 版. 北京：北京大学医学出版社，2019.

［17］李晓捷. 儿童康复医学［M］. 北京：人民卫生出版社，2017.

NOTE